LE GRAND LIVRE DE LA GYNÉCOLOGIE

Groupe Eyrolles
61, bd Saint-Germain
75240 Paris Cedex 05

www.editions-eyrolles.com

Illustrations originales de Frédérique Thyss p. 7, 9, 10, 11, 12, 15, 22, 41, 45, 49, 50, 52, 61, 67, 102, 115, 127, 128, 138, 152, 163, 191, 192, 194, 195, 200, 202, 214, 219, 233, 236, 240, 241, 243, 247, 248, 249

Crédits photographiques
© B. Boissonnet / BSIP p. 40, 45
© Femcap® (cape cervicale distribuée par Gyneas) p. 56
© Frank Krüger - meluna.fr p. 19
© J. Lansac, *Obstétrique pour le Praticien*, Elsevier Masson, 2012, p. 48, 112, 113, 146, 199, 209, 251
© Shutterstock p. 43, 53, 54, 55, 100, 129, 208, 230

ISBN : 978-2-212-55703-9

Collège national des gynécologues et obstétriciens
Sous la direction du Professeur Jacques Lansac
Coordonné par le Docteur Nicolas Evrard
En partenariat avec le Site SantéAZ
Préface du Professeur Bernard Hédon

LE GRAND LIVRE DE LA GYNÉCOLOGIE

EYROLLES

Du même auteur

Le grand livre de ma grossesse, Collège national des gynécologues et obstétriciens français sous la direction du Professeur Jacques Lansac, avec la collaboration du Docteur Nicolas Evrard, 2013, 3e éd.

Dans la même collection

Le grand livre de l'aromathérapie, Nelly Grosjean, 2013

Le grand livre du diabète, Professeur Jean-Jacques Altman, Docteur Roxane Ducloux, Docteur Laurence Lévy-Dutel, 2012

Le grand livre du bien-être au naturel, Christian Brun, 2012

Le grand livre de l'homéopathie, Docteur Dominique-Jean Sayous, 2012

Le grand livre des aliments santé, Patricia Bargis, avec la collaboration du Docteur Laurence Lévy-Dutel, 2012

Le grand livre de la naturopathie, Christian Brun, 2011

Sommaire

Préface

Le gynécologue-obstétricien est le médecin spécialiste de la santé de la femme. Il intervient face à la pathologie, pose le diagnostic et propose le traitement approprié. Mais il est aussi concerné par la prévention, qu'il s'agisse des maladies sexuellement transmises, des grossesses non désirées, des pathologies malignes et des désagréments qui guettent la femme avec l'âge... Il accompagne chaque patiente depuis ses premières années jusqu'à un âge avancé, en incluant, bien sûr, les années centrales, celles de l'activité génitale, qui sont aussi celles des grossesses.

Sur tous ces sujets (puberté, contraception, fertilité, gestation, ménopause, prévention et dépistage des cancers féminins) et toutes les pathologies de la femme, les gynécologues-obstétriciens se doivent d'apporter une information précise, basée sur leur expérience et surtout sur les données actuelles de la science médicale.

Ce *Grand Livre de la gynécologie*, écrit par un groupe de gynécologues-obstétriciens réunis par le collège national de la profession, sous la direction du Professeur Jacques Lansac, est destiné à répondre à ce besoin. Gageons qu'il connaîtra le même succès que son frère aîné, le *Grand Livre de la grossesse*, qui est devenu la bible de toutes celles qui attendent un enfant.

En mettant les informations les plus pointues à la portée de toutes, le CNGOF (Collège national des gynécologues-obstétriciens français) répond à sa mission qui place la santé de la femme au cœur de ses préoccupations. Les femmes trouveront dans ce livre la réponse aux questions qu'elles se posent. Face à une information pléthorique mais souvent cacophonique, il deviendra très vite, je l'espère, leur référence à tous les âges de la vie.

Professeur Bernard Hédon
Président du CNGOF

Introduction

Le Collège national des gynécologues et obstétriciens français a décidé de produire des documents destinés à apporter des réponses aux questions que se posent les femmes lors des grossesses et en dehors. *Le Grand Livre de ma grossesse*, publié pour sa première édition en 2011, est consacré à l'attente d'un bébé et à l'accouchement. Il paraissait indispensable de rédiger un second ouvrage sur les problèmes gynécologiques et leurs traitements.

Un livre pour **tous les âges**

La puberté avec l'apparition des règles, la contraception, la grossesse, puis la ménopause..., ces événements vont jalonner toute une vie, soit près de 70 ans en moyenne. Il est normal que la femme jeune, ou moins jeune, veuille comprendre son corps, les problèmes que posent la contraception ou la conception d'un enfant, l'arrêt de la fonction de reproduction à la cinquantaine, mais aussi la sexualité et les différentes pathologies bénignes ou graves auxquelles elle, mais aussi sa fille ou sa mère, risquent d'être confrontées. Les informations ne manquent pas dans le milieu familial ou professionnel, dans les médias, sur Internet, plus ou moins alarmantes, plus ou moins validées. C'est pour vous fournir des informations scientifiquement bien étayées que le Collège national des gynécologues et obstétriciens français a rédigé ce livre.

Des réponses d'**experts**

Le Collège national des gynécologues et obstétriciens français est l'organisme de référence, interlocuteur privilégié des pouvoirs publics qui, en France, établit, avec la Haute Autorité de santé et l'Agence nationale de sécurité du médicament et des produits de santé, les recommandations de bonne pratique pour les 6 000 gynécologues-obstétriciens français et les 20 000 sages-femmes. Il a donc réuni plusieurs experts de la discipline (gynécologues, endocrinologues, psychiatres, sexologues...) pour écrire ce livre. Il s'agit d'un travail collectif car la médecine requiert une approche pluridisciplinaire pour apporter les différents éclairages à la prise en charge gynécologique. On trouvera donc dans ce livre des réponses d'experts à toutes les questions qu'une femme peut se poser sur sa « vie de femme ».

Des conseils et témoignages **de patientes**

Ce livre a été écrit avec le concours du site Santé AZ (groupe aufeminin.com[1]), où sur ses forums des patientes partagent leurs questions, leurs préoccupations et leurs témoignages. La rédaction de ce guide s'est faite dans le souci continu de répondre à vos attentes et de vous offrir le meilleur de ces échanges.

Un guide **interactif**

Pour donner à cet ouvrage de référence toute l'interactivité nécessaire, les gynécologues répondent aux questions les plus courantes posées par les femmes (FAQ) dans les forums de Santé AZ. Grâce à des QR codes, vous pourrez avoir accès, sur votre Smartphone ou votre tablette, à des vidéos gratuites sur la contraception, les troubles des règles, le fibrome, les traitements hormonaux, le risque du cancer du sein...

Ainsi, nous espérons que ce livre répondra à vos attentes et deviendra un outil d'informations pratiques permettant de nouer un dialogue fructueux et confiant entre les soignants et toutes les femmes.

1. Le groupe aufeminin.com est le numéro 1 des éditeurs de sites féminins dans le monde avec plus de 50 millions de visiteurs uniques en janvier 2013 (source comScore).

PREMIÈRE PARTIE

COMMENT FONCTIONNE LA SEXUALITÉ FÉMININE ?

Chapitre 1
Les particularités des **organes génitaux féminins**

POUR POUVOIR RÉPONDRE À toutes les questions que vous vous posez en gynécologie, il faut commencer par un peu d'anatomie et de physiologie pour bien comprendre comment est fait le corps féminin et comment fonctionnent ses organes.

Un peu d'**anatomie**

Les seins, les mamelons, la vulve, le clitoris composent les organes génitaux externes. Leur forme et leur taille varient en fonction des femmes. Les organes génitaux internes sont le vagin, l'utérus, les trompes, les ovaires. Chaque organe a une fonction bien définie :

- Les seins produisent et sécrètent le lait pour le nouveau-né.
- Dans les mamelons, convergent les canaux qui conduisent le lait sécrété par le sein pour allaiter le nouveau-né.
- La vulve, constituée des petites et des grandes lèvres, est une protection contre les infections extérieures. La vulve forme un capuchon en avant sur le clitoris, organe très sensible.
- L'hymen est une membrane de tissu qui se trouve à l'entrée du vagin. Il sera déchiré lors du premier rapport sexuel.

■ Le vagin permet les rapports sexuels et le passage du nouveau-né pendant l'accouchement.
■ L'utérus est un muscle qui servira à développer, à contenir et à protéger le fœtus pendant une grossesse.
■ Les trompes sont la voie de passage des ovules expulsés par les ovaires.
■ Les ovaires libèrent l'ovule au milieu du cycle et sécrètent des hormones qui se déversent dans le sang.

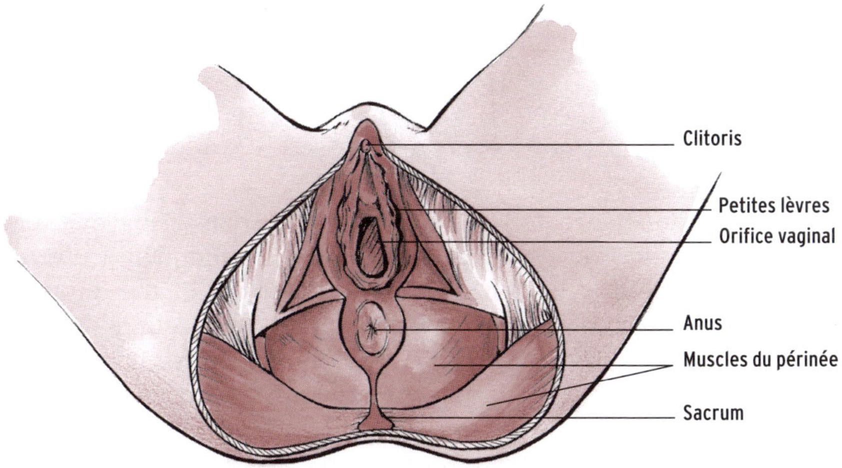

Les organes génitaux externes

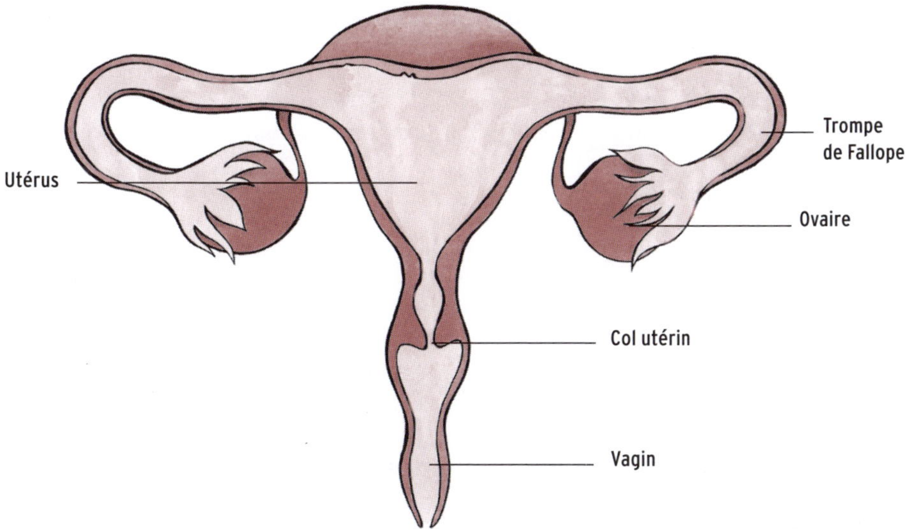

L'appareil génital interne

Le cycle **menstruel**

Commençant à la puberté et se terminant à la ménopause, le cycle menstruel est l'ensemble des phénomènes physiologiques qui préparent l'organisme féminin à une éventuelle fécondation. Sa durée habituelle est de 28 jours, mais il peut être plus long ou plus bref, et n'est pas toujours régulier. Les émotions fortes, les voyages, entre autres causes, jouent un rôle significatif dans les modifications du rythme.

Les étapes du **cycle**

La menstruation (les règles), la manifestation la plus visible du cycle, est la période des pertes sanguines. Ensuite, la muqueuse utérine s'épaissit en vue d'accueillir un embryon. Dans le même temps se produit le cycle ovarien pendant lequel un ovocyte (cellule sexuelle féminine) mûrit en vue d'une fécondation. La croissance de l'endomètre (la muqueuse qui pourra accueillir l'ovocyte fécondé), commence dès le 5e jour et se poursuit pendant tout le cycle : de 0,5 mm à la fin de la menstruation, il passe à 3 mm au moment de l'ovulation pour atteindre 5 mm au 28e jour du cycle.

FAQ

Quel est le premier jour du cycle ? Le premier jour des règles ou le dernier ?

Par convention, le premier jour du cycle est le premier jour des règles. À noter que l'absence de règles s'appelle aménorrhée.

À quoi sont dues les règles ?

Les règles sont dues à une chute du taux d'hormones sécrétées par les ovaires, qui déclenche le détachement de la muqueuse utérine interne et l'écoulement sanguin s'il n'y a pas eu de fécondation. Cette chute de la partie superficielle de l'endomètre est due à une contraction rythmique des artères situées dans l'utérus, ce qui entraîne la destruction du tissu de l'endomètre.

Quelle est la durée moyenne des règles ?

Les règles durent entre deux et huit jours, en moyenne cinq jours.

Ce cycle est contrôlé par des hormones. Schématiquement, on distingue deux phases : la phase folliculaire qui correspond à la croissance d'un follicule (poche contenant un ovocyte) jusqu'à l'ovulation, et la phase lutéale qui se situe après l'ovulation avec l'apparition du corps jaune.

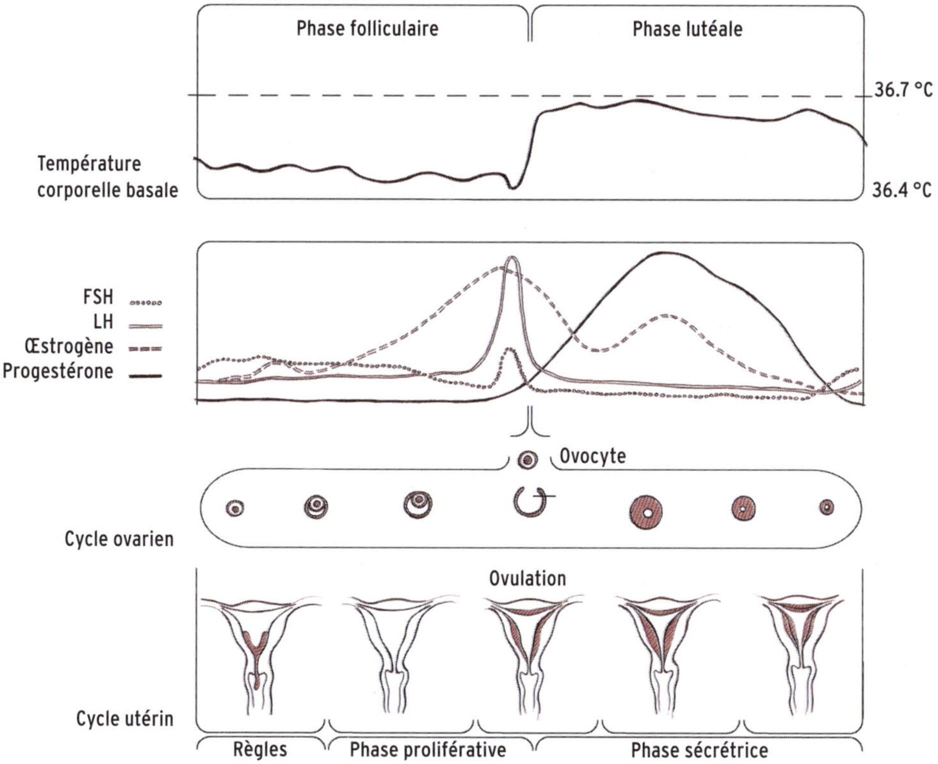

Le cycle menstruel

La phase folliculaire comporte :

■ *La phase de desquamation* (les règles) du premier au quatrième jour. Après les règles, il ne reste plus que la zone profonde de l'endomètre, épaisse de 0,5 mm. C'est à partir de cette zone résiduelle que l'endomètre pourra repousser.

■ *La phase de régénération* du cinquième au huitième jour. La sécrétion de la principale hormone féminine (17-bêta-œstradiol) stimule la croissance de l'endomètre à partir du fond des glandes présentes dans cette muqueuse. Le tissu endométrial de surface se reforme, les glandes s'allongent un peu, ainsi que les artérioles.

■ *La phase de prolifération* du 9e au 14e jour. La muqueuse continue sa croissance.

La phase lutéale comporte :

- *La phase de transformation glandulaire* du 15e au 21e jour. Sous l'action combinée des œstrogènes et de la progestérone qui vient d'apparaître après l'ovulation, les glandes présentes dans l'épaisseur de la muqueuse utérine deviennent plus importantes.
- *La phase de sécrétion glandulaire* du 22e au 28e jour. Les glandes et de petites artères se sont développées dans la muqueuse.

Remarque

Les saignements qui apparaissent à l'arrêt de la contraception œstro-progestative (pilule classique) sont différents de la menstruation physiologique. Il s'agit d'une hémorragie génitale provoquée par la chute brutale du taux des hormones dans le sang. Ce phénomène est appelé hémorragie de privation. Il ne s'agit donc pas de « vraies règles » puisqu'il n'y a pas eu de fonctionnement de l'ovaire

Ce qui se passe dans les **ovaires**

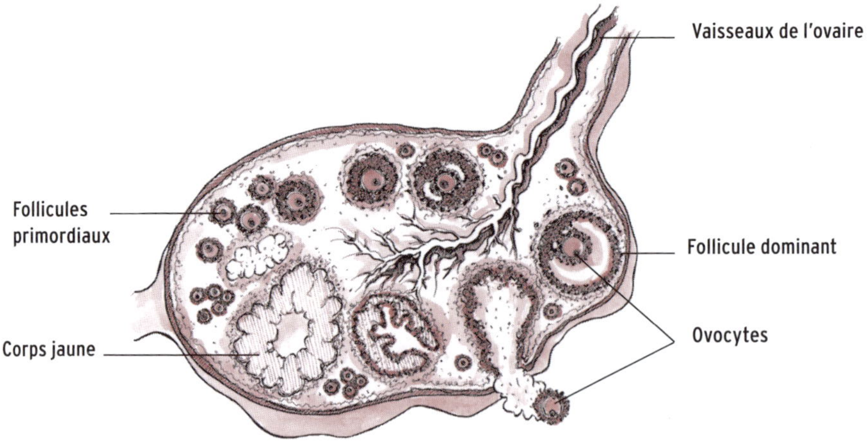

L'ovaire

Une petite fille naît avec 500 000 ovocytes dans ses deux ovaires dont la majorité va s'atrophier et disparaître. Seuls 450 environ vont mûrir (un par cycle) et être expulsés du follicule qui les contient : il s'agit de l'ovulation. Après 40 ans, il ne reste plus beaucoup d'ovules dans les ovaires. De plus, un ovule émis lors d'une ovulation à 40 ans ne sera pas « de première jeunesse » Du fait de l'âge de la femme, il peut donc être de mauvaise qualité, ce qui peut empêcher la fécondation ou être à l'origine d'une fausse couche. Après la ménopause, l'ovaire ne fonctionne plus car il n'y a plus de follicules à stimuler. Ils ont tous disparu.

Le cycle ovarien comprend :

- la maturation d'un follicule et la production d'un ovule ;
- la production de deux hormones : un œstrogène (le 17-bêta-œstradiol) et la progestérone.

Ces deux hormones préparent l'endomètre à l'implantation de l'œuf (ou nidation) si l'ovocyte a été fécondé par un spermatozoïde.

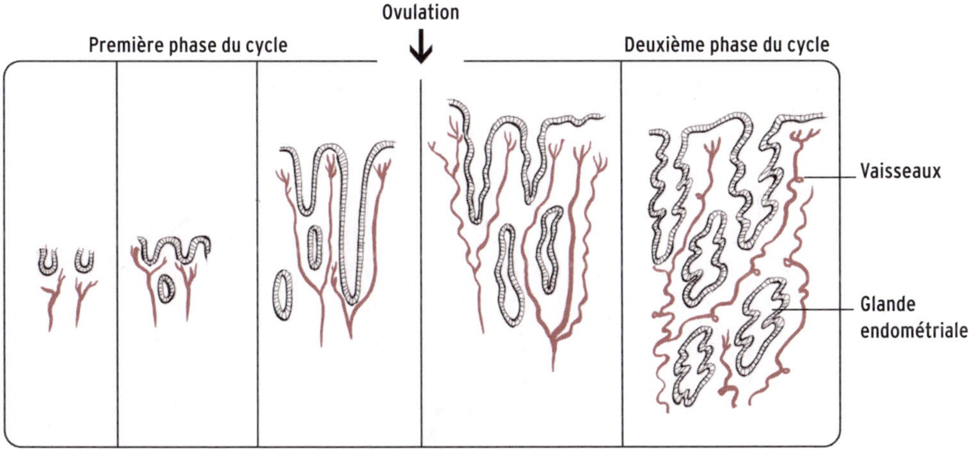

Développement de la muqueuse de l'utérus

LA MATURATION DES FOLLICULES

Plusieurs follicules coexistent dans l'ovaire à différents stades d'une maturation qui se déroule sur plusieurs cycles. Au bout du processus, un seul follicule sera sélectionné pour devenir le follicule mûr, appelé follicule de De Graff (du nom du médecin hollandais qui l'a décrit au XVIIe siècle) et qui se rompra lors de l'ovulation.

Ce follicule pré-ovulatoire, ou follicule mûr, a atteint son volume maximal (2 cm). Il est bien visible à l'échographie. Sous l'action d'une montée brutale du taux des hormones gonadotrophines hypophysaires, la FSH et la LH, le follicule éclate au quatorzième jour du cycle menstruel, en moyenne. Il libère l'ovocyte mature, devenu ovule, qui quitte l'ovaire pour être happé par la trompe utérine correspondante.

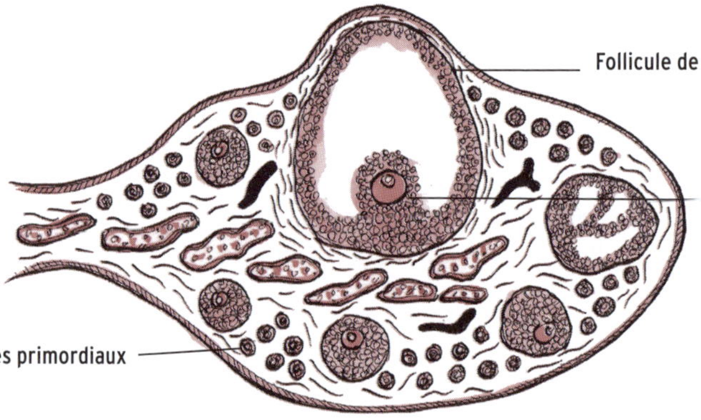

Le développement du follicule

S'il est fécondé par un spermatozoïde, l'ovule devient une cellule-œuf puis un pré-embryon et migre dans l'utérus. Une fois fixé dans l'utérus, l'embryon envoie des signaux hormonaux au follicule éclaté devenu corps jaune qui, à son tour, fabrique des hormones pour bloquer la commande des ovaires. La grossesse commence alors.

La ponte ovulaire a lieu 36 heures après le pic ovulatoire de sécrétion de l'hormone appelée LH. Le follicule de De Graaf, vidé de son contenu, s'affaisse et se plisse. Ce qui reste du follicule va se transformer en corps jaune, ainsi nommé en raison de sa couleur liée à l'apparition d'un pigment jaune, la lutéine. Si l'ovule n'a pas été fécondé et si l'œuf ne s'est pas implanté dans l'utérus, le corps jaune ne recevra pas d'hormones sécrétées par l'embryon. De ce fait, il va s'atrophier, devenir blanc, ce qui signifie qu'il ne sécrète plus d'hormones. Le cycle se termine au 28e jour. Le cycle suivant s'amorce avec le début de nouvelles règles.

L'ovaire a deux fonctions :

- la sécrétion des hormones féminines (œstrogènes et progestérone), dite fonction endocrine car les hormones circulent dans le corps ;
- la ponte d'un ovule, dite fonction exocrine car l'ovule quitte l'ovaire pour passer dans la trompe puis l'utérus, voire hors du corps

lors de la naissance si cet ovule est fécondé. Plusieurs cycles avant, sous l'influence des hormones, un follicule se développe et l'ovocyte qu'il contient passe de 46 chromosomes comme toutes les cellules de notre corps, à 23. Ainsi, lors de la fécondation, les 23 chromosomes de la maman pourront s'associer aux 23 chromosomes du papa pour donner la première cellule du bébé qui comporte 46 chromosomes. Cette première cellule à 46 chromosomes se divisera pour former deux cellules puis 4, etc., chaque cellule de notre corps ayant les mêmes 46 chromosomes avec les gènes qu'ils contiennent.

Ce qui se passe dans l'**utérus**

La sécrétion de glaire cervicale (col de l'utérus) augmente pour être à son maximum avant l'ovulation. Il se produit alors une sécrétion limpide, riche en eau, filante comme du blanc d'œuf et le col s'ouvre. Ces phénomènes qui se trouvent sous la dépendance des hormones ovariennes favorisent la survie des spermatozoïdes et leur franchissement du col.

Si la fécondation de l'ovule par un spermatozoïde se produit, le col va se fermer sous l'effet de la progestérone. Le mucus cervical coagule, formant une barrière physique (comme un bouchon) et toxique pour les microbes. L'œuf sera ainsi protégé dans l'utérus si la fécondation a eu lieu. Ce bouchon empêche également les spermatozoïdes de passer.

La fécondation n'est plus possible si les spermatozoïdes sont déposés après l'ovulation. Pour que la fécondation puisse avoir lieu, il faut que le rapport sexuel ait lieu avant l'ovulation.

Ce qui se passe dans le **vagin**

Le vagin est soumis aussi aux variations des taux d'hormones sécrétées par l'ovaire. On y trouve :

- la glaire cervicale,
- l'exsudation aqueuse, c'est-à-dire de l'eau qui transpire à travers la paroi vaginale,
- des cellules vaginales qui desquament comme celles de la peau,
- une flore microbienne identique à celle qui se trouve dans l'intestin (colibacilles, entérocoques, staphylocoques, streptocoques...)

ainsi que des lactobacilles (bacilles de Doderleïn) qui jouent un rôle essentiel pour maintenir l'acidité du milieu vaginal.

Les œstrogènes augmentent les sécrétions vaginales jusqu'à l'ovulation. Ces dernières diminuent ensuite sous l'influence de la progestérone. Après la ménopause, l'absence d'œstrogènes diminue ces sécrétions. La sécheresse du vagin peut alors rendre difficile les rapports sexuels, faute de sécrétions qui assurent la lubrification.

En phase pré-ovulatoire, sous l'influence des œstrogènes, la glaire cervicale est abondante et transparente. Son abondance et sa filance augmentent, ce qui permet l'ascension des spermatozoïdes vers l'utérus. À ce moment du cycle, l'orifice externe du col de l'utérus est ouvert.

En phase lutéale, sous l'influence de la progestérone (sécrétée par le corps jaune), la glaire cervicale devient moins abondante et sa viscosité augmente.

Le contrôle du cycle par les **hormones**

L'hypothalamus, une zone située à la base du cerveau, libère une hormone, la gonadolibérine ou GnRH (*gonadotropin releasing hormone*), par périodes intermittentes de quelques minutes toutes les deux heures. Cette hormone gagne par des petits vaisseaux la glande hypophyse, située à proximité. La GnRH provoque la sécrétion, par la partie antérieure de l'hypophyse (l'antéhypophyse), de deux hormones qui vont stimuler l'ovaire, d'où leur nom d'hormones gonadotropes ou gonadotrophines, la FSH (*follicle stimulating hormone*) et la LH (*luteinizing hormone*).

La variation du taux plasmatique de ces hormones au cours du cycle définit le cycle hormonal hypophysaire :

- La FSH, hormone folliculo-stimulante, indispensable au développement des follicules, assure la maturation d'un follicule par cycle (le follicule de De Graaf). Par ailleurs, elle détermine, avec la LH, la maturation des follicules qui se préparent pour les cycles suivants. Ainsi l'ovulation se prépare sur plusieurs cycles.
- La décharge dans le sang d'une forte dose de FSH et surtout de LH déclenche l'ovulation qui a lieu 36 heures après le début de la montée du pic de LH.

■ La LH, hormone lutéinisante, permet la formation du corps jaune lors de la 2e phase du cycle. Elle est responsable à l'intérieur de l'ovaire de la transformation cellulaire des cellules qui fabriquaient les œstrogènes en grandes cellules lutéales (lutéinisation) qui produisent la progestérone.

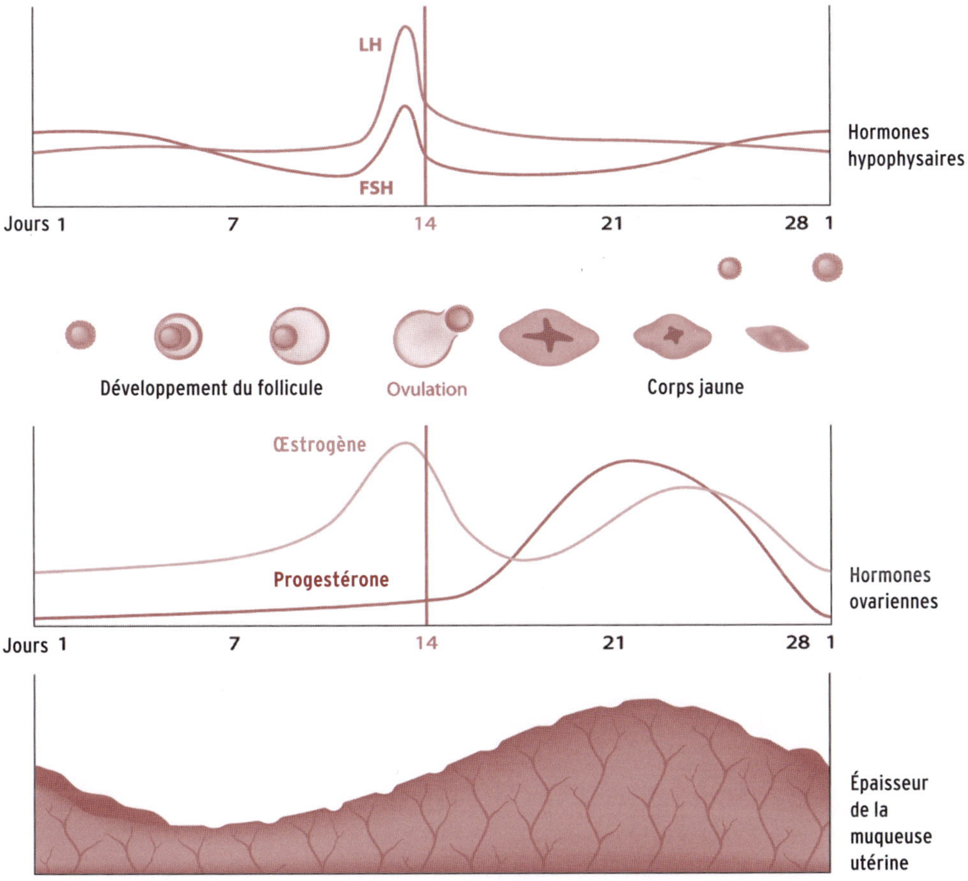

Le contrôle hormonal du cycle

Pendant la deuxième moitié du cycle, la phase lutéale, le taux élevé d'œstradiol et de progestérone agit sur l'hypothalamus et sur l'hypophyse en supprimant la production de FSH et de LH par l'hypophyse. La production déclinante d'œstrogène et de progestérone par le corps jaune à la fin du cycle élimine cette suppression et le taux de FSH augmente à nouveau, ce qui développe quelques nouveaux follicules.

À l'approche de l'ovulation, le follicule dominant produit rapidement des taux croissants d'œstradiol. Cette hormone stimule la production de la glaire cervicale et diminue aussi la production de FSH qui passe sous la valeur du seuil, retirant ainsi l'apport nécessaire aux autres follicules en compétition pour la « course à l'ovulation ». La chute du taux de FSH provoque aussi un mécanisme de maturation au sein du follicule dominant qui rend celui-ci réceptif à la seconde gonadotrophine hypophysaire, la LH.

Le taux élevé d'œstradiol active par ailleurs un mécanisme rétroactif positif dans l'hypothalamus qui entraîne une décharge massive de LH par l'hypophyse. Cette décharge de LH est le déclic qui initie la rupture du follicule (ovulation), généralement de 24 à 36 heures après son commencement.

Après l'ovulation, le follicule qui s'est rompu est transformé en corps jaune, et la production de la seconde hormone ovarienne, la progestérone, augmente rapidement en même temps que celle d'œstradiol. Cette progestérone provoque un changement brutal dans les caractéristiques de la glaire cervicale. La disparition du corps jaune (aux environs du 26e jour) du cycle ovarien (en cas de non-fécondation) provoque l'arrêt de la synthèse de progestérone et induit la desquamation d'une partie de l'endomètre qui s'étend sur une période de 3 à 5 jours et se caractérise par des saignements. Le premier jour des règles est aussi le premier jour du nouveau cycle.

Les modifications de **température**

Il existe des variations thermiques au cours du cycle menstruel. Lors de l'ovulation, après l'apparition de la progestérone, on peut observer une augmentation de la température corporelle d'à peu près 0,5 °C. À ce moment-là, la femme saura donc qu'elle est en phase ovulatoire ; cette montée thermique n'est pas *prédictive* d'une ovulation, mais permet, avec retard, d'affirmer qu'il y a eu une ovulation. Si la température reste élevée et que les règles ne viennent pas, il est probable que la femme soit enceinte puisque le taux de progestérone reste élevé.

Les incidents du **cycle menstruel**

Il peut se produire des cycles avec des règles mais sans ovulation. Il arrive aussi que l'ovulation se déclenche à une date imprévue : ne vous fiez donc pas au calcul des quatorze jours après le début des règles pour savoir quand vous êtes fécondable !

En cas d'anorexie mentale ou de poids très faible, il est fréquent que les règles disparaissent.

Les protections menstruelles

Il faut choisir la protection adaptée à son confort, et réfléchir à l'évolution des pratiques pour mieux respecter la planète. À l'échelle mondiale, la consommation de protections hygiéniques est de 45 milliards par an (1 447 protections à la seconde).

LES SERVIETTES HYGIÉNIQUES

Ce sont des protections absorbantes placées à l'extérieur du corps contre la vulve et fixées, grâce à la présence d'une bande autocollante, sur l'entrejambe de la culotte en contact avec la vulve. Actuellement, on utilise des modèles jetables à emploi unique, mais il existe des modèles en tissu, lavables, utilisés jadis et qui sont de nouveau proposés dans un but écologique. Ces protections externes d'utilisation simple sont généralement les premières protections des très jeunes filles.

Il faudra veiller à les adapter à l'abondance des règles en sachant qu'il en existe un grand choix dans le commerce. Les premières règles sont parfois très abondantes. Il faut, dans ce cas, utiliser des protections externes bien absorbantes et prévoir d'en changer régulièrement, généralement toutes les 3 à 4 heures, en fonction du flux sanguin.

Des règles plus abondantes

Vidéo Santé AZ

LES TAMPONS PÉRIODIQUES

L'utilisation de tampons périodiques est possible dès les premières règles en choisissant des tampons de petite dimension. Le tampon est constitué d'une matière absorbante de forme cylindrique qui se glisse dans le vagin soit à l'aide d'un applicateur jetable en carton ou en plastique, soit poussé à l'aide de l'index. Le tampon laisse l'hymen intact, cette membrane souple se distend et ne se rompt pas. La demande de tampons est forte chez les adolescentes qui pratiquent des sports nautiques (natation, danse aquatique synchronisée, voile...). Le tampon doit être changé avant et après le bain. Il faut insister sur la nécessité de changer fréquemment les tampons afin d'éviter les risques infectieux, toutes les 3 heures environ dans la journée (mais il est possible de garder un tampon la nuit).

La mise en place nécessite quelques explications : il faut bien détendre les muscles du périnée, bien orienter le tampon dans le vagin en poussant en haut et en arrière et assez profondément. Lors d'une première utilisation, il vaut mieux choisir le deuxième jour des règles, lorsque le flux est plus abondant car le tampon glisse mieux. En cas de difficulté de pose, il est conseillé de consulter un gynécologue afin de vérifier la conformation physiologique de la jeune fille. Il est très important de bien enlever le tampon précédent avant d'en mettre un nouveau et ne pas oublier le dernier tampon à la fin des règles. Sinon, les microbes du vagin risquent de se développer et de provoquer de mauvaises odeurs et une infection. Il suffit de tirer sur la ficelle qui reste visible au niveau de la vulve. Si l'on n'arrive pas à enlever le tampon, car la ficelle casse, il faut voir un médecin ou une sage-femme qui l'enlèvera avec un spéculum.

LES COUPELLES MENSTRUELLES

Les médias parlent de plus en plus des coupelles menstruelles. Il s'agit d'un petit système en forme de cloche terminée par une petite tige qui permet le retrait que l'on pose sur le col de l'utérus pour recueillir le sang des règles. Selon les marques, il est en silicone, en plastique ou en latex. Les premiers brevets datent des années 1930 aux États-Unis où a été fabriquée et commercialisée la première coupe en silicone (Mooncup®). Ce modèle existe toujours et d'autres marques sont commercialisées (Meluna® ...).

La coupelle souple est pliée pour l'introduction dans le vagin. Lorsqu'elle se déplie, il se crée un effet ventouse qui la maintient en place. Une bonne insertion demande une période d'entraînement et d'adaptation, les muscles devant être bien décontractés. La coupelle doit être vidée régulièrement, mais requiert moins d'attention que les tampons et les serviettes car elle est conçue pour contenir de 10 à 30 ml selon la marque, ce qui correspond à un tiers de la quantité de sang perdue lors d'une menstruation. Il est recommandé de ne pas la garder plus de 12 heures dans le vagin sans la rincer à l'eau claire.

Contrairement à une serviette ou à un tampon hygiénique, la coupelle n'absorbe pas le sang et ne le récupère pas à l'extérieur du corps. Il n'y a pas de macération du sang car l'absence de contact avec l'air fait qu'il n'y a pas d'oxydation et donc pas d'odeur. Entre deux périodes d'utilisation, la coupe doit être stérilisée dans de l'eau bouillante puis rangée dans un sac dédié. La durée de vie d'une coupe menstruelle est de 10 ans environ, ce qui rend le système peu onéreux. Elle est en vente sur Internet et dans les boutiques consacrées aux produits naturels écologiques. Cette pratique qui évite l'utilisation de textile, de polluants et qui réduit la quantité de déchets, est très utilisée en Amérique du Nord et en constante augmentation en Europe occidentale.

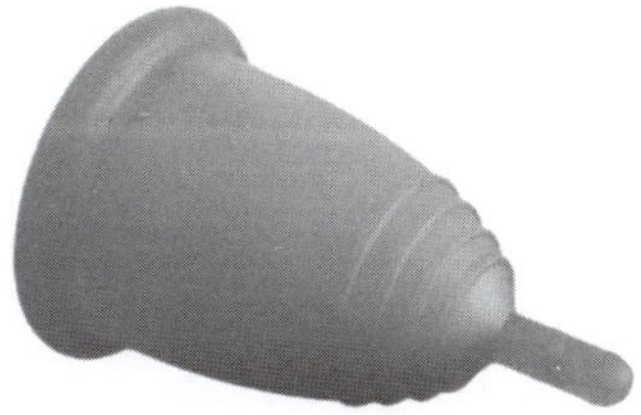

Une coupe menstruelle Meluna®

L'HYGIÈNE INTIME

L'hygiène intime concerne uniquement la région vulvaire qui comprend les lèvres, le clitoris et le vestibule.

Il faut se laver les mains avant tout contact avec son sexe. La toilette, une à deux fois par jour, est suffisante. Il faut éviter les toilettes trop fréquentes qui peuvent être la source d'infections en éliminant le film protecteur graisseux de la peau.

Les toilettes de l'intérieur du vagin (irrigations) sont à proscrire, car il ne faut pas perturber la flore vaginale présente qui est naturellement bien équilibrée (en dehors d'épisodes infectieux). L'utilisation de gants de toilette est déconseillée. Il est nécessaire de bien rincer et d'effectuer un séchage soigneux afin d'éliminer les risques d'irritation.

Pour la toilette vulvaire, on recommande l'utilisation de produits non agressifs, de préférence à pH physiologique neutre. Les femmes très sensibles utiliseront des produits particulièrement doux, surgras, avec apaisants spécifiques pour peaux sensibles. L'usage de produits antiseptiques et antibactériens n'est d'aucun intérêt et peut même favoriser les infections. Il ne faut pas utiliser de parfums localement, car ils peuvent irriter les muqueuses.

Par ailleurs, il est conseillé d'utiliser des sous-vêtements en matières naturelles comme le coton ou la soie qui sont absorbantes. Les matières synthétiques comme le nylon, favorisant l'humidité persistante et la macération, sont à éviter ainsi que les vêtements trop serrés. Il ne faut pas garder sur soi un maillot de bain mouillé trop longtemps.

Autre conseil : toujours s'essuyer d'avant en arrière après la selle afin d'éviter d'amener les selles sur la vulve et par conséquent la transmission de bactéries.

Les conditions d'une **sexualité épanouie**

L'être humain, comme certaines espèces animales supérieures, semble s'être débarrassé de ce que l'on pourrait appeler l'instinct sexuel au profit de la recherche de plaisir et la récompense sensorielle qui en découle. Avoir une relation sexuelle nécessite de réunir un certain nombre de conditions. Le désir de l'un ou des deux (bien souvent l'un initie le jeu amoureux et l'autre y répond), des conditions d'environnement propices aux ébats avec un minimum d'intimité et des modifications corporelles liées à l'excitation qui favorisent l'accouplement.

Le désir sexuel est essentiellement mental, lié à la vision ou l'évocation d'une scène excitante, au désir de rapprochement dans des conditions d'intimité (le soir en se couchant par exemple), à un souvenir, une odeur, un moment de détente et de plaisir partagé avec le partenaire, etc. C'est dans notre cerveau que vont naître les premiers processus de l'excitation, où vont se mêler de multiples informations comme nos souvenirs liés au sexe, un nécessaire état d'abandon (les circuits de vigilance liés à une possible agression doivent se déconnecter). Puis la région centrale de notre cerveau (l'hypothalamus) va, comme un chef d'orchestre, commander nos différents organes pour les rendre aptes à la relation sexuelle. Il reste alors une dernière condition à vérifier : cela est-il possible ici et maintenant ? La partie antérieure de notre cerveau (les lobes frontaux) vont en décider. Cette partie du cerveau commande, entre autres choses, la notion de jugement moral. En fonction de notre éducation, plus ou moins stricte, de nos blocages vis-à-vis du sexe, de nos fantasmes transgressifs (exhibitionnisme, par exemple), de la perte de contrôle (alcoolisation), nous donnerons alors suite ou pas aux ébats sexuels. Un minimum de « lâcher prise » est nécessaire à une relation sexuelle épanouissante. Si les psychologues le disaient depuis très longtemps, les études en neurosciences les plus récentes confirment : pas d'orgasme sans un certain lâcher prise !

L'excitation **sexuelle**

Lors de l'excitation sexuelle, il est classique de décrire plusieurs phases :

- la phase d'excitation pendant laquelle se produisent un certain nombre de modifications corporelles ;
- la phase de plateau où les modifications sont à leur maximum, cette phase dure plus ou moins longtemps selon l'expérience des couples à faire durer le plaisir ;
- la phase orgasmique (qui peut être répétée chez certaines femmes) ;
- et enfin la phase de résolution où les phénomènes de l'excitation disparaissent.

Le phénomène le plus évident de l'excitation sexuelle est la dilatation des vaisseaux sanguins au niveau du petit bassin et du sexe, responsable de l'érection chez l'homme et de la lubrification vaginale chez la femme. Cette dilatation des vaisseaux touche non seulement les organes génitaux mais aussi la peau, ce qui provoque chez certaines femmes à peau claire une rougeur sur le décolleté, une sensation de chaleur (quand on fait l'amour, on repousse volontiers les draps qui nous tiennent chaud), ainsi qu'un accroissement de la transpiration.

Sur le plan général, on constate une accélération des battements cardiaques, une augmentation de la salivation, une dilatation des pupilles des yeux (une lumière tamisée est plus agréable). L'effet de cette vasodilatation est spectaculaire au niveau génital. Il se produit un léger gonflement des grandes lèvres ainsi qu'une petite modification de la coloration chez les peaux claires, mais surtout un gonflement des petites lèvres qui prennent un aspect charnu et coloré. Le capuchon qui recouvre le gland clitoridien devient plus marqué et le clitoris gonfle, le diamètre du gland clitoridien augmente d'environ 30 %. Le flux sanguin dans le clitoris augmente considérablement, provoquant une légère tension sur toute sa longueur, soit une dizaine de centimètres. Les bulbes clitoridiens, contenus entre les branches clitoridiennes, se gonflent également.

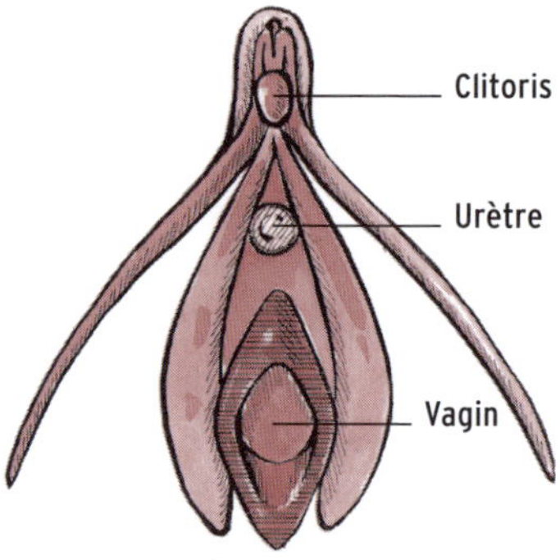

Le clitoris au repos

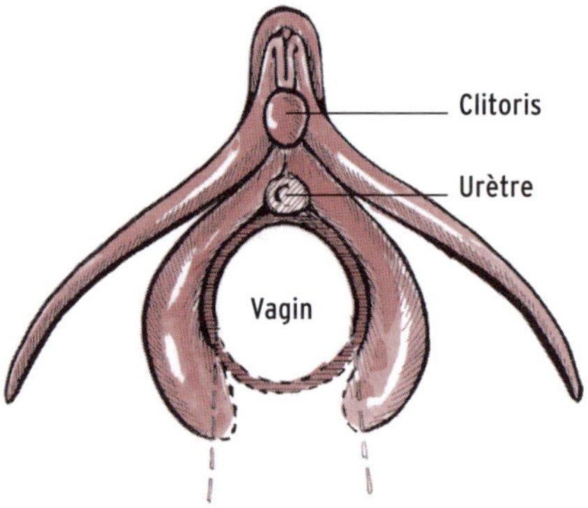

Le clitoris en phase d'excitation

La paroi vaginale est extrêmement riche en petits vaisseaux. Sous l'effet de leur dilatation, un liquide traverse cette paroi (transsudat) pour lubrifier le vagin. Il faudra un peu de temps pour que ce liquide atteigne la vulve. La paroi vaginale va également se relâcher, notamment le fond, ce qui entraîne une certaine dilatation vaginale avec une augmentation de la profondeur vaginale, alors que l'entrée subit moins ce phénomène. Le vagin prend alors la forme d'une ampoule. La sécrétion des glandes de Bartholin qui entourent l'entrée du vagin et qui est différente de la sécrétion vaginale ne participe que très peu à la lubrification vaginale, arrivant assez tardivement lors de l'excitation.

Au niveau des seins, on constate souvent une contraction des mamelons et des aréoles, pas toujours spontanée mais très fréquente après stimulation. Certaines femmes présentent parfois un léger gonflement des seins quand l'excitation a pu durer un certain temps. Beaucoup de femmes apprécient la stimulation des mamelons lors des jeux amoureux, certaines très excitées ont pu percevoir un orgasme, parfois même lors de la tétée. Les derniers travaux en neurosciences ont montré que la stimulation des mamelons pouvait activer les zones sensitives du cortex cérébral, du clitoris et du vagin.

Arrivé à ce stade, le couple va littéralement jouer avec son plaisir, l'idée étant de ne pas atteindre l'orgasme trop vite (en tout cas pour l'homme en raison de la perte de l'érection et de la phase d'inexcitabilité que l'homme ressentira après avoir éjaculé et donc joui). La durée de ces jeux est très variable selon les circonstances, l'expérience et les souhaits du couple.

L'orgasme

Décrire l'orgasme est quelque chose d'extrêmement difficile tant se mélangent des sensations subjectives de plaisir, de bien-être et de satiété consécutives à la décharge de certains de nos centres cérébraux à cette occasion. Pour faire simple, l'orgasme serait la cascade de phénomènes cérébraux et corporels (musculaires) qui se produisent à un certain moment, la jouissance serait l'ensemble des phénomènes subjectifs ressentis à cette occasion. La femme est dotée d'un organe exclusivement destiné au plaisir sexuel : le clitoris. Une stimulation adéquate est capable de provoquer du plaisir puis un orgasme. La station debout a progressivement modifié le sexe des femmes et le clitoris s'est éloigné de l'entrée vaginale et n'est donc plus excitable directement par le pénis lors du coït. De nombreuses femmes sont également capables de ressentir un orgasme par la pénétration vaginale et il existe encore un débat pour savoir ce qui est stimulé lors de la pénétration. Enfin d'autres pratiques sont capables de conduire les femmes à l'orgasme comme la sodomie pour certaines, la stimulation des mamelons, le fantasme et la pratique de contractions des muscles qui entourent le vagin, comme on le fait si l'on grimpe à la corde, fait des abdominaux, etc.

De très nombreux écrits ont été consacrés au point G, zone qui se situerait à l'intérieur du vagin, à quelques centimètres de profondeur, sur la face antérieure (vers le clitoris). Sa réalité anatomique n'a jamais été clairement démontrée, néanmoins de nombreuses femmes trouvent la stimulation de cette zone extrêmement voluptueuse. Le premier auteur a avoir décrit cette sensibilité est Ernst Graffenberg dans les années 1950 et il pensait clairement que cette sensibilité était liée à l'urètre (le petit canal qui vide la vessie), rapportant même le fait que certaines patientes introduisaient de petits objets dans leur urètre. Au début des années 1980, trois auteurs anglo-saxons reprirent ses travaux et baptisèrent cette zone point G en son honneur, oubliant au passage l'urètre féminin. Trente ans plus tard, malgré de nombreuses publications, la situation n'a que peu évolué. Les experts préfèrent dénommer cette zone « complexe clitorido-urétro-vaginal », signifiant ainsi qu'il est difficile de spécifier exactement ce qui est stimulé, tout en admettant que l'association d'une stimulation des branches internes du clitoris, de la paroi vaginale et de l'urètre procure des sensations voluptueuses.

FAQ

Le point G résume-t-il la sensibilité vaginale ?

Non, il ne faut pas oublier la dimension musculaire dans la perception du plaisir. Autour du vagin existent des muscles puissants que l'on peut contracter volontairement, c'est le plancher pelvien. La contraction de ces muscles augmente le ressenti et le plaisir sexuel. Certaines femmes, en croisant les jambes et en contractant ces muscles, arrivent à déclencher un orgasme par un mouvement d'avant en arrière du bassin. Par ailleurs, de nombreuses femmes rapportent la survenue d'orgasmes lors de pénétrations profondes dans leur vagin ; c'est alors le fait de stimuler le fond vaginal qui semble déclencher l'orgasme. L'origine de ce type d'orgasme n'est pas très claire, néanmoins certains travaux suggèrent la participation du système nerveux végétatif (qui n'obéit pas à la volonté) dans la survenue de cet orgasme profond. Les femmes qui connaissent cette sensation semblent particulièrement l'apprécier et ont tendance à adopter des positions qui permettent cette pénétration profonde.

Classiquement, l'orgasme se traduit en premier lieu par une contraction musculaire des muscles périvaginaux et parfois des abdominaux qui provoque alors un discret mouvement en flexion du tronc. Cette contraction est suivie immédiatement d'autres contractions environ toutes les 0,8 secondes, l'intervalle ayant tendance à augmenter entre les contractions, le nombre de contractions variant de 3 à 10 selon les personnes. Une majorité de femmes jouissent en fermant les yeux, on peut également percevoir des contractions musculaires au niveau du visage. Beaucoup d'autres réactions peuvent survenir au cours de l'orgasme, comme parfois des mouvements incontrôlés, le corps étant agité de spasmes, certaines femmes vont émettre quelques cris, d'autres peuvent aller jusqu'au très spectaculaire phénomène de femme fontaine, en expulsant au moment de l'orgasme une quantité de liquide souvent impressionnante (un verre). Certaines femmes vont vivre authentiquement un orgasme mais beaucoup plus discrètement, seuls quelques soupirs venant ponctuer leur jouissance. D'autres vivent parfois un état orgasmique qui dure plus longtemps, fait d'une succession de petits orgasmes qui s'enchaînent pendant une à deux minutes pour une stimulation minime, et dénommé « *status orgasmus* ».

La survenue de l'orgasme, hormis le plaisir procuré, permet de faciliter le phénomène de détumescence après l'amour. Lors d'une forte excitation, non suivie d'orgasme, des phénomènes de pesanteur et d'inconfort, voire de douleurs pelviennes peuvent parfois persister quelques heures.

Chapitre 2
La contraception

La contraception est l'ensemble des méthodes, naturelles ou non, visant à empêcher momentanément une grossesse non désirée. Elle doit être adaptée à chaque personne, à chaque moment de sa vie. L'efficacité des différentes méthodes est bonne à condition d'en respecter les conditions d'utilisation. Il est important de réduire au maximum le risque de grossesse non désirée et d'interruption volontaire de grossesse (IVG) qui peuvent avoir des conséquences psychologiques. Les méthodes sont nombreuses et il n'est pas toujours facile de s'y retrouver. Avant une prescription, toutes les méthodes devront être envisagées afin de choisir celle qui conviendra le mieux, celle qui entraînera le moins de contraintes pour la femme, qui sera la plus efficace possible, en respectant les contre-indications éventuelles. Avec le professionnel de santé (gynécologue, médecin généraliste, sage-femme), la femme peut discuter de ses connaissances sur la contraception, de ses antécédents familiaux, de ses allergies, de ce qu'elle a déjà utilisé, des effets secondaires… La consultation avec le conjoint est conseillée. Même si les méthodes contraceptives sont « prises » le plus souvent par les femmes, les hommes doivent être impliqués. Ainsi, les erreurs pourront être évitées à deux.

En termes de fréquence, vers 18 ans, la contraception orale est la contraception la plus suivie, en sachant qu'il n'y a pas de contre-indication à la pose d'un stérilet (par prudence, on vérifiera l'absence de *chlamydia* (voir chapitre 7) dans le col utérin avant la pose afin d'éviter le risque d'une infection génitale haute).

Pendant les périodes entre les grossesses ou après les maternités, la demande de stérilet, aussi appelé dispositif intra-utérin (DIU), est la plus fréquente. Aux fumeuses âgées de plus de 35 ans, la contraception proposée sera soit un DIU au cuivre ou à la progestérone, soit une pilule progestative car les risques cardiovasculaires liés à l'association pilule œstroprogestative et tabac deviennent trop importants. Les mêmes propositions s'appliquent aux femmes de plus 45 ans non fumeuses, en gardant à l'esprit que la prescription d'une pilule œstroprogestative est possible en fonction de l'état de santé de la femme.

La **pilule**

Les pilules sont composées d'hormones de synthèse, les œstrogènes et les progestatifs. Il en existe deux grands types :

- les pilules œstroprogestatives composées de ces deux hormones,
- les pilules progestatives composées uniquement d'un progestatif de synthèse.

Le mode d'**action**

Les pilules œstroprogestatives agissent à plusieurs niveaux :

- elles bloquent le développement des follicules et l'ovulation ;
- elles modifient la muqueuse utérine, la rendant inapte à la nidation : au cas improbable où un ovocyte serait quand même fécondé, il ne pourra pas se fixer sur la muqueuse tapissant la paroi utérine (voir chapitre 1) ;
- elles modifient la glaire (sécrétion naturelle au niveau du col de l'utérus) en la rendant plus épaisse, ce qui empêche les spermatozoïdes de franchir le col.

Les pilules progestatives agissent sur la modification de la muqueuse utérine et de la glaire. Le blocage de l'ovulation est fonction du progestatif utilisé.

L'efficacité des pilules œstroprogestatives est de plus de 99 %, lorsque le premier comprimé de la première plaquette est pris au plus tard le troisième jour après le début des règles. La protection démarre immédiatement.

FAQ

La prise ou reprise de la pilule protège-t-elle immédiatement d'une grossesse ?

Oui, la pilule protège dès le premier mois, mais à condition de l'avoir prise à partir du premier jour des règles et de ne pas l'avoir oubliée !

La prise des pilules progestatives doit commencer le premier jour des règles, et doit se faire à heure fixe, de façon encore plus précise que pour les œstroprogestatives.

Les pilules qui sont remboursées le sont à 65 % et leur prix varie entre 5 et 10 € pour 3 mois. Si la pilule n'est pas remboursée, les prix sont libres. Ils varient d'une pharmacie à l'autre et peuvent aller jusqu'à 35 € pour 3 mois.

Première, deuxième, troisième et quatrième génération : **quels sont les risques ?**

Les pilules œstroprogestatives, qui comportent des œstrogènes et des progestatifs, ont quasiment toutes le même œstrogène, l'éthinyl œstradiol. La différence se situe au niveau du progestatif qui a varié depuis les premières pilules. Le progestatif des pilules de deuxième génération est le lévonorgestrel ou la noréthistérone ; les progestatifs des pilules de troisième génération sont le désogestrel, le gestodène, le norgestimate, d'autres pilules comportent comme progestatif la drospirénone ou l'acétate de cyprotérone.

L'objectif était d'atteindre une meilleure efficacité avec des taux moindres d'œstrogène et de progestérone, et de diminuer les effets secondaires : nausées, vomissements, prise de poids, accidents vasculaires ou phlébites. Certains de ces objectifs ont été atteints, en particulier la baisse du taux d'œstrogène qui est passé de 100 µg à 50 µg pour les pilules de première génération à 20 µg ou 15 µg pour les pilules de troisième génération. D'autres objectifs n'ont pas été atteints, en particulier pour la diminution des risques de phlébite et d'embolie pulmonaire qui restent rares (2 pour 10 000 utilisatrices) avec les pilules de deuxième génération, mais deux fois plus élevés (4 pour 10 000) avec les pilules de troisième génération qui contiennent du désogestrel, du gestodène, du norgestimate ou avec les pilules à la drospirénone.

Il faut cependant savoir que, en l'absence de prise de pilule, le risque de phlébite existe (0,5 pour 10 000), en particulier chez des femmes qui ont des facteurs de risques (antécédents familiaux ou personnels) et que ce risque est de 6 pour 10 000 en cas de grossesse. Lors de la prise de pilule, les accidents thrombo-emboliques se produisent surtout la première année. Les accidents vasculaires artériels (accidents vasculaires cérébraux, infarctus du myocarde) sont très rares chez la femme jeune, mais plus fréquents avec la pilule, quel que soit son type, surtout si elle est fumeuse ou hypertendue.

Pour toutes ces raisons, lors de la première prescription de pilule, le médecin ou la sage-femme doit interroger la femme sur ses antécédents familiaux ou personnels de phlébite ou de pathologie artérielle. S'ils sont présents, il sera peut-être nécessaire de pratiquer des examens sanguins pour vérifier s'il y a un problème. Si la pathologie est confirmée, il est conseillé de choisir un autre mode de contraception comme le stérilet. En l'absence d'antécédents pathologiques connus, la Haute Autorité de santé, l'Autorité de sécurité du médicament et le Collège national des gynécologues et obstétriciens recommandent de prescrire une pilule de deuxième génération à une jeune femme qui prend pour la première fois la pilule.

FAQ

Quelle est le type de ma pilule : première, deuxième, troisième ou quatrième générations ?

Cherchez dans le tableau ci-dessous le nom de votre pilule. Si vous ne le trouvez pas, regardez la composition de votre pilule sur la boîte, car le nom peut avoir changé ou apparaître avec le nom de ses deux composants s'il s'agit d'un générique. Si vous ne le trouvez toujours pas, demandez à votre pharmacien ou à votre médecin.

Les œstroprogestatifs utilisés en contraception (2013)

Contraceptifs œstroprogestatifs		
DCI	Dosage en œstrogène	Nom commercial
Contraceptifs oraux œstroprogestatifs de première génération (remboursables)		
Noréthistérone/ éthinylestradiol	35 µg	Triella
Contraceptifs oraux œstroprogestatifs de deuxième génération (remboursables)		
Lévonorgestrel/ éthinylestradiol	20 µg	Leeloo, Lovavulo, Optilova
	30 µg	Minidril, Ludeal Gé, Optidril, Zikiale
	30 – 40 µg 30 – 40 – 30 µg	Adepal, Pacilia, Trinordiol, Amarance, Evanecia, Daily Gé
Norgestrel/éthinylestradiol	50 µg	Stediril

Contraceptifs oraux œstroprogestatifs de troisième génération (non remboursables)		
Désogestrel/ éthinylestradiol	20 µg	Mercilon, Desobel, Désogestrel/ éthinylestradiol Biogaran, Teva, Zentiva
	30 µg	Varnoline, Varnoline continu, Desobel, Désogestrel/ éthinylestradiol Biogaran, Teva, Zentiva
Gestodène/éthinylestradiol	15 µg	Melodia, Minesse, Edenelle, Optinesse, Sylviane, Gestodène/ éthinylestradiol Biogaran, Teva, Arrow, Zentiva
	20 µg	Harmonet, Meliane, Carlin, Efezial, Felixita, Gestodène/ éthinylestradiol Arrow, Actavis, Biogaran, EG, Ranbaxy, Ratiopharm, Sandoz, Teva, Zentiva
	30 µg	Minulet, Moneva, Carlin, Efezial, Felixita, Gestodène/ éthinylestradiol Arrow, Actavis, Biogaran, EG, Ranbaxy, Ratiopharm, Sandoz, Teva, Zentiva
	30 – 40 – 30 µg	Phaeva, Tri Minulet, Perleane
Norgestimate/ éthinylestradiol	35 µg	Cilest, Effiprev, Tricilest, Triafemi
Autres contraceptifs oraux œstroprogestatifs (non remboursables)		
Chlormadinone/ éthinylestradiol	30 µg	Belara
Drospirénone/ éthinylestradiol	20 µg	Belanette, Drospibel, Jasminelle, Jasminelle Continu, Rimendia, Yaz, Ethinylestradiol/ drospirenone Biogaran, Ethinylestradiol/ drospirenone Biogaran Continu

	30 µg	Convuline, Drospibel, Jasmine, Ethinylestradiol/drospirenone Biogaran
Diénogest/valérate d'estradiol	3 mg – 2 mg – 1 mg	Qlaira
Nomégestrol acétate/estradiol	1,5 mg	Zoely
	PATCH CONTRACEPTIF	
Norelgestromine + éthinylestradiol	203 µg/24 h + 33,9 µg/24 h	Evra, dispositif transdermique (non remboursable)
	ANNEAU VAGINAL	
Ethinylestradiol + étonogestrel	15 µg + 120 µg/24 h	Nuvaring système de diffusion vaginal (non remboursable)

Comment prendre la **pilule**

Un grand nombre de pilules œstroprogestatives fonctionnent de la manière suivante : un comprimé par jour (à heure fixe) pendant 21 jours, puis 7 jours sans pilule. Il existe aussi des plaquettes de pilules œstroprogestatives comprenant 28 comprimés dont un certain nombre de comprimés dits « actifs » contiennent des hormones et quelques comprimés dits « inactifs » sans hormone, dits placebos. Ainsi on trouve des pilules avec 21 comprimés actifs et 7 comprimés placebos, d'autres avec 24 comprimés actifs et 4 placebos, et encore d'autres pilules avec 26 comprimés actifs et 2 placebos. Ces pilules dites « en continu » possèdent la même efficacité que les autres. Leur prise étant quotidienne, elles permettent pour certaines femmes de ne pas oublier de démarrer une nouvelle plaquette après 7 jours d'arrêt. Il faut bien sûr commencer par les comprimés qui contiennent des hormones. Ils sont d'une autre couleur que le placebos, par exemple blancs pour les comprimés actifs et verts pour ceux qui ne contiennent pas d'hormone (comme Varnoline® continu). Enfin il faut bien suivre le sens des flèches…

Les pilules combinées peuvent être biphasiques, contenant un taux variable d'hormones dans les dix premiers jours ou triphasiques avec trois variations du taux d'hormones. Il faut donc bien faire attention de commencer par la pilule n° 1 et de poursuivre la plaquette dans le sens des flèches. Si l'on prend les pilules sans respecter le sens, il peut se produire des saignements.

Les pilules progestatives, quant à elles, contiennent toutes 28 comprimés actifs et se prennent donc toujours en continu toujours à peu près à la même heure, y compris pendant les règles. Globalement, le comprimé a un effet pendant 24 heures. Au-delà de 24 heures, les ovaires reprennent leur activité, ce qui peut entraîner une ovulation et une grossesse. Pour toutes les pilules (sauf une), le décalage maximum autorisé est de 12 heures. Seule la pilule progestative au lévonorgestrel a un décalage autorisé moins important, puisqu'il est seulement de 3 heures.

Ne pas **oublier**

C'est la difficulté majeure de cette méthode de contraception. Il faut donc trouver un moment de la journée où l'on pourra toujours penser à prendre sa pilule. Voici quelques propositions :

- trouver un moment où l'on a un geste quotidien comme le brossage des dents par exemple,
- utiliser un réveil ou même son téléphone portable, voire une application de Smartphone,
- bien réfléchir à ses horaires d'activités sur la semaine si elles changent avec le week-end.

Ainsi, rien n'empêche de prendre régulièrement sa pilule vers midi si les horaires de travail changent chaque semaine. En revanche, une fois qu'un horaire aura été choisi, il faudra respecter cet horaire de prise.

Avoir une pilule du lendemain **chez soi**

Le risque d'oubli est grand. Avoir chez soi une pilule pour la contraception d'urgence permet d'agir rapidement et de diminuer les risques d'une grossesse non souhaitée. Il ne faut pas attendre le lendemain pour la prendre : le plus tôt est le mieux (voir page 58).

PRENDRE LA PILULE POUR LA PREMIÈRE FOIS OU LA REPRENDRE APRÈS UN ARRÊT

Si vous n'avez jamais pris la pilule ou si vous l'avez interrompue pendant plusieurs mois, il faut commencer le premier comprimé de la première plaquette le premier jour de vos règles. Les comprimés suivants seront pris chaque jour, à la même heure.

Avec les plaquettes de 21 comprimés, il y a 7 jours d'arrêt après le dernier comprimé. Les règles surviendront, en moyenne, 2 à 3 jours après le dernier comprimé. Que les règles soient terminées ou non, il faut redémarrer une nouvelle plaquette au huitième jour. Ainsi le premier jour de la plaquette est toujours le même. Si ce n'est pas le cas, il s'est produit une erreur à un moment donné ; il y a un risque de grossesse et il est donc conseillé de consulter rapidement. La femme est protégée pendant les 7 jours d'arrêt de la pilule, si les comprimés précédents ont bien été pris à heure régulière.

Les pilules à 28 comprimés doivent être prises de la même façon, la seule différence étant l'absence d'arrêt entre deux plaquettes. Les règles surviennent en général dans les derniers jours de la plaquette. Si elles se décalent, il faut quand même enchaîner la plaquette suivante.

Le Quick Start

Il s'agit d'une conduite à tenir pour débuter sa pilule n'importe quand. On peut ainsi démarrer le premier comprimé de sa première plaquette un autre jour que celui des règles. Il faut tout d'abord être sûre de ne pas être déjà enceinte et donc réaliser un test au moindre doute. Enfin, il faudra prendre des précautions supplémentaires (pas de rapport ou préservatifs systématiques) pendant les 7 premiers jours de la prise de la pilule. Cette méthode peut d'ailleurs s'appliquer aux autres moyens de contraception.

Arrêter la pilule de temps en temps ?

Vidéo Santé AZ

Que faire en cas d'**oubli ?**

POUR LES PILULES COMBINÉES

Le décalage autorisé est de 12 heures par rapport à l'heure habituelle de prise du comprimé pour toutes les pilules. Si l'oubli est de moins de 12 heures, il suffit juste de prendre le comprimé et de poursuivre le reste de la plaquette comme d'habitude. Si l'oubli est de plus de 12 heures, voici différents schémas de conduite à tenir en fonction des différentes pilules (21 comprimés et 7 jours d'arrêt, pilules avec placebos...).

Pour les pilules œstroprogestatives à 21 comprimés et 7 jours d'arrêt, il faut prendre le comprimé oublié, et continuer le reste de la plaquette comme d'habitude. Ce n'est pas grave si cela fait deux comprimés à prendre ce jour-là. Si l'oubli a lieu dans les 7 derniers comprimés, il faut enchaîner directement la plaquette suivante. Cet enchaînement peut faire qu'il n'y aura pas de règles. Ce n'est pas grave.

Pour les pilules œstroprogestatives en continu (21 comprimés actifs et 7 placebos, 24 comprimés actifs et 4 placebos ou 26 comprimés actifs et 2 placebos), il faut prendre le comprimé oublié et continuer le reste de la plaquette comme d'habitude. Si cela fait deux comprimés à prendre ce jour-là, ce n'est pas grave. Si l'oubli a lieu dans les derniers comprimés actifs, il faut jeter les comprimés placebos et enchaîner directement la plaquette suivante. Cet enchaînement peut faire qu'il n'y aura pas de règles. Ce n'est pas grave. Attention, à partir de ce moment, cela fera changer le jour de la semaine du premier comprimé des plaquettes.

POUR LES PILULES PROGESTATIVES PURES

Le décalage autorisé est de 12 heures pour la pilule au désogestrel et de 3 heures pour la pilule au lévonorgestrel. Il faut prendre le comprimé oublié et continuer le reste de la plaquette comme d'habitude.

Attention !

Quelle que soit la pilule, comme vous n'êtes plus protégée, il faudra prendre la pilule d'urgence (ou du lendemain) si vous avez eu des rapports sexuels non ou mal protégés dans les 5 jours précédant l'oubli et prendre des précautions supplémentaires (préservatifs) dans les 7 jours suivant l'oubli.

N'hésitez à faire un test de grossesse urinaire 15 jours après l'oubli. Il est inutile de faire ce test plus tôt car le résultat peut ne pas être significatif.

LE CAS PARTICULIER DE VOMISSEMENTS OU DE DIARRHÉES

Si des vomissements ou de fortes diarrhées surviennent dans les 4 heures qui suivent la prise de la pilule, il y a un risque que celle-ci ait été expulsée de l'organisme. Il faut donc rapidement reprendre un autre comprimé. Soit vous prenez le même comprimé sur une autre plaquette (elle vous servira par la suite de réserve si besoin), soit, si vous n'avez pas d'autre plaquette chez vous, il suffit de prendre, sur la plaquette en cours, le comprimé prévu pour le lendemain. Ainsi vous finirez votre plaquette une journée plus tôt. Dans ce cas, *il ne faudra surtout pas oublier* de commencer la plaquette suivante une journée plus tôt aussi (pour les plaquettes à 21 comprimés). Le premier jour de chaque plaquette changera donc définitivement. Pour les pilules en continu, il faut faire de même et continuer à les enchaîner (ce qui changera aussi le premier jour).

MODIFIER LA DATE DES RÈGLES

Les règles qui surviennent après le dernier comprimé actif de la plaquette ne sont pas de vraies règles, on appelle ce saignement une « hémorragie de privation ». On peut enchaîner sans danger deux plaquettes de pilule pour éviter cette hémorragie de privation. En cas de pilule de 28 comprimés avec des comprimés placebos, il faut enchaîner avec une nouvelle plaquette et ne pas prendre ces comprimés placebos.

Enchaîner ses plaquettes peut donner des saignements parfois irréguliers. Ce n'est pas grave, mais il est alors préférable de revenir à la prise de 21 jours sur 28. La survenue de ces saignements irréguliers est plus fréquente pour les pilules qui ont plusieurs couleurs (plusieurs dosages). Mais n'oublions pas que dans la grande majorité des cas, il n'y a plus de règles. Supprimer ses règles peut être un avantage pour certaines femmes (moins de gênes, disparition des douleurs de règles, prévention des anémies...). Cela peut être plus confortable de les décaler au moment d'un examen, d'une épreuve sportive, d'un voyage…

LE CAS PARTICULIER DES VOYAGES

S'il s'agit d'un voyage vers l'ouest avec un décalage d'environ 6 heures, vers New York par exemple, vous pourrez prendre votre pilule à l'heure habituelle puisque les pilules œstroprogestatives habituelles tolèrent un retard de prise de 12 heures sans danger.

Si le voyage se fait vers l'est, il est recommandé de prendre la pilule à la même heure locale qu'en France, car ce décalage entraînera un simple raccourcissement de l'intervalle entre la prise en métropole et la prise sur place. Au retour, on revient vers l'ouest, il ne faut pas dépasser 12 heures de décalage. Si le décalage est supérieur à 12 heures ou si l'on est un peu perdu, il faut utiliser des préservatifs pendant 7 jours.

Attention !

Les voyages aériens de longue durée comportent des risques de phlébites et d'embolies (risques thrombo-emboliques). Ces risques pourraient être augmentés en cas de prise d'une contraception hormonale œstroprogestative, en particulier avec les pilules les plus récentes (troisième et quatrième génération). Il est donc recommandé de se lever et de marcher dans le couloir pendant le voyage, de bien s'hydrater, voire de porter des bas de contention.

Le bilan avant la prescription d'une **pilule**

L'entretien avec le médecin est fondamental avant la prescription d'une pilule œstroprogestative. Il recherche des antécédents familiaux ou personnels de thromboses, phlébites, embolies pulmonaires, des troubles de la coagulation. En cas de réponse positive, il faut effectuer un bilan sanguin pour rechercher une prédisposition aux phlébites et embolies (ou thrombophilie) avant toute prescription.

Un bilan sanguin portant sur les graisses et les sucres (bilan lipido-glucidique) est fait avant la prescription d'une pilule en cas d'antécédents familiaux de diabète ou d'hypercholestérolémie. Sinon, il sera demandé après 3 mois d'utilisation de la pilule. La prescription sera alors adaptée aux résultats.

La Haute Autorité de santé (HAS) recommande de prescrire en première intention une pilule de deuxième génération, responsable de deux fois moins de phénomènes thrombotiques veineux que les pilules de troisième génération, en sachant que ces accidents sont rares. Les pilules œstroprogestatives contenant un œstrogène naturel ont les mêmes contre-indications. Leur impact précis sur le risque de phlébite n'est pas encore connu car elles sont trop récentes.

Contre-indication **absolue**

Un antécédent de phlébite (thrombose) veineuse ou artérielle, une hypertension (plus de 14/9), une hypercholestérolémie sont des contre-indications absolues à la prescription d'une pilule œstroprogestative. Il en est de même en cas de diabète mal équilibré ou compliqué, de cancer du sein. C'est le rôle du médecin de vous déconseiller alors ce type de contraception et de vous proposer une autre contraception.

Les renouvellements de contraception se font généralement pour 1 an. Depuis 2010, la loi « Hôpital, patients, santé, territoire » (HPST) autorise les infirmiers et les pharmaciens à renouveler la prescription de certains contraceptifs hormonaux oraux lorsque la prescription date de moins d'un an et pour 6 mois maximum.

Les pilules de deuxième génération sont remboursées. Certaines pilules de troisième génération qui étaient remboursées sont déremboursées depuis septembre 2013, du fait du risque plus important de phlébite (thrombose).

Les effets **secondaires**

La pilule étant un médicament, elle peut avoir des effets secondaires (nausées, vomissements, accentuation de l'appétit, douleurs des seins, saignements), bien que ceux-ci soient rares. Il faudra alors adapter la prescription après un temps d'observation suffisamment long, en laissant passer la période d'accoutumance.

Une alimentation adaptée et la pratique sportive permettent d'éviter une modification notable du poids.

On attribue également à la pilule une possible diminution du désir sexuel (la libido). Cet effet, qui n'est pas prouvé, dépendrait plus de la qualité de la relation dans le couple, des relations avec la famille et au travail, du choix libre ou non de la contraception que de la pilule elle-même.

La pilule n'a pas d'action sur la fertilité ultérieure, il faut juste se rappeler deux points :

- La fertilité du couple n'est pas connue au moment où l'on décide d'avoir un enfant. Une femme peut donc devenir enceinte très facilement dès l'arrêt du traitement ou au contraire attendre plusieurs mois.
- La fécondité diminue avec l'âge et il ne faut pas remettre à trop tard le projet d'enfant. Une femme met plus de temps pour concevoir après 38 ans qu'à 20 ans (voir chapitre 4).

L'augmentation du risque de cancer n'a pas été prouvée actuellement avec 40 ans de recul et des millions d'utilisatrices. Ce que l'on sait est qu'il y a deux fois moins de cancers de l'ovaire, de l'utérus, du côlon chez les femmes ayant utilisé la pilule et que, du fait des visites régulières pour le renouvellement de la pilule, il y a un dépistage systématique du cancer du col utérin (voir chapitre 7).

Nous avons vu plus haut le problème grave des accidents thrombo-emboliques liés à une prédisposition qu'il faut impérativement rechercher avant la première prescription et prévenir en donnant une pilule de deuxième génération.

FAQ

Je supporte mal les pilules qu'il faut prendre tous les jours. Que faire ?

Vous pouvez essayer une autre méthode contraceptive, par exemple un patch, un anneau, un implant, un stérilet.

Quelques précautions à prendre

La pilule ne protège pas des infections sexuellement transmissibles (syphilis, gonococcie, infections à *chlamydia*, sida, voir chapitre 7). L'association avec les préservatifs s'impose en cas de sexualité comportant des risques de contamination ou si le partenaire est nouveau ou peu connu.

Fumer est dangereux lorsque l'on prend la pilule. Le tabagisme peut favoriser l'apparition de caillots de sang dans les veines et les artères, et conduire à des complications graves comme la phlébite, l'embolie pulmonaire, les accidents vasculaires cérébraux ou des infarctus du myocarde. Il majore toujours les risques, quelle que soit la pilule. On ne prescrit pas de contraception hormonale aux fumeuses de plus de 35 ans car les risques deviennent trop importants. Vous pouvez demander à votre médecin de vous aider pour vous arrêter de fumer.

Des médicaments peuvent diminuer l'action de la pilule : certains médicaments contre l'épilepsie, des traitements de la tuberculose, des traitements contre le VIH. Le médecin verra comment adapter le traitement ou la contraception. Il faut aussi faire attention à des produits utilisés en phytothérapie, comme le millepertuis et la guimauve qui peuvent être pris aussi en tisane et diminuent l'efficacité des pilules.

Quelle surveillance quand on prend la pilule ?

Vidéo Santé AZ

Les autres contraceptions **hormonales**

Attention !

L'anneau vaginal et le patch sont bien *des contraceptifs hormonaux* qui comportent les mêmes hormones que celles prises par la bouche mais la voie d'absorption est le vagin ou la peau. Les contre- indications et les risques sont les mêmes que pour la pilule. L'implant est différent car il ne contient pas d'œstrogènes mais uniquement un progestatif. Il n'a pas les contre-indications des pilules.

L'anneau **vaginal**

L'anneau vaginal est une très bonne méthode de contraception hormonale qui a l'avantage de présenter moins de risque d'oubli que la pilule. C'est un anneau souple et transparent de 54 mm de diamètre, facile à mettre en place, vendu à l'unité ou par trois, qui agit exactement comme une pilule œstroprogestative minidosée en bloquant l'ovulation. Il a les mêmes contre-indications que la pilule. Il suffit de le pincer en « 8 » pour l'introduire bien au fond du vagin. Il n'est pas ressenti par la femme une fois en place et ne gêne pas le partenaire lors du rapport sexuel.

Son coût est d'environ 15 € par mois, non remboursé par la Sécurité sociale.

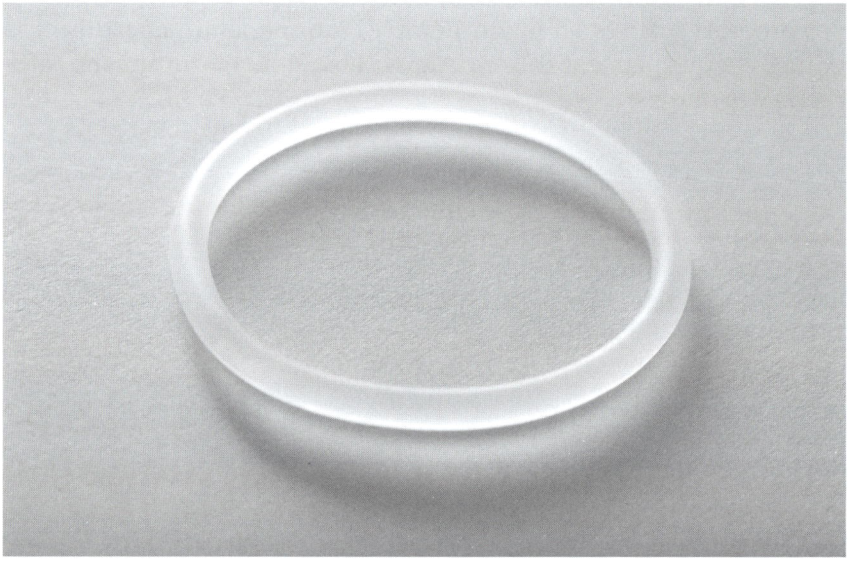

L'anneau vaginal

LA POSE ET LE RETRAIT DE L'ANNEAU VAGINAL

L'anneau est mis au début des règles, le premier jour de préférence, pour trois semaines. Son efficacité est identique à celle de la pilule car la muqueuse vaginale est une excellente voie d'administration des médicaments. La pose et le retrait ont lieu le même jour de la semaine, approximativement à la même heure. On garde l'anneau pendant 3 semaines, puis on le retire pour une semaine et les règles surviendront. On peut utiliser des tampons si les règles sont encore présentes au début de l'anneau suivant.

En remplacement d'une pilule, l'anneau est mis dans le vagin le jour de la reprise théorique d'une nouvelle pilule.

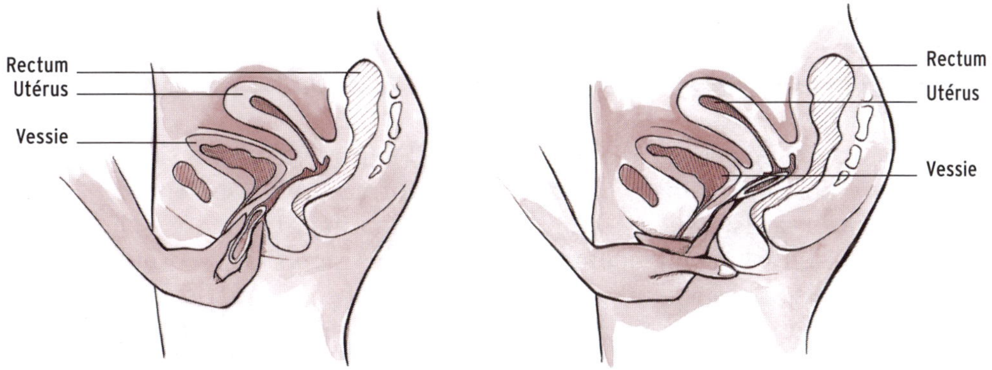

La pose d'un anneau vaginal

Si on l'a retiré par mégarde, il faut le remettre dans les 2 heures pour qu'il garde son efficacité. On peut le remettre en place après l'avoir passé sous l'eau.

Les contre-indications à l'**anneau contraceptif**

Ce sont les mêmes que pour la pilule œstroprogestative. Il n'est pas indiqué en cas de prolapsus (relâchement des parois vaginales, voir chapitre 7).

QUE FAIRE EN CAS D'OUBLI ?

Si l'anneau a été retiré plus de 2 heures, il faut faire comme pour un oubli de pilule : le remettre, prendre la pilule d'urgence (ou du lendemain) s'il y a eu des relations non protégées depuis 5 jours et utiliser des préservatifs pendant les 7 jours suivants. Si cette erreur a lieu dans les 7 derniers jours d'utilisation de l'anneau, il faudra en plus remettre un anneau tout de suite après les 3 semaines, sans faire la semaine d'arrêt.

Si l'anneau est laissé en place plus de 3 semaines, l'efficacité contraceptive n'est pas diminuée jusqu'à la fin de la quatrième semaine. Il faut respecter l'intervalle libre d'une semaine et reposer un nouvel anneau.

Si l'anneau a été laissé en place plus de 4 semaines, l'efficacité contraceptive peut diminuer et une grossesse peut s'ensuivre. On se retrouve dans la même situation que lorsqu'un anneau a été retiré plus de 2 heures. Il faut contacter un médecin avant de poser un nouvel anneau.

En cas d'oubli de repose à la date prévue, il faut mettre l'anneau le plus vite possible, utiliser une méthode contraceptive supplémentaire (préservatifs) pendant au moins une semaine et prendre une pilule d'urgence (ou du lendemain) s'il y a eu des rapports non protégés depuis 5 jours. On peut utiliser un préservatif en association, car l'anneau ne protège pas des infections sexuellement transmissibles.

Attention !

Il ne faut pas jeter l'anneau encore imprégné d'hormones dans la nature ! Les anneaux usagés seront remis dans leur boîte d'origine et remis au pharmacien pour élimination des déchets. Il ne faut pas les jeter dans les toilettes.

Le patch **contraceptif**

C'est un carré de 20 cm² (4,5 cm × 4,5 cm) de couleur beige, vendu par boîtes de 3 ou de 9, qui contient des hormones œstroprogestatives, à une dose équivalente à celle d'une minipilule. Il agit exactement comme la pilule en bloquant l'ovulation et en modifiant la glaire cervicale et l'endomètre. Il est aussi fiable s'il est utilisé correctement.

Son coût moyen est de 13 € par mois, variable d'une pharmacie à l'autre. Il y a un tarif dégressif par boîte de 9. Il n'est pas remboursé par la Sécurité sociale.

LA POSE D'UN PATCH

On applique un patch par semaine, en débutant la première fois le premier jour des règles, et cela pendant 3 semaines consécutives. La quatrième semaine reste sans patch et les règles surviendront à ce moment. Attention, que les règles soient terminées ou non, il faudra recommencer un nouveau cycle la semaine suivante en posant le patch toujours le même jour de la semaine.

Il est très facile de passer de la pilule au patch, ou inversement. Il suffit de mettre le premier patch le jour où il fallait commencer une plaquette.

Il faut le poser à un endroit du corps bien sec où il n'y a ni poils, ni pli de peau, ni irritations, ni risque de frottements, ni crème de beauté, et *jamais sur les seins*. Il faut appuyer fermement quelques secondes jusqu'à ce que les bords collent bien. Il ne faut jamais le repositionner deux fois de suite au même endroit.

FAQ

Peut-il y avoir des réactions au site d'application ?

Dans environ 17 % des cas, on peut constater des réactions plus ou moins importantes (rougeurs, démangeaisons), qui n'entraînent un abandon de la méthode que dans 2 % des cas.

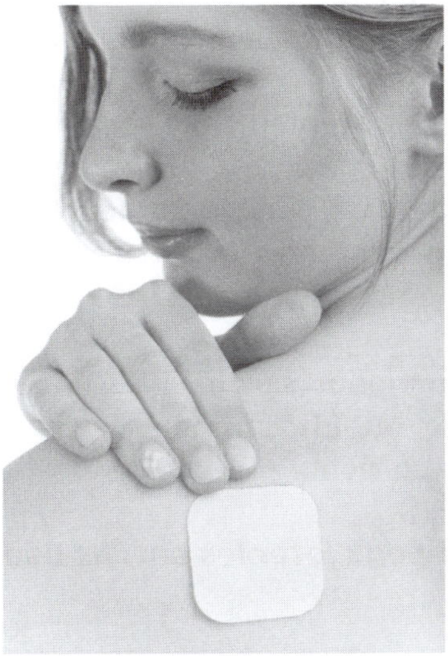

Le patch contraceptif

QUE FAIRE EN CAS D'OUBLI ?

Si vous oubliez de le changer, la protection persiste pendant 48 heures :

- Si le retard est de moins de deux jours, il faut retirer le patch et en appliquer un nouveau sans modifier « le jour de changement » des patchs suivants.
- Si l'oubli est de plus de deux jours, il faut recommencer un cycle de 3 patchs en utilisant des préservatifs la première semaine. Cela change le jour de pose.

■ Envisager aussi la prise d'une pilule du lendemain en cas de rapport sexuel non protégé les cinq jours précédents.

Si vous oubliez de retirer le patch en fin de cycle, il faut le retirer dès que possible et débuter le cycle suivant le jour habituel (le lendemain du 28e jour). Aucune contraception supplémentaire n'est nécessaire.

Si vous oubliez de recommencer un cycle à la date prévue, il faut appliquer un patch du nouveau cycle dès que possible, en utilisant les préservatifs les 7 premiers jours du cycle et prendre la pilule du lendemain s'il y a eu des relations non protégées dans les 5 jours précédents.

ET SI LE PATCH SE DÉCOLLE…

Certaines peaux semblent réfractaires aux patchs. Les essais ont montré environ 1,8 % de décollement complet, et 2,9 % de décollement partiel :

■ Si le décollement est de moins de 24 heures, il faut remettre le même patch au même endroit.

■ Si le décollement est de plus de 24 heures, il faut appliquer un nouveau patch et tout reprendre à zéro avec utilisation de préservatifs pendant 7 jours en cas de rapports. Cela change le jour de pose.

Les études manquent pour savoir si certaines situations comme le sauna, la piscine ou le hammam favorisent le décollement. Normalement, le patch tient.

FAQ

Est-ce que je peux jeter les patchs usagés à la poubelle ?

Non ! Les patchs usagés doivent être remis dans leur boîte et rapportés au pharmacien pour élimination. Ils ne doivent pas être jetés à la poubelle.

L'implant

L'implant (dont le nom commercial est Nexplanon®) est un bâtonnet souple, de la taille d'une petite allumette, que le médecin pose très superficiellement sous la peau. Il contient un progestatif (étonorgestrel) qui diffuse dans le corps et bloque l'ovulation pendant 3 ans maximum (2 ans chez les femmes obèses dont l'indice de masse corporelle – poids en kg/taille^2 en mètre – est supérieur à 30). C'est une contraception hormonale très efficace.

Son coût est d'environ 106 €, remboursé à 65 % par les caisses d'assurance maladie.

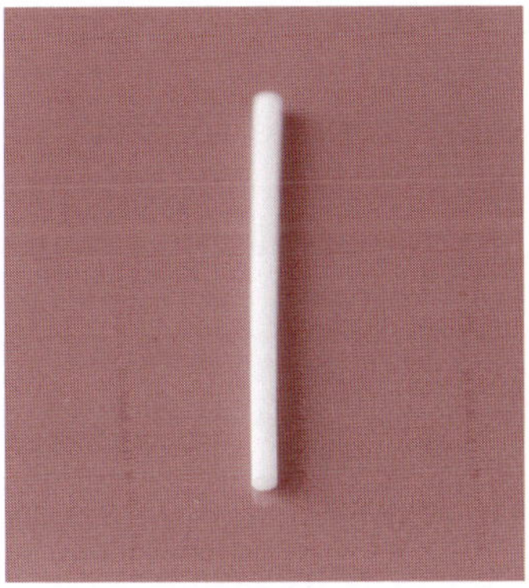

L'implant

LA POSE ET LE RETRAIT DE L'IMPLANT

L'implant est efficace immédiatement si on le pose au bon moment par rapport aux règles. Il est posé par un médecin au niveau du bras gauche si vous êtes droitière ou inversement après une anesthésie locale de la peau :

- entre le premier et le troisième jour du cycle (1er jour du cycle = 1er jour des règles) chez une femme n'ayant pas de contraception hormonale préalable ;
- dans la semaine suivant le dernier comprimé actif chez une femme ayant une contraception œstroprogestative.

Il peut aussi être posé au décours d'une IVG ou d'un accouchement.

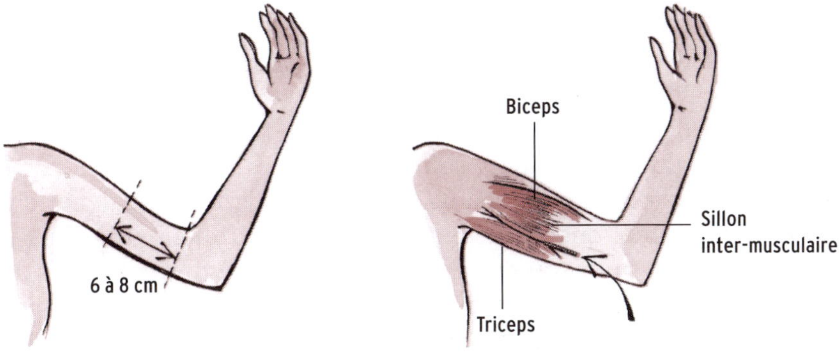

La pose d'un implant

Le retrait de l'implant peut être effectué à tout moment, au maximum 3 ans après la pose. Le médecin pratique une petite incision de la peau après avoir pratiqué une anesthésie locale (comme pour la pose). Le jour du retrait, un nouvel implant peut être posé au même endroit.

La surveillance conseillée est une consultation médicale quelques mois après la pose pour faire le point, puis une fois par an environ, c'est-à-dire la surveillance gynécologique habituelle.

« J'ai préféré enlever mon implant ! »

Je me suis fait poser un implant contraceptif au bras (à l'intérieur). Les premières semaines, je l'ai très bien supporté, mais petit à petit, différents problèmes sont apparus et le plus gênant a été le dérèglement de mes cycles menstruels. Mes règles pouvaient durer parfois plus de 10 jours. C'était très contraignant et épuisant. J'ai préféré le retirer et prendre une pilule classique.

JACQUEMIN5, FORUM
SantéAZ

Les contre-indications sont exceptionnelles car l'implant ne contient pas d'œstrogènes, contrairement à la plupart des pilules. Une femme diabétique ayant eu une phlébite ou présentant un taux élevé de cholestérol peut se faire poser un implant.

LES EFFETS SECONDAIRES

Le principal effet secondaire est l'apparition de saignements avec une très grande variabilité. En effet, la délivrance d'hormones n'est pas cyclique comme avec la pilule œstroprogestative, et le progestatif libéré par l'implant empêche totalement ou partiellement le développement de la muqueuse utérine. Chaque femme va réagir à « sa façon » : certaines n'ont plus de règles, d'autres ont des saignements espacés plus ou moins abondants. Parfois les saignements rapprochés sont si abondants qu'ils peuvent nécessiter un traitement. Dans un tiers des cas, les saignements seront permanents, entraînant alors une demande de retrait par la patiente. Il faut se donner un délai d'observation suffisamment long (deux ou trois mois) avant d'envisager l'ablation de ce dispositif. Dès son retrait, les cycles habituels reviennent.

Plus rarement, l'implant est responsable d'une prise de poids ou d'acné. Si vous pesez plus de 90 kg, l'efficacité diminue la troisième année. Il faudra donc le changer plus tôt.

Les injections **hormonales**

Cette méthode de contraception, peu utilisée en France mais efficace, consiste en une injection de progestérone, valable pendant 3 mois, en intramusculaire (dans les fesses le plus souvent). Sa tolérance est variable. On peut observer quelquefois des absences de règles ou des saignements fréquents. Comme tout moyen de contraception, une prise de poids est possible (rare). L'ampoule coûte 3,35 € et est remboursée par la Sécurité sociale. Le retour de la fécondité après l'arrêt des injections peut prendre plusieurs mois (12 à 18 mois).

La **contraception locale**

Le **stérilet** ou **dispositif intra-utérin**

Moyen de contraception le plus utilisé au monde, le stérilet est un petit dispositif très léger en matière plastique, en forme de T, que le médecin place dans la cavité de l'utérus. Des fils permettent de vérifier qu'il est en place et de le retirer. Son coût varie, en fonction du modèle, de 30,50 € pour les stérilets au cuivre à 125,56 € pour les stérilets au lévonorgestrel. Il est remboursé à 65 % par la Sécurité sociale.

LE MODE D'ACTION

Il existe deux sortes de stérilets :

- Le stérilet au cuivre, qui a une efficacité de 99 % pour environ 5 ans, voire plus. Il arrive que les règles soient parfois plus longues et plus abondantes, surtout au cours des 6 premiers mois. Si ces symptômes persistent, il est conseillé de consulter.
- Le stérilet à la progestérone, où le cuivre est remplacé par un réservoir contenant un dérivé de la progestérone (le lévonorgestrel) libéré très progressivement pendant 5 ans. Chaque femme réagit à « sa façon » au stérilet hormonal : certaines n'ont plus de règles, d'autres ont des saignements espacés plus ou moins abondants,

certaines des saignements rapprochés qui peuvent nécessiter un traitement ou le retrait. Dans l'immense majorité des cas, ce stérilet est très bien supporté.

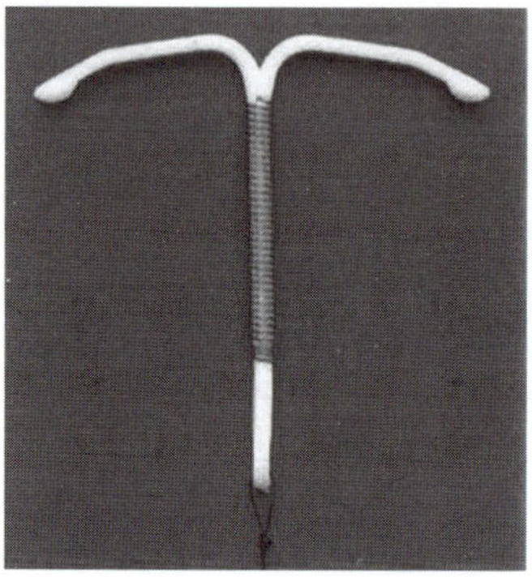

Stérilet au cuivre

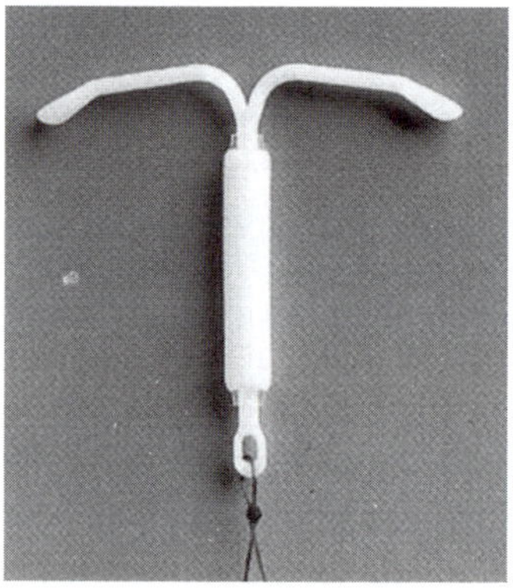

Stérilet à la progestérone

Le stérilet hormonal rend la glaire cervicale opaque, gênant la progression des spermatozoïdes, et crée une atrophie de l'endomètre qui empêche une éventuelle nidation. Environ une femme sur trois n'aura plus de règles au bout de deux ans. La diminution ou l'arrêt des règles est un bénéfice, évitant l'anémie et la fatigue.

Le stérilet au cuivre a une action mécanique : il modifie le mouvement des trompes et crée une inflammation de l'endomètre qui empêche l'œuf de s'implanter dans l'utérus. Le cuivre est également toxique pour les spermatozoïdes.

L'efficacité est très bonne, dans les deux cas, supérieure à 99 %.

« Pas facile de trouver la bonne contraception »

J'ai eu un enfant il y a un peu moins de 2 ans, puis après j'ai eu une contraception avec un stérilet à la progestérone. J'ai alors grossi, j'ai eu de l'acné comme il y a quelques années, bref je ne me sentais pas en forme... tout cela me gênait fortement. Ma gynéco m'a indiqué que cela pouvait provenir de mon stérilet. J'ai demandé de l'enlever et depuis ça va mieux. Aujourd'hui, j'ai une contraception par patch, et cela me convient bien.

VALERI232, FORUM
SantéAZ

LA POSE ET LE RETRAIT

Un examen gynécologique est indispensable avant la pose, notamment pour vérifier qu'il n'y a pas d'infection vaginale. Ce sera peut-être l'occasion de (re)faire un frottis. Le médecin met en place le stérilet au cabinet en fin de règles quand le col est ouvert. Cette pose peut être douloureuse et un antalgique est souvent proposé avant. Il arrive quelquefois que la pose ne soit pas possible car le col utérin est trop étroit. Dans ce cas, un nouvel essai peut être proposé aux règles suivantes.

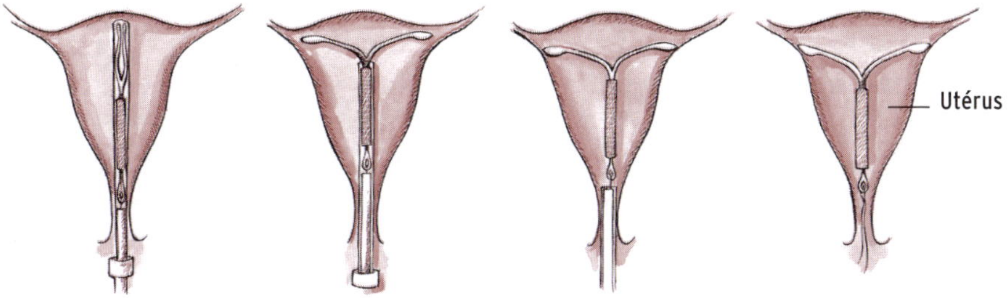

La pose d'un stérilet

Après la pose et les jours suivants, le stérilet doit être indolore et se faire oublier. La surveillance se fait en général un mois et demi après la pose, puis une fois par an lors d'un examen gynécologique qui permet de vérifier la présence des fils.

Mise en place
d'un stérilet

Vidéo Santé AZ

Le retrait du stérilet est très facile. Il est pratiqué par le médecin. Il suffit de tirer délicatement sur le fil du stérilet qui dépasse du col à l'aide d'une pince. Ce geste est très rapide. Il est possible de reposer un nouveau stérilet juste après le retrait.

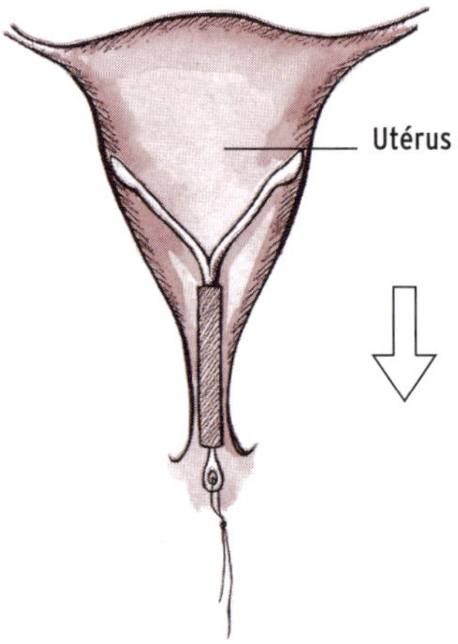

Le retrait du stérilet

En cas de pertes vaginales anormales, de douleurs du bas du ventre, de saignements en dehors des règles, il faut consulter le médecin ou la sage-femme car des complications sont possibles : expulsion du stérilet, perforation (le stérilet traverse la paroi de l'utérus), infection (de l'utérus des trompes), grossesse sur stérilet ou grossesse extra-utérine. Ces rares complications surviennent dans moins de 2 % des cas.

Le stérilet au cuivre peut être utilisé comme contraception d'urgence jusqu'à 5 jours après le rapport mal protégé, avec une excellente efficacité.

Les tampons vaginaux sans applicateur peuvent être utilisés après un délai d'un mois après la pose du stérilet.

LES CONTRE-INDICATIONS

La grossesse bien entendu, les infections génitales, les malformations de l'utérus sont des contre-indications, de même que l'allergie au cuivre, qui est exceptionnelle, pour le stérilet au cuivre. Les partenaires sexuels multiples et des antécédents d'infections sexuellement transmissibles sont des contre-indications relatives.

FAQ

Le risque d'infection est-il fréquent avec un stérilet ?

Le risque d'infection dû au stérilet est faible (6 ‰). Attention, le stérilet ne protège pas des maladies sexuellement transmissibles. Si vous ne connaissez pas ou peu votre partenaire, il faut utiliser un préservatif.

J'ai des douleurs dans le bas du ventre à la suite de la pose de mon stérilet. À quoi est-ce dû ?

Cela peut être dû au fait que votre utérus se contracte et va expulser le stérilet, ou alors à une infection. Il faut consulter.

À la suite du retrait de mon stérilet (projet de grossesse), j'ai des règles irrégulières et rapprochées. Est-ce normal ? Que faire ?

Si vous avez des anomalies des règles et que vous souhaitez un enfant, il faut consulter un médecin car vous n'ovulez probablement pas très bien.

Le stérilet n'est pas contre-indiqué chez des jeunes filles ou des femmes n'ayant pas eu d'enfant. Le médecin propose le plus souvent un stérilet au cuivre car il existe des modèles de petite taille adaptés aux petits cols. Un stérilet hormonal de petite taille est actuellement à l'étude. Il sera peut-être disponible en 2014.

Les **spermicides**

Commercialisés sous forme d'ovules, de crèmes ou d'éponges, les spermicides contiennent du chlorure de benzalkonium qui détruit et immobilise immédiatement les spermatozoïdes. Leur efficacité est de 75 % utilisés seuls de façon rigoureuse et de 99 % s'ils sont associés aux préservatifs. Leur coût est d'environ 1 € l'unité. Ils sont en vente libre, non remboursés par la Sécurité sociale.

Ils n'entraînent aucune modification de la muqueuse génitale, respectent la flore vaginale et ont un effet lubrifiant souvent appréciable. Ils se placent au fond du vagin juste avant le rapport (attention, 5 minutes minimum pour les ovules). La protection est assurée durant 4 à 10 heures, suivant les produits, et se prolonge jusqu'à 24 heures pour les tampons. Il est nécessaire de renouveler la dose en cas de rapports successifs (avant chaque rapport, sauf pour l'éponge). Ils ne protègent pas des infections sexuellement transmissibles ni du sida.

Il ne faut pas utiliser de savon dans les 2 heures qui précèdent et les 4 heures qui suivent le rapport (le savon annule l'effet du spermicide). Il faut faire une toilette à l'eau claire et éviter de prendre un bain pendant les 4 heures qui suivent.

Les spermicides ne sont pas recommandés en première intention, surtout chez la femme jeune, en raison du taux d'échec qui est de 25 %.

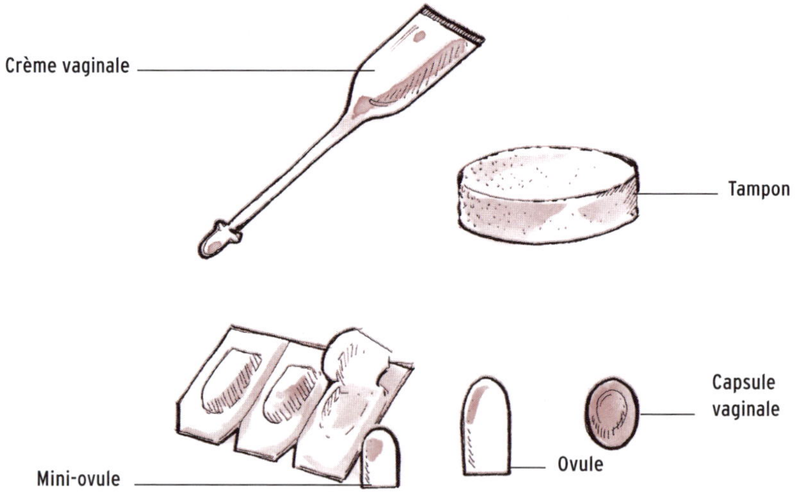

Les spermicides

Le préservatif **masculin**

Le préservatif a une efficacité de 95 % si son mode d'emploi est rigoureusement respecté à chaque rapport, même pendant les règles. Dans la pratique courante, le taux de grossesse est de 15 % par an. À usage unique, en vente libre en pharmacie, dans les distributeurs, en grande surface, dans les centres de planification familiale, il se trouve en différentes longueurs, largeurs, épaisseurs, lubrifié ou non. Il y en a pour toutes les morphologies et tous les types de relations sexuelles. Il protège du sida et des autres infections transmises sexuellement, sauf de l'herpès et du papillomavirus car ces virus sont sur la peau alors que le virus du sida n'est que dans le sperme ou le sang.

Son coût varie de 0,15 € à 0,76 € l'unité.

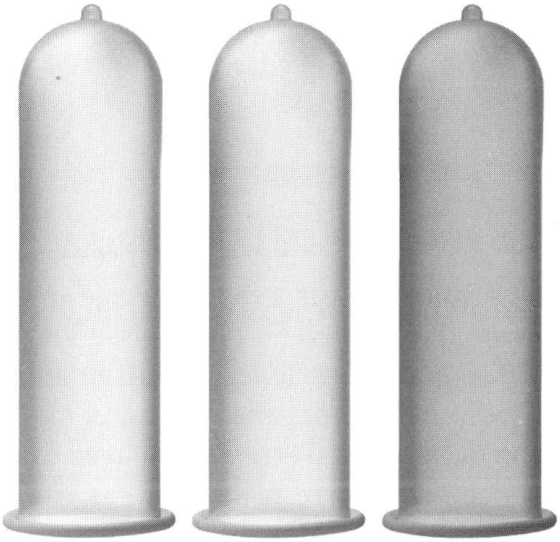

Préservatifs masculins

Il se place sur la verge en érection en pinçant le réservoir pour éviter la rupture lors de l'éjaculation. À la fin du rapport, le partenaire retire sa verge du corps de sa partenaire en maintenant le préservatif à la base (pour éviter qu'il y reste ou qu'il y ait des fuites de sperme), puis retire le préservatif.

La seule contre-indication est l'allergie au latex. Il existe depuis 2002 un préservatif en polyuréthane. Sa résistance est accrue et il est possible d'utiliser n'importe quel lubrifiant. On le trouve en pharmacie. Son coût est de 1,50 € pièce.

Précautions **d'emploi**

- Ne pas utiliser de ciseaux ou de couteaux pour ouvrir le sachet, faire attention aux ongles longs.
- Respecter la norme NF et vérifier la date de péremption.
- Conserver à l'abri de la chaleur, de la lumière, de l'humidité (attention à la poche du jean trop serré).
- Ne pas associer de lubrifiant à base de graisse (type vaseline), mais toujours un gel à base d'eau compatible avec le latex.
- En pratique chez les jeunes femmes très fécondes, il faut conseiller l'usage du préservatif associé à la pilule pour éviter grossesse et infection, toutes deux sexuellement transmissibles !

Le préservatif **féminin**

Inventé par un couple danois en 1980, le préservatif féminin est commercialisé en France depuis 1999. D'usage unique et de taille unique, il a la forme d'un fourreau qui tapisse les parois du vagin. Un anneau intérieur maintient le dispositif au fond du vagin. Un anneau extérieur recouvre les organes génitaux externes. Il se place comme un tampon et suppose d'être à l'aise avec son corps. Il est en polyuréthane (et peut donc être utilisé en cas d'allergie au latex), deux fois plus résistant que le latex, bon conducteur de la chaleur. Il protège des infections sexuellement transmissibles et du sida, et un peu mieux que le préservatif masculin de l'herpès et du HPV.

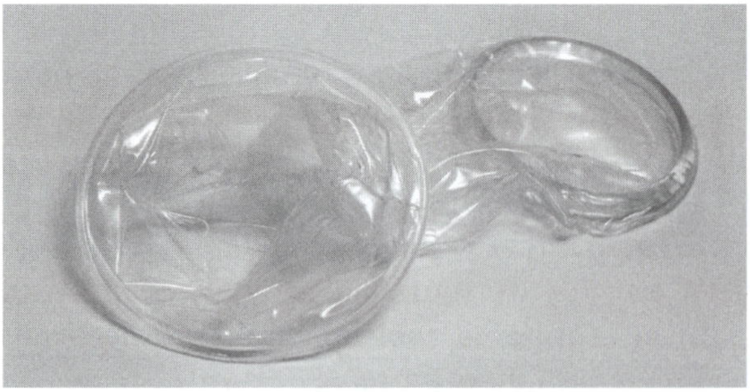

Le préservatif féminin

Contrairement au préservatif masculin, il peut se placer bien avant le rapport et il n'est pas nécessaire de le retirer juste après. Il offre à la femme une alternative au préservatif si l'homme refuse de se protéger ou s'il existe une allergie au latex.

Son coût est de 1,07 € à 1,52 € à l'unité. On le trouve difficilement en pharmacie car la demande n'est pas suffisante. On peut le commander par correspondance.

Le **diaphragme**

Il a été une des premières méthodes modernes de contraception, mais a été très vite supplanté par le préservatif (car non protecteur vis-à-vis des maladies sexuellement transmissibles). De plus, culturellement, il passe assez mal en France. Il se présente sous la forme d'une coupelle en caoutchouc montée sur un anneau flexible dont la taille est déterminée par le médecin, en fonction de la taille du vagin. Son efficacité est variable en fonction de l'habitude de l'utilisatrice, de 60 % à 80 %. Son coût est entre 9,15 € et 10,67 €. Tombé en désuétude en France, on le trouve en pharmacie sur commande.

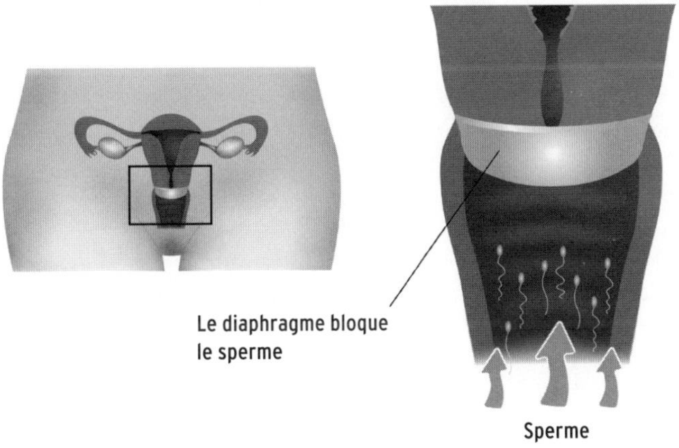

Le diaphragme

Il s'utilise avec une gelée spermicide. Contrairement au préservatif, il est réutilisable. Il peut se placer bien avant le rapport, mais ne doit pas être retiré avant les 8 heures qui suivent le dernier rapport, afin de laisser agir le spermicide.

La cape **cervicale**

Lancée en mars 1998, et conçue pour rester en place 3 jours, la cape cervicale en silicone s'applique directement sur le col de l'utérus, après y avoir placé une noisette de spermicide. Bien en place, elle n'est pas perçue lors des rapports sexuels. Il faut la laisser au minimum 6 heures après le dernier rapport, puis la jeter. Elle n'est pas réutilisable. Associée à un spermicide, son efficacité varie de 60 à 95 %. Elle nécessite une consultation médicale afin de définir la taille la mieux adaptée au col (deux tailles), et suppose un apprentissage pour la mise en place, d'où sa faible utilisation. Elle ne préserve pas des infections sexuellement transmissibles. Son coût est de 5 € l'unité, non remboursés par la Sécurité sociale. On ne la trouve en pharmacie que sur commande.

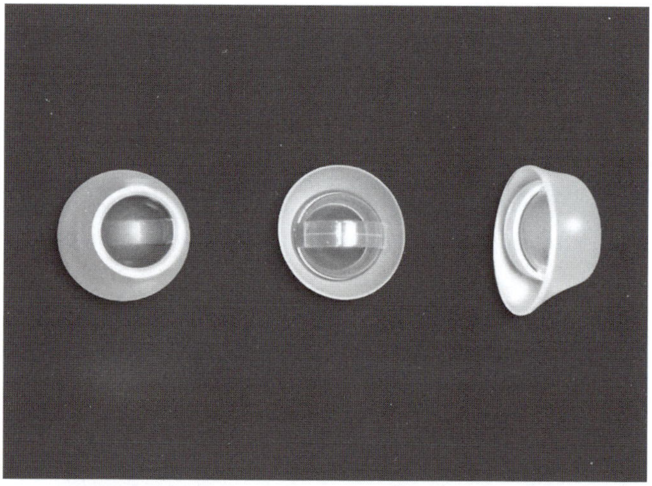

La cape cervicale Femcap® (distribuée par Gyneas)

Les méthodes **naturelles**

LE RETRAIT

L'homme se retire juste avant l'éjaculation. Le taux d'échec important, avec seulement 70 % d'efficacité, s'explique par :

- l'émission incontrôlable lors de l'érection, de quelques gouttes de liquide spermatique très riche en spermatozoïdes (donc bien avant l'éjaculation) ;
- la difficulté parfois de se retirer avant l'éjaculation.

Une grossesse peut survenir chez une femme, même vierge, sans qu'il y ait une pénétration. Il suffit que du sperme soit déposé au niveau de la vulve et s'écoule dans le vagin.

LE CALCUL DES DATES OU MÉTHODE OGINO

Un médecin japonais, le docteur Ogino, découvrit en 1924 que la femme ovulait une seule fois entre le douzième et le seizième jour après le début des règles. Comme le spermatozoïde a une survie dans la glaire cervicale jusqu'à 4 jours après l'éjaculation, et que l'ovule a une survie d'une journée après l'ovulation, on peut calculer une période féconde entre 12 – 4 = 8 jours et 16 + 1 = 17 jours après le début des règles. Ainsi, théoriquement les rapports ne sont fécondants qu'entre le 8e et le 17e jour et il n'y aura pas de grossesses en dehors de cette période. En fait, la date de l'ovulation peut varier d'un cycle à l'autre et les spermatozoïdes survivre 8 à 9 jours, si bien que le taux d'échec de cette méthode est très élevé.

LA COURBE DE TEMPÉRATURE

Cette méthode a pour but de repérer l'ovulation à partir du décalage thermique dû à la présence de progestérone dans l'organisme. La température doit être prise le matin, avant de se lever, à la même heure, avec le même thermomètre, et notée sur un graphique spécial. Une très légère élévation de la température s'observe 24 heures avant l'ovulation. Comme un ovule reste « vivant » 48 heures au maximum, la période inféconde démarre donc le troisième jour de la température haute et stable après le décalage, jusqu'aux règles suivantes.

Attention !

La rigueur est de mise pour une bonne interprétation. Celle-ci peut être difficile en cas de levers nocturnes, de décalages horaires ou de fièvre. Cette méthode est donc difficile à utiliser dans la vie quotidienne.

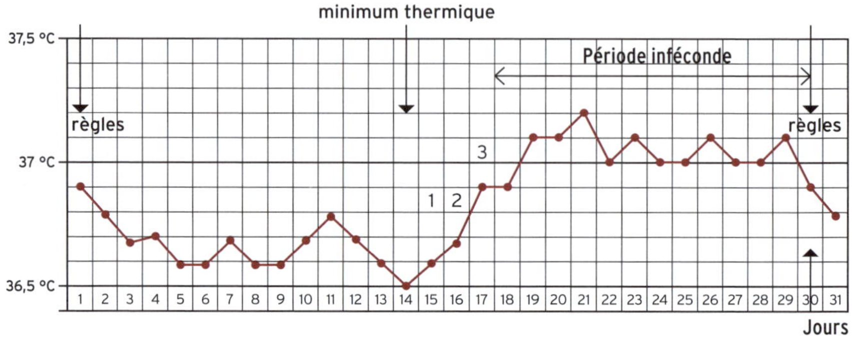

La méthode des températures

On voit bien, au 14e jour, le dernier point bas de la courbe qui est le jour de l'ovulation. Les rapports sont théoriquement inféconds après le 17e jour. Les rapports dans la première partie du cycle sont d'autant plus « risqués » que l'on se rapproche du 14e jour, la durée de vie du spermatozoïde dans la glaire pouvant atteindre au maximum 9 jours.

Les rapports pendant les règles ne sont pas médicalement interdits mais, culturellement ou psychologiquement, les deux partenaires en général évitent cette période.

LA MÉTHODE BILLINGS

La période féconde commence avec l'apparition de la glaire et se termine 4 jours après le symptôme maximum qui se caractérise par une glaire abondante et filante (voir chapitre 1). La méthode consiste à apprécier la qualité de la glaire cervicale pour connaître le moment où s'est produite l'ovulation.

La méthode Billings et le calcul des dates sont des méthodes trop imprécises pour être utilisées seules. On peut y adjoindre des tests d'ovulation précisant la période à risque de grossesse.

La contraception **d'urgence** ou **pilule du lendemain**

Il existe actuellement deux pilules, Norlevo® et Ellaone®, dites « pilules d'urgence ou du lendemain ». *Elles ne remplacent pas une autre contraception.* Cependant, de plus en plus souvent une pilule du lendemain est prescrite en même temps qu'une contraception régulière au cas où...

La pilule du lendemain est indiquée comme contraception d'urgence en cas de rapport non protégé, de préservatif qui craque, d'oubli de pilule supérieur à 12 heures (ou à 3 heures pour la pilule au lévonorgestrel), de problèmes avec un patch ou un anneau. Elle vise la prévention des grossesses non désirées. Constituée uniquement d'un progestatif, elle ne présente aucune contre-indication et a peu d'effets secondaires : nausées ou vomissements.

Son efficacité n'est jamais de 100 %. Elle est de 98 % si le premier comprimé est pris dans les 12 heures, puis diminue dans le temps (95 % à 24 heures, 85 % à 48 heures, 60 % à 72 heures, 35 % à 5 jours). Le mécanisme d'action est mal connu : inhibition ou retard de l'ovulation, ou alors modification de la muqueuse utérine qui devient impropre à la nidation. Cette pilule agit en amont d'une grossesse ; elle ne peut pas interrompre une grossesse débutante.

Norlevo® (lévonorgestrel) se prend en un seul comprimé dans les 72 premières heures après le rapport. Les règles apparaîtront dans les trois jours suivant la date prévue. Si des vomissements surviennent dans les deux heures qui suivent la prise, celle-ci devra être renouvelée. En cas de grossesse, il n'y a pas de risque de malformations. Le coût de la pilule Norlevo® est d'environ 8 €, remboursée par la Sécurité sociale sur ordonnance. Elle est aussi en vente libre en pharmacie, non remboursée. Elle est gratuite pour les mineures (pharmacies, infirmeries scolaires et universitaires, centres de planification).

Ellaone® doit être prise dans les 5 jours qui suivent le rapport à risque. Il n'y a qu'un seul comprimé dans la boîte. En cas de vomissements dans les 3 heures qui suivent la prise, il faut recommencer le traitement. Ellaone® n'est délivrée que sur ordonnance au prix de 24,15 €, remboursés à 65 %.

Il est conseillé de faire un test de grossesse après 5 jours de retard de règles ou 15 jours après avoir eu le rapport non protégé.

Alternative : **le stérilet au cuivre**

Le stérilet au cuivre peut être proposé comme contraception du lendemain jusqu'à 5 jours après le rapport non protégé. Son efficacité est très importante (0,09 % d'échec). De plus, une fois posé, il peut être laissé en place comme contraception régulière. Malheureusement, cette contraception d'urgence est actuellement peu proposée.

La contraception définitive : **la stérilisation**

La stérilisation se distingue des autres méthodes contraceptives car elle empêche la procréation de façon définitive. Elle est légale en France depuis la loi 2001-588 du 04/07/2001 pour toutes les personnes majeures après un délai de réflexion de 4 mois.

Une première consultation médicale a lieu auprès d'un médecin qui pratique des ligatures des trompes (stérilisation de la femme) ou des vasectomies (stérilisation de l'homme). Une information très précise doit bien expliquer le caractère définitif de l'intervention. Un document écrit, une « information éclairée », est remis lors d'une seconde consultation médicale et la personne doit signer un formulaire de consentement.

L'intervention pourra avoir lieu 4 mois après dans un hôpital ou une clinique. Ces méthodes sont remboursées par la Sécurité sociale.

LA LIGATURE DES TROMPES

L'intervention est réalisée par cœlioscopie avec une anesthésie générale au cours d'une hospitalisation de 48 heures. Elle consiste à faire deux à trois incisions de 1 à 2 cm au niveau de l'abdomen. Un appareil d'optique, le cœlioscope, relié à un écran de télévision, permet de voir l'intérieur du ventre et des instruments opèrent sans laisser de grande cicatrice. Les trompes peuvent être coupées, clippées, pincées ou agrafées.

On crée ainsi un obstacle rendant la rencontre des spermatozoïdes et de l'ovule impossible. Cette méthode est très difficilement réversible et il faut la considérer comme définitive. Les opérations restauratrices, dites de « reperméablisation tubaires », sont lourdes et les résultats aléatoires.

FAQ

J'ai testé plusieurs pilules, le stérilet, rien ne me convient. Vu mon âge (44 ans), mon gynécologue me propose une solution radicale : l'hystérectomie. Qu'en pensez-vous ?

Si votre utérus est normal (ni fibromes, ni saignements...), l'enlever est excessif. On peut vous proposer une stérilisation qui se fait sous anesthésie locale en hospitalisation de jour. Le risque de complications opératoires est bien moindre.

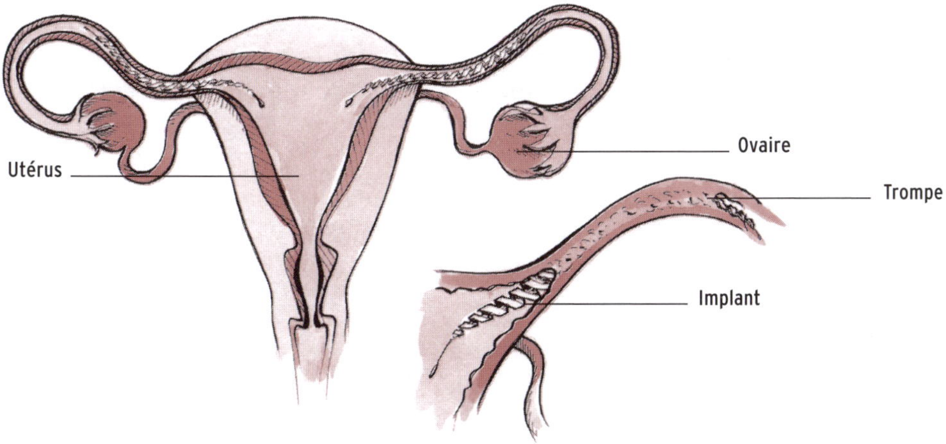

La stérilisation par voie hystéroscopique :
la méthode Essure®

Alternative à la méthode par cœlioscopie, la méthode Essure® consiste à poser un implant au début des trompes (partie proximale). L'intervention s'effectue en hospitalisation de jour, par voie naturelle, sans anesthésie. Le gynécologue introduit un spéculum dans le vagin et fait passer, dans le col utérin, un hystéroscope. Cet appareil est conçu avec deux gaines, l'une qui permet le passage de la lumière et l'autre qui permet le passage de l'implant. Une fois dans l'utérus, l'orifice des trompes est repéré et on y introduit l'implant cathétérisé. Cette méthode ne nécessite ni incision, ni anesthésie (une anesthésie locale peut être effectuée).

L'implant Essure® est une sorte de petit ressort qui se place naturellement dans la trompe. Une réaction tissulaire bouche définitivement la trompe en 3 mois. L'intervention dure en moyenne une demi-heure. Après une courte période de surveillance, les femmes peuvent rentrer chez elles et reprendre leurs activités. Trois mois après la pose, une radiographie du bassin vérifie la bonne position des implants.

L'efficacité de la méthode Essure® est très bonne (99,9 % à 5 ans), mais il est nécessaire d'utiliser une autre méthode de contraception jusqu'à vérification de la bonne position des deux implants (et donc pendant au moins trois mois). Cette intervention est faite par un gynécologue à l'hôpital ou en clinique (voir page 234).

FAQ

La stérilisation a-t-elle des conséquences sur la vie sexuelle ? Une de mes amies dit qu'elle n'a plus de désir depuis l'intervention.

Les conséquences de la stérilisation sur la vie sexuelle sont connues : 80 % des femmes la jugent inchangée, 18 % la trouvent améliorée et seulement 3 % ont des regrets. Ces dernières évoquent une douleur pendant les règles (dysménorrhée), des douleurs pendant les rapports (dyspareunie) et une obésité apparue depuis l'intervention.

Le regret peut se traduire par une demande de reperméabilisation ou de procréation médicalement assistée (environ 0,5 % des femmes stérilisées). Cette demande se produit surtout quand le côté définitif de l'intervention n'a pas été bien évalué ou s'il se produit un drame dans la vie du couple comme la perte d'un enfant.

LA VASECTOMIE

Cette intervention, effectuée chez l'homme, consiste à bloquer le passage des spermatozoïdes produits par les testicules. Les canaux déférents qui conduisent le sperme depuis le testicule jusqu'à la prostate sont coupés et liés près des testicules. L'intervention se fait sous anesthésie locale en environ un quart d'heure au cours d'une hospitalisation de quelques heures. La vasectomie n'empêche ni l'érection, ni la jouissance, ni l'éjaculation, mais le sperme ne contient plus de spermatozoïdes. La stérilisation, irréversible, n'est efficace qu'environ 10 semaines après la vasectomie, l'azoospermie (absence de spermatozoïde) n'étant effective qu'après 15 à 24 éjaculations. Ceci signifie que la partenaire doit utiliser une contraception pendant cette période de deux mois et demi.

Avant la vasectomie, il est possible de stocker une certaine quantité de sperme qui sera confié au Centre d'étude et de conservation des œufs et du sperme (CECOS), organisme qui conserve le sperme. La vasectomie est réalisée par un urologue ou un gynécologue.

Les échecs de la vasectomie sont de 0,5 %. Environ 12 % des hommes stérilisés se plaignent de troubles sexuels ou psychosomatiques.

LES FACTEURS À PRENDRE EN COMPTE AVANT UNE DEMANDE DE STÉRILISATION

Étant donné le caractère définitif de ces méthodes de stérilisation, le couple doit mûrir sa décision et bien évaluer la situation. Il est nécessaire d'avoir discuté de toutes les méthodes de contraception possibles et de s'assurer qu'il s'agit bien de la meilleure solution. Généralement, la stérilisation tubaire ou la pose d'un implant tubaire est effectuée chez les femmes de plus de 35 à 40 ans qui ont eu le nombre d'enfants désiré. En cas de contre-indication aux contraceptifs et après examen attentif de la situation, une stérilisation pourra être proposée avant cet âge. Il s'agit toujours de décisions individuelles prises dans l'intérêt du couple.

Il faut donc que le médecin guide le couple dans cette demande en prenant en compte :

- les facteurs éthiques ou religieux (les musulmans sont très peu favorables à la stérilisation, même en cas d'indication médicale) ;
- l'âge : il semble nécessaire d'atteindre au moins 30 à 35 ans ;
- le nombre d'enfants : on a proposé 3 enfants vivants de sexe différent ;
- les contre-indications aux méthodes contraceptives ;
- le psychisme du couple.

Une longue discussion sera nécessaire avec le couple car les regrets viennent souvent d'un événement non prévu : divorce, décès d'un enfant ou du partenaire actuel.

Le couple doit être informé que la chirurgie de reperméabilisation a actuellement 70 % de succès mais au prix d'une intervention chirurgicale délicate, avec un risque de grossesse extra-utérine. Elle est impossible avec le procédé Essure® ; la fécondation *in vitro* sera le seul recours.

En cas de stérilisation masculine, une reperméabilisation est possible en microchirurgie (80 % de succès avec 30 à 40 % de grossesses). Cette chirurgie réparatrice ne demande pas de laparotomie (ouverture de l'abdomen) et ne fait pas courir, comme chez la femme, de risques de grossesse extra-utérine.

Il est donc souhaitable de réserver ce type de solution à des sujets de plus de 35 ans, ayant au moins 2 ou 3 enfants de sexe différent, un bon équilibre psychologique et bien informés sur les possibilités de stockage du sperme et des possibilités de chirurgie réparatrice.

DEUXIÈME PARTIE

CHAQUE PÉRIODE DE LA VIE

Chapitre 3 La **jeune fille** de 12 à 18 ans

UNE JEUNE FILLE A ses règles lorsque son système reproducteur est mature. Devenue pubère, elle peut avoir des enfants. Désormais, et jusqu'à la ménopause qui survient généralement autour de la cinquantaine, son corps sera réglé selon un cycle menstruel qui ne s'interrompra que pendant les grossesses.

La **puberté**

Cette étape fondamentale dans la vie d'une adolescente est la conséquence de la production d'hormones sexuelles qui vont entraîner des modifications physiques et psychologiques. Elle commence par l'augmentation du volume des seins et se termine par la survenue des règles. L'enfant est devenue une jeune fille.

Les étapes de la **puberté**

La puberté est proche lorsque la vitesse de croissance de l'enfant s'accélère. Les adolescentes prennent en moyenne 10 cm de hauteur lors de la puberté. La première étape a lieu le plus souvent entre 8 et 13 ans. À cet âge, les ovaires commencent à fonctionner : un follicule se met à grossir et produit de l'œstradiol, une hormone sexuelle qui passe dans le sang (voir chapitre 1) et entraîne le développement progressif des seins.

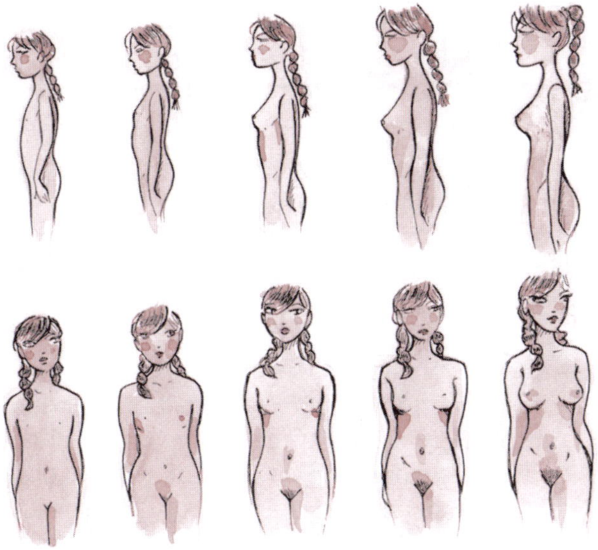

Les étapes de la puberté

Cette augmentation du volume des seins, qui est la première étape de la puberté chez la jeune fille, dure en général deux à trois ans. La poitrine se soulève puis se bombe. Les mamelons foncent. Environ 6 mois après apparaît la pilosité pubienne, puis la pilosité axillaire et enfin les règles (voir chapitre 1) entre 11 et 15 ans, le plus souvent vers 12 ans.

Cette étape des premières règles, appelée ménarche, arrive en moyenne en France à l'âge de 12 ans et demi. L'intervalle normal entre deux épisodes de règles est de 26 à 30 jours. Souvent les premiers mois ou premières années, les règles ne sont pas régulières. Elles le deviennent normalement deux ans après les premières règles. Cette régularité signifie que les ovaires fonctionnent bien, que l'utérus est présent et surtout que la commande des ovaires est efficace.

Attention !

Chez la jeune fille, la commande des ovaires est fonctionnelle dès les premiers cycles. Il peut y avoir ovulation et donc grossesse en cas de rapport sexuel à partir de l'apparition des règles. Il faut prévenir les adolescentes et aborder les différents modes de contraception avant la survenue des premières règles.

En même temps, mais cela se voit moins, la vulve et le vagin se développent pendant que l'utérus (surtout le corps utérin) et les ovaires augmentent de volume. Dans les ovaires, les ovules (et un jour futurs embryons quand il y aura rencontre avec un spermatozoïde) mûrissent progressivement. Le col de l'utérus commence à sécréter de la glaire qui ressemble à du blanc d'œuf.

Les autres manifestations de la puberté, secondaires à la fabrication des hormones sexuelles, sont psychologiques. En effet les modifications physiques interrogent la jeune fille qui d'enfant devient femme. Elle ressent des émotions nouvelles envers ses parents (rivalité vis-à-vis de sa mère, séduction du père), désir d'indépendance vis-à-vis des deux parents. Les relations avec ses camarades changent aussi, en particulier avec les garçons. Elle devient sujet et objet de désirs érotiques. C'est le temps des premiers coups de cœur. L'adolescente (du latin *adolescens* : qui grandit) est dans une position inconfortable entre le monde de l'enfant et celui de l'adulte : elle doit accepter ces changements physiques importants pour elle-même et pour son entourage. Elle va revendiquer un espace d'intimité (surtout en ce qui concerne son corps) générateur d'une pudeur inédite. Elle est aussi vulnérable et peuvent apparaître des difficultés scolaires, des troubles du sommeil ou des conduites à risque : alcoolisation, usage de drogues, fugues… Des troubles graves peuvent survenir pour « gommer » ces changements de la puberté, comme l'anorexie qui entraîne amaigrissement et absence de règles (voir page 95).

La fin de l'adolescence se situe vers 17-20 ans, après les dernières étapes du développement physique. C'est à cette période que l'identité sexuelle et la capacité de relations intimes affectives et sexuelles sont acquises après quelques « expériences » plus ou moins « réussies ». En France, l'âge moyen des premiers rapports sexuels se situe autour de 17 ans. Enfin, il faut rappeler que, si la majorité légale est à 18 ans, la majorité dite sexuelle est à 15 ans révolus. Ce qui veut dire que la loi reconnaît au mineur de 15 ans révolus le droit d'un consentement libre à des relations sexuelles. Toute personne ayant des relations sexuelles avec une fille de moins de 15 ans peut être poursuivie pour agression sexuelle.

Quels sont les **éléments** qui **déclenchent** la **puberté** ?

C'est une question mal résolue. Vers l'âge de 8 à 10 ans, certains neurones se mettent à sécréter une hormone, la GnRH (voir chapitre 1). L'alimentation, le poids et l'activité physique jouent des rôles importants dans le déclenchement et le maintien de cette commande ovarienne. La graisse du corps est capable de fabriquer des signaux qui vont aller vers la base du cerveau (l'hypothalamus) pour déclencher la commande des ovaires.

Comment lui parler des **premières règles ?**

Avant l'arrivée des premières règles, les jeunes filles sont considérées comme « innocentes ». La transformation progressive de leur corps est non consciente. Elles ont parfois une absence de pudeur.

Lorsque l'enfant grandit beaucoup, que les seins ou les poils commencent à pousser, les parents savent que les règles vont apparaître. Il faut donc en parler et préparer avec l'adolescente leur arrivée et les possibles douleurs. C'est souvent le rôle de la mère, mais parfois aussi du père, avec la crainte de ne pas savoir choisir le bon moment. Les parents peuvent se fonder sur ce qu'ils savent : l'âge des premières règles de la mère, de la grande sœur (même si ce n'est pas toujours vérifié). Ce n'est pas toujours simple car, à la reconnaissance des signes de puberté comme la poussée des seins, des poils, les jeunes filles peuvent éprouver un sentiment de honte, et le dialogue devenir difficile.

Les parents doivent essayer de trouver le « bon moment » pour en parler à l'occasion d'un événement de classe (une amie qui avait des règles douloureuses), un film, une question posée par un autre enfant de la famille pour évoquer avec ces jeunes adolescentes, l'anatomie, le fonctionnement du cycle (voir chapitre 1). Il faut en parler simplement comme on parle d'autres fonctions, comme la digestion ou la vue. L'étude du livre des sciences du vivant peut être une bonne occasion de compléter les informations données en classe. C'est aussi l'occasion de parler d'hygiène intime, de sexualité, du potentiel de fécondité : du passage du statut d'enfant à adolescente pubère avec un risque de grossesse, de maternité en cas de rapport sexuel non protégé.

Il ne faudra pas craindre d'en reparler, car ces notions, pour être comprises, supposent une certaine maturité qui n'est pas toujours acquise et les informations données ne seront assimilées et comprises que plus tard.

La puberté **précoce**

À la naissance, certaines petites filles peuvent présenter un léger développement des seins. Ce phénomène n'est ni une maladie, ni un signe de puberté, car les seins régressent le plus souvent en quelques mois. Il est la conséquence des hormones fabriquées par le placenta pendant la grossesse et les premiers mois de vie.

D'autre part, il ne faut pas confondre pilosité survenant au niveau du pubis et puberté. En effet, les poils qui peuvent apparaître au niveau du pubis ne sont pas sous la dépendance du fonctionnement des ovaires. Ils sont en rapport avec le fonctionnement de structures situées au pôle supérieur des reins, appelées glandes surrénales. Il est normal que la pilosité apparaisse vers l'âge de 7 à 8 ans. Cependant, on peut observer une augmentation du volume des seins avant l'âge de 7 ans chez les petites filles d'origine africaine ou avant l'âge de 8 ans chez les petites filles d'origine européenne. Ce phénomène est appelé puberté précoce, car la puberté survient plus tôt que la normale. Il est le plus souvent dû à une activité trop précoce de la commande des ovaires. La cause n'est pas toujours identifiée. Dans des cas très rares, la puberté précoce peut être en relation avec des tumeurs des ovaires ou des glandes surrénales.

Le retard **pubertaire**

Un retard pubertaire peut se manifester par une absence de développement des seins, de la pilosité, et de la survenue des règles. Dans ce cas, on pense que c'est la commande de l'ovaire ou l'ovaire lui-même qui ne fonctionne pas. Si la puberté se manifeste par la présence de seins ou de poils, mais avec seulement une absence de règles, le médecin doit envisager une malformation de l'utérus ou du vagin qui ne permet pas l'apparition des règles.

Chez certaines filles, la puberté ne démarre pas à l'âge de 8 à 10 ans, mais plus tard. Il peut s'agir d'un retard pubertaire simple, c'est-à-dire d'une variation de la normale qui n'est pas une maladie. En revanche, si les seins ne commencent pas à apparaître à l'âge de 12 ans ou si les règles ne sont pas présentes à l'âge de 15 ans, il est souhaitable de consulter un médecin pour rechercher la cause de ce retard.

Parmi les causes de retard de la puberté, il peut s'agir très souvent d'une anomalie de la commande des ovaires. Par exemple, si le poids d'une petite fille est trop faible, si elle sélectionne trop son alimentation et ne mange pas assez d'aliments contenant du gras, ou si son activité physique est trop importante par rapport à son alimentation, la commande des ovaires tarde à démarrer. Il s'agit de causes appelées fonctionnelles, car elles sont réversibles le plus souvent avec une meilleure alimentation ou une diminution de l'activité sportive. Il existe dans de très rares cas des anomalies génétiques de la commande des ovaires qui peuvent se révéler à la puberté, alors que l'anomalie est présente chez l'embryon. Le plus souvent, il existe d'autres personnes dans la famille avec un retard de puberté. Dans certains cas, ces adolescentes ont également des troubles de la sensation des odeurs.

Une autre cause de retard pubertaire peut être une anomalie des ovaires, en particulier si le nombre de follicules est faible. S'il existe une petite taille associée, il faut penser, par exemple, au syndrome de Turner, secondaire à une anomalie du nombre de chromosomes (la jeune fille n'a qu'un seul chromosome X, au lieu de deux). Dans certains cas, le retard de puberté peut être la conséquence de traitements réalisés dans l'enfance, comme des traitements de chimiothérapie ou de radiothérapie. Il peut s'agir exceptionnellement d'une anomalie de l'utérus qui est absent ou malformé.

Quand et **comment** lui parler de la sexualité ?

Parler de sexualité avec une adolescente n'est pas simple, surtout pour ses propres parents. Il est essentiel de trouver le bon moment pour l'aborder et capter son attention. Au moment où une sorte d'incompréhension peut s'installer entre les parents et l'adolescente qui se découvre, ceux-ci doivent être sûrs que la jeune fille a atteint l'âge où elle est prête.

Les parents acceptent difficilement la transformation de leur bébé en adolescente (les années passent si vite !). Ils doivent donc d'abord accepter les changements de leur fille parfois en désaccord ou différents des espoirs fondés. C'est d'autant plus dur que ces espoirs se créent souvent avant même la naissance de l'enfant. Le désir des parents est de reproduire leur vie, ou d'espérer pour eux une élévation dans l'échelle sociale...

Pour les parents, accepter que les enfants grandissent signifie aussi accepter l'acquisition de leur indépendance avec le risque qu'ils partent de la maison plus tôt que prévu et perdre alors le contrôle de la vie de l'adolescente.

Pour les jeunes filles, c'est difficile aussi, car elles arrivent à un moment où elles découvrent le désir et l'attirance pour l'autre ainsi que la sexualité mentale et physique.

C'est à ce moment que le regard que les adolescentes portent sur leurs parents, surtout sur leur père devient différent. La jeune fille prend conscience que ces adultes sont ses parents, mais aussi des amants qui ont des relations sexuelles entre eux dont elle est issue. Un sentiment de honte peut apparaître avec la crainte du jugement des parents. Lorsque ces sentiments de honte et de crainte se dissipent, le discours peut être initié entre l'adolescente et les parents (à deux ou seul(e)).

Survient alors, pour les parents, le risque d'avoir une vision subjective en relation avec leur propre histoire. Le risque, par exemple, dans les familles monoparentales subies, de dénigrer les rapports entre adultes par rancœur d'un parent délaissé envers son ancien conjoint.

Comment être **sûr** qu'elle ait bien **compris** les cours d'éducation **sexuelle** donnés au **collège** et **lycée** ?

Les adultes doivent une fois de plus trouver le moment d'intimité et d'écoute : à l'occasion des cours de biologie sur le corps humain, des cours sur les infections sexuellement transmissibles, des journées de prévention (AIDS, Gay parade...), à l'occasion de sorties entre jeunes ou des premières « boums ».

Il ne faut pas forcer les jeunes adolescentes à discuter si elles paraissent gênées, mais se rendre disponible. C'est en revoyant les cours de biologie ou lors des réunions parents-professeurs que les parents peuvent s'assurer que des entrevues sur l'éducation sexuelle ont été réalisées dans les établissements. Malheureusement, ce n'est pas toujours organisé par manque de temps dans le programme, de moyens ou d'intervenants (bénévolat).

Les parents peuvent participer à ces interventions en se présentant lors d'un cours pour écouter les attentes des jeunes et leurs interrogations qui sont plus facilement partagées dans leur milieu scolaire, avec leurs camarades. Les parents peuvent se renseigner auprès des professeurs ou des autres parents du ressenti des adolescents après les cours d'éducation sexuelle.

Pour tous, il faut trouver les bons mots et pouvoir parler de la prévention sans avoir l'impression d'anticiper le premier acte sexuel (prévention des infections sexuellement transmissibles, vaccin anti-HPV). Le but est d'enlever l'idée d'un acte « sale » ou interdit chez des jeunes en découverte d'eux-mêmes et des autres, et de rendre la sexualité et les rapports adultes « normaux » liés aux sentiments qui unissent deux êtres humains. Il faut se démarquer des images médiatiques, de la télé-réalité, de la pornographie, des comportements déviants…

Les parents doivent aussi avoir le courage de parler des différentes orientations sexuelles et de l'homosexualité car, dans 4 % des cas environ, leur garçon ou leur fille peut être plus attiré par les jeunes du même sexe que par les jeunes du sexe opposé. Il est important que l'adolescent puisse l'exprimer et être écouté, entendu.

L'adolescente, souvent mal à l'aise dans son corps qui se transforme et que parfois elle n'aime pas, doit pouvoir trouver auprès de ses parents un amour toujours présent et disponible, même si cette adolescente change et prend un chemin que les parents comprennent mal, car il n'est pas celui que le père et la mère avaient prévu pour elle. On n'élève pas un enfant pour soi mais pour qu'il puisse librement prendre son envol hors du nid ! C'est difficile car il ne faut pas non plus qu'il tombe du nid !

Que conseiller à l'**adolescente** pour ses premiers **rapports** ?

Le premier rapport est essentiel pour la vie future physique et affective de la jeune fille. Il doit être bien réfléchi et non précipité. Le désir doit provenir des deux partenaires sans contrainte.

C'est au moment de la première pénétration que l'hymen, la membrane en anneau à l'entrée du vagin, peut se déchirer ou s'étirer. Les saignements ne sont pas automatiques aux premiers rapports. Ce n'est pas parce qu'il n'y a pas de saignement que la jeune fille n'est pas vierge.

FAQ

Je n'ai pas envie d'en parler avec ma mère. À qui puis-je m'adresser ?

Il n'est pas toujours aisé de discuter des premiers rapports avec les proches adultes, surtout avec les parents. Vous trouverez toujours un adulte dans votre entourage qui pourra vous conseiller sur les différentes contraceptions et les éventuels risques à éviter : vos frères et sœurs aînés, vos professeurs, votre infirmière scolaire. N'hésitez pas à consulter des professionnels de santé (médecins, sages-femmes, infirmières) dans des centres de planification familiale. Vous en trouverez toujours à proximité dans votre ville ou votre département. En général, les consultations sont gratuites pour les mineurs ainsi que la contraception. L'entrevue se fait en toute intimité, parfois de façon anonyme.

Pour ce premier rapport, il faut recommander le préservatif qui protège à la fois d'une grossesse et des infections sexuellement transmissibles, associé à la pilule qui protège contre la grossesse. Deux précautions valent mieux qu'une à un âge où la fertilité, et donc le risque de grossesse, est maximal.

Pilules et préservatifs peuvent être délivrés dans les centres de planification familiale. Le médecin interroge l'adolescente sur ses antécédents personnels ou familiaux, mesure son poids, sa tension artérielle, mais ne fait pas d'examen gynécologique. Depuis mars 2013, les pilules contraceptives de première et deuxième génération sont gratuites pour les jeunes filles de 15 à 18 ans présentant une ordonnance d'un médecin ou d'une sage-femme avec la carte Vitale de leurs parents ou la leur.

Le « Pass contraception »

Certaines régions ont mis en place un « Pass contraception » qui permet une consultation gratuite, une prise de sang et la délivrance d'une contraception par le pharmacien. La jeune fille n'aura rien à débourser. Ce sont le médecin, le laboratoire et le pharmacien qui se feront rembourser directement sans que cela passe par la Sécurité sociale des parents.

L'adolescente peut se renseigner auprès de l'infirmière scolaire, d'un centre de planification, d'un service de gynécologie-obstétrique des hôpitaux, d'une sage-femme installée en libéral, d'un pharmacien.

Pour une contraception efficace, il ne faut pas compter sur les méthodes naturelles, telles que compter la période d'ovulation, le retrait lors du rapport au moment de l'éjaculation, l'application de gels spermicides dans le vagin pour tuer les spermatozoïdes (voir chapitre 2)... Ces méthodes peuvent augmenter l'effet protecteur des préservatifs. Cependant, utilisées seules, elles sont peu efficaces et amènent souvent à des grossesses non désirées. L'angoisse de la grossesse et le trouble psychologique qui en découle peuvent perturber le couple et empêcher l'épanouissement de la jeune fille.

Enfin si une adolescente a eu un rapport non protégé ou s'il s'est produit un incident tel que la déchirure du préservatif, sa perte dans le vagin..., il existe toujours des solutions de recours (voir chapitre 2), telles que la contraception d'urgence ou « pilule du lendemain », d'autant plus efficace qu'elle est prise tôt, dans les 72 heures.

L'IVG (interruption volontaire de grossesse) est une des alternatives, en cas de contraception inefficace, mais nécessite des traitements non anodins, quelle que soit la méthode (médicamenteuse ou chirurgicale par aspiration).

Attention !

Une grossesse ou une infection peuvent survenir dès le premier rapport et dès les premières règles.

Et quand ne plus utiliser de **préservatif** ?

Le préservatif ne sera abandonné qu'après avoir fait des prises de sang chez la jeune fille et le jeune homme, lorsque le couple sera stable. Ceci permet d'éliminer les risques d'infection. Les infections transmissibles graves et fréquentes sont dues au *chlamydia trachomatis*, au papillomavirus humain (HPV), à l'hépatite virale B. Les infections les plus graves et les plus rares sont dues au virus du sida (VIH), à la syphilis, et aux gonocoques. Des infections plus bénignes qui peuvent aussi être transmises par les rapports sexuels sont dues à d'autres germes comme les mycoplasmes, le *trichomonas* et l'herpès (voir chapitre 6). Ces infections peuvent être contractées par tous les types de rapports sexuels : pénétration ou rapports bucco-génitaux comme le cunnilingus (organes génitaux féminins et langue) et la fellation (pénis et langue). Les rapports génito-anaux (comme la sodomie) ou pendant les règles protègent des grossesses, mais pas des infections. Le préservatif est le seul moyen de protection efficace dans tous ces cas. Aussi, chez les adolescents, il est fortement conseillé de ne pas l'abandonner trop tôt.

FAQ

Faut-il systématiquement lui glisser dans sa poche des préservatifs dès qu'elle sort le soir ?

Avec le changement du corps, la puberté s'accompagne d'un changement d'esprit. Les adolescentes prennent conscience de leur chemin vers la vie adulte, même si elles n'ont pas encore toutes les armes.

Les parents ont parfois peur d'anticiper les premiers rapports sexuels s'ils proposent des préservatifs à leurs enfants.

Il faut avoir le courage de se dire que l'adolescente est prête. Et la doter de préservatifs est surtout une prévention pour la protéger, elle. Le mieux est peut-être que la jeune fille soit capable de se prendre en charge pour s'en procurer sans honte, comme se procurer la pilule. Et si les parents découvrent des préservatifs dans la maison, ils doivent avoir la délicatesse de ne pas le remarquer.

Les conseils pour une bonne **hygiène de vie**

Une alimentation équilibrée : l'environnement influe sur le cycle menstruel. De plus, la jeune fille se modifie à la puberté et le risque d'obésité existe si elle ne fait pas attention à son alimentation. Il est donc recommandé d'avoir une alimentation équilibrée avec 5 fruits et légumes par jour.

Sport et règles : l'activité physique régulière (aller à pied au collège, natation, vélo...) est essentielle à un bon développement et à un poids normal. S'il est continu et modéré, le sport peut aider à obtenir des cycles réguliers. Un sport de compétition très intensif peut en revanche arrêter les règles.

L'hygiène intime : elle est primordiale pour éviter les infections. Le lavage de la vulve doit être réalisé avec de l'eau et du savon neutre, d'avant en arrière et bien sécher. Il ne faut cependant pas faire de toilettes excessives et avec des produits irritants, surtout à l'intérieur du vagin. L'organisme contient des germes qui doivent rester équilibrés pour éviter les infections. C'est ce que l'on appelle la flore vaginale. La jeune fille peut avoir de petites pertes (ou leucorrhées) blanches. Leur quantité varie en fonction des personnes et leur aspect peut changer pendant le cycle : elles sont plus abondantes, glaireuses et transparentes en milieu de cycle, phase de fertilité. Elles sont moins importantes quand on prend la pilule car la glaire cervicale est alors moins abondante. Ces sécrétions normales ne s'accompagnent ni de brûlures, ni de démangeaisons. Elles ne sentent pas mauvais et ne tachent pas le linge. Dans le cas contraire, il faut consulter. Les brûlures urinaires peuvent être liées à des cystites. Certaines jeunes filles en feront plus que d'autres. Pour les éviter, il faut boire beaucoup d'eau surtout lors des fortes chaleurs, s'essuyer après être allé à la selle d'avant en arrière, bien se laver les mains, uriner régulièrement si possible au moins 5 fois par jour et uriner après les rapports sexuels.

Quand voir un **médecin** pour le suivi **gynécologique ?**

Les jeunes filles sont en général en bonne santé, mais il est bon pour elles de voir un médecin pour parler de ces changements importants de la puberté, des règles, mais aussi de la vie sexuelle à venir et de la contraception. Bien sûr, la jeune fille peut voir le médecin de famille qui la suit depuis l'enfance, mais souvent elle préférera un médecin qui ne soit pas proche de ses parents ! Il existe des consultations où elle peut se rendre dans les centres de planification familiale, ou dans les services gynécologie-obstétrique des cliniques ou des hôpitaux. Certains de ces services ont organisé des consultations gratuites pour les mineurs. L'infirmière du lycée peut aussi la conseiller.

La consultation au planning familial permet un premier contact avec un médecin spécialisé (gynécologue ou généraliste). Des sages-femmes, infirmières et des conseillères conjugales peuvent compléter l'entretien avec le médecin. Si les jeunes filles le souhaitent, elles peuvent venir accompagnée d'ami(es) ou d'un parent. Le médecin est soumis au secret professionnel.

Qui voir pour les **problèmes gynécologiques ?**

Le médecin généraliste a reçu une formation pour l'examen gynécologique, la réalisation du frottis, la déclaration de grossesse et son suivi, la prescription et les conseils contraceptifs ainsi que la pathologie gynécologique courante. Il est facile à voir près de chez vous.

Le gynécologue médical a reçu une formation spécialisée pour les pathologies gynécologiques, mais évidemment peut aussi suivre une femme qui ne se plaint de rien et demande un conseil contraceptif. Son avis sera particulièrement utile si vous avez une maladie et que la contraception pose des problèmes compliqués. Bien sûr, le médecin généraliste peut vous envoyer vers lui pour avoir un avis spécialisé.

Le gynécologue-obstétricien a suivi une formation en gynécologie médicale, en obstétrique et en chirurgie. Il peut vous suivre pour une grossesse car il fait les accouchements et les césariennes. En gynécologie, il peut aussi réaliser les interventions chirurgicales. Il faut le voir pour l'accouchement bien sûr ou si une intervention est nécessaire. S'il vous a suivi pour une grossesse ou une intervention, il peut aussi vous prescrire une contraception. Il se peut cependant que, si vous n'avez aucun problème, il vous conseille de vous faire suivre par votre médecin généraliste, un gynécologue médical ou une sage-femme parce qu'il est très occupé par les accouchements et les interventions.

La sage-femme est formée à vous examiner et à vous prescrire la contraception si vous n'avez pas de pathologie. Bien entendu, elle peut vous suivre si vous êtes enceinte et vous faire accoucher. Si vous avez une grossesse pathologique ou une maladie, elle doit vous adresser à un médecin.

Le médecin ostéopathe peut, sur indication d'un gynécologue, être amené à intervenir en gynécologie en cas de douleurs pelviennes ou vertébrales (voir chapitre 6).

Cette consultation se déroule comme une discussion, sans examen gynécologique systématique. Le médecin interroge l'adolescente sur ses antécédents familiaux ou personnels concernant les accidents vasculaires (phlébites, accidents vasculaires cérébraux, cardiaques) qui peuvent contre-indiquer la prise de pilule. Il prend le poids et la tension artérielle, se renseigne sur la consommation de tabac pour un éventuel suivi de contraception. Le but est de faire comprendre à la jeune fille le cycle menstruel et de faire la différence entre les éventuels signes normaux ou pathologiques : les règles peuvent être irrégulières les premières années après leur installation. Le médecin évalue la quantité des saignements, les douleurs lors des règles (dysménorrhées) ou l'aspect des pertes si besoin, permettant de diagnostiquer d'éventuelles infections. Cette consultation permet aussi de faire le point sur les vaccinations recommandées : rubéole, varicelle et papillomavirus humain. En effet, ce dernier virus peut entraîner un cancer du col de l'utérus. La vaccination se fait par trois injections en moins d'un an avant les premiers rapports entre 11 et 14 ans et jusqu'à 19 ans. Elle est recommandée par le Haut Conseil de la santé publique et est remboursée par la Sécurité sociale (voir chapitre 7).

Le médecin essaye de trouver avec la jeune fille les meilleurs médicaments pour limiter les douleurs des règles ou l'abondance des saignements. Dans certains cas, les pilules sont utiles pour réguler certains cycles irréguliers ou douloureux. Elles servent aussi bien sûr de contraception pour éviter une grossesse. En cas de rapport sexuel, il vaut mieux prévoir la contraception *avant*.

FAQ

Dimanche dernier, j'ai eu un rapport avec mon copain sans capote, il dit qu'il n'a pas éjaculé mais une copine m'a dit que le sperme coulait avant le jet. Est-ce que je peux être enceinte ?

Il faut se méfier de ce que dit le copain qui peut croire de bonne foi ne pas avoir éjaculé, mais avoir émis quelques spermatozoïdes avant une éjaculation complète. Dans ce cas, il vaut mieux prendre une contraception d'urgence (voir page 58). Il s'agit d'un seul comprimé à prendre chez le pharmacien, à l'hôpital ou encore chez l'infirmière scolaire de votre établissement. Si les règles reviennent, il faudra tirer la leçon de cette expérience et revoir votre médecin pour la prescription d'une pilule car la contraception d'urgence n'est qu'un dépannage qui ne peut remplacer une contraception régulière.

Si les règles ne reviennent pas, il faudra faire un test de grossesse pour voir si vous n'êtes pas enceinte.

La **première** contraception et la contraception d'**urgence**

La consultation permet de trouver le moyen de contraception le plus simple et qui correspond à chaque adolescente. La majorité des contraceptions sont remboursées par la Sécurité sociale : elles peuvent donc être gratuites avec une mutuelle complémentaire des parents ou pour les étudiants.

Les mineures d'au moins 15 ans bénéficient depuis mars 2013 d'une contraception 100 % gratuite. En pratique, les jeunes filles mineures qui veulent obtenir la délivrance gratuite d'une contraception en pharmacie doivent :

- consulter un médecin ou une sage-femme leur prescrivant une contraception adaptée ;
- présenter l'ordonnance au pharmacien et la carte Vitale (ou l'attestation de droits), le pharmacien délivrant alors le contraceptif sans avance de frais et en toute confidentialité.

Les centres de planification ou d'éducation familiale délivrent également gratuitement une contraception aux jeunes filles mineures souhaitant garder le secret.

Le « **fil santé jeunes** »

Pour plus d'information, il est possible de contacter le « fil santé jeunes » (appel anonyme, 7 jours sur 7, de 8 h à minuit) au :

- 32 24 depuis un poste fixe (appel gratuit),
- 01 44 93 30 74 depuis un portable (appel non surtaxé).

Tous les types de contraception peuvent être prescrits aux adolescentes sans l'autorisation parentale. Il faut cependant éliminer les risques de complications en se fondant sur les antécédents médicaux de la famille (mère, père, grands-parents…) ou les antécédents personnels de l'adolescente : y a-t-il eu des phlébites ou des accidents vasculaires cérébraux ?

Plusieurs sortes de contraception sont possibles dès la première fois : pilules de 21 jours sur 28, pilules de 28 jours sur 28, anneaux vaginaux, patch 3 semaines sur 4, implants contraceptifs dans le bras, stérilets même s'il n'y a jamais eu de grossesse (voir chapitre 2). La Haute Autorité de santé recommande, pour la première prise de pilule, une pilule connue depuis longtemps et dite de deuxième génération. Si elle n'est pas supportée (migraines, nausées, prise de poids), il sera toujours temps de changer au bout de 3 mois. Le médecin pourra ultérieurement donner une pilule plus récente s'il n'y a pas de risques personnels ou familiaux de phlébite. En cas de contre-indication à la pilule, le médecin devra discuter avec la jeune fille une meilleure méthode, un stérilet, un implant par exemple. Certaines pilules peuvent arrêter les règles, les diminuer ou entraîner de petits saignements entre les règles. À partir du moment où les signes sont toujours les mêmes et après avoir éliminé une grossesse ou une maladie particulière, ces manifestations peuvent être normales.

La première contraception se prend le premier jour des règles. Ensuite, l'ovaire étant bloqué, c'est le cycle de la contraception qui importe. Les saignements sont dus à l'arrêt de la prise d'hormones contenues dans la pilule.

La plupart des pilules sont un mélange de deux hormones : les dérivés de l'œstrogène et des progestatifs. Un oubli occasionnel de moins de 12 heures ne nuit pas à leur efficacité, des oublis répétés ou de plus de 12 heures entraînent des saignements et un risque de grossesse. Il faut toujours avoir une plaquette de rechange en cas d'oubli.

Des saignements entre les règles

Vidéo Santé AZ

D'autres pilules ne contiennent que des dérivés des progestatifs. Microval® doit être pris tous les jours à la même heure y compris pendant les règles ; un oubli de prise engendrant un décalage de plus de 3 heures peut entraîner une grossesse. Avec le désogestrel (Cerazette®, Clareal®, Antigone®, Desopop®), le décalage toléré sans risque est de 12 heures.

De nouvelles pilules composées d'œstrogènes naturels (Qlaira®, Zoely®) permettent peut-être de mieux réguler les cycles et notamment d'offrir une meilleure tolérance. Cependant les contre-indications sont les mêmes que les pilules comportant l'éthinyl œstradiol.

Après la prise d'une pilule œstroprogestative, une diarrhée ou des vomissements dans les 4 heures peuvent entraîner une inefficacité de la méthode comparable à un oubli. Il est donc conseillé, comme pour l'oubli de moins de 12 heures, de reprendre un comprimé et de prendre celui qui était prévu à l'heure habituelle. S'il est trop tard, il faut prendre la contraception d'urgence ou pilule du lendemain mais terminer la plaquette et utiliser des préservatifs jusqu'à la fin de celle-ci. La protection recommence avec la nouvelle plaquette. En cas de doute, il ne faut pas hésiter à faire un test de grossesse. En cas de répétition de ces vomissements ou diarrhées sur plusieurs jours, il est recommandé d'associer une autre méthode contraceptive de type préservatifs ou ovules spermicides jusqu'à la reprise de la plaquette suivante (voir chapitre 2).

Pour les progestatifs seuls et la contraception d'urgence, en cas de vomissement ou de diarrhée, dans les 4 heures qui suivent la prise, il faut reprendre un autre comprimé le plus tôt possible.

En cas de voyage, le décalage horaire peut poser problème (voir chapitre 2).

Certains médicaments peuvent diminuer l'effet de la pilule ou entraîner des complications (médicaments contre l'épilepsie, la tuberculose, le sida). De même, certaines maladies empêchent la prise de certains moyens de contraception. Il est important de prévenir le médecin des traitements en cours.

En cas de panne de contraception, il ne faut pas hésiter à consulter, à demander au pharmacien un dépannage, puis à voir le gynécologue, le médecin généraliste ou une sage-femme pour prolonger la prescription de la contraception. Il faut éviter le vide thérapeutique au maximum. La contraception est le seul médicament qui peut être prescrit pour un an.

La pilule d'urgence ou du lendemain n'est pas une contraception

Si vous la prenez souvent à la suite d'un oubli de la pilule, il faut changer de moyen de contraception. Elle est surtout efficace quand elle est prise au plus tôt, dès que vous vous rendez compte du risque (oubli, rupture de préservatif). Elle peut se prendre jusqu'à 3 ou 5 jours du rapport non protégé : plus elle est prise tôt, plus elle est efficace. Il y a actuellement deux pilules du lendemain. Norlevo® est donnée gratuitement aux moins de 18 ans en pharmacie. L'ulipristal (Ellaone®) est uniquement délivrée sur ordonnance et coûte 24,15 € remboursés par la Sécurité sociale.

Les **vaccins**

Lors des premières consultations chez un médecin (généraliste ou gynécologue), il faudra aussi contrôler que les vaccins sont bien à jour (rubéole, coqueluche, varicelle, hépatite B). Un vaccin contre le cancer du col utérin (anti-HPV) peut être proposé car c'est ce virus HPV (papillomavirus humain) qui cause le cancer du col. Depuis 2006 et 2007, deux vaccins sont recommandés en France chez les jeunes filles pour se protéger contre le cancer du col de l'utérus. À noter que l'un d'entre eux protège à la fois du cancer du col et des condylomes (verrues génitales). Ces vaccins peuvent être administrés en 3 doses dès 11 à 14 ans. Il existe un rattrapage jusqu'à 19 ans en sachant que la vaccination sera d'autant plus efficace que la jeune femme n'a pas eu d'infection au HPV (Avis du Haut Conseil de la santé publique de septembre 2012). Les vaccins se font par piqûre. Il peut survenir une rougeur ou une douleur sur le site de l'injection ou une petite augmentation de la température (transitoire) après la vaccination. Les vaccinations n'entraînent pas de maladies, au contraire elles protègent contre des maladies graves pour lesquelles les traitements sont souvent lourds… quand ils existent ! C'est grâce aux vaccins que certaines maladies jadis mortelles ont pratiquement disparu comme la diphtérie, le tétanos, la poliomyélite …

Les ennuis **gynécologiques** des jeunes filles

Les jeunes filles peuvent se plaindre de pertes blanches, de douleurs abdominales surtout lors des règles, de règles anormales.

LES PERTES

Les pertes sont des écoulements qui proviennent du vagin ou de la vulve. Lorsque leur aspect et leur abondance deviennent inhabituels avec une couleur verte ou jaune, que ces pertes entraînent des douleurs lors des rapports, des démangeaisons, ou sentent mauvais, elles sont le signe d'une infection des organes génitaux, une vulvite, une vaginite ou les deux, une vulvo-vaginite. L'infection génitale peut être causée par des bactéries, des virus (herpès), des champignons (mycoses), des parasites (*trichomonas*) ou même d'un corps étranger (tampon oublié dans le vagin). D'autres signes tels que des rougeurs, des ulcérations (plaies), des éruptions ou des démangeaisons des organes génitaux peuvent orienter les médecins vers la recherche d'une infection, qui n'est pas toujours due à des infections sexuellement transmissibles (voir chapitre 6).

Non ou mal soignées, certaines infections peuvent abîmer les organes génitaux, en particulier les trompes, et parfois entraîner une stérilité. Il est important de toujours consulter un médecin en cas de problème et d'éviter l'automédication. Les traitements inadaptés peuvent masquer les signes de certaines maladies et retarder le traitement efficace qui est le plus souvent simple. Dans le cadre de certaines infections sexuellement transmissibles, il est important de traiter le partenaire et d'utiliser des préservatifs lors de rapports jusqu'à la fin du traitement. Dans chaque département, il existe des centres de dépistage et de traitement gratuits et anonymes des maladies sexuellement transmissibles. Il ne faut pas avoir honte et consulter au moindre doute.

Comment trouver les **centres de dépistage**

Vous pouvez trouver l'adresse des centres de dépistage et de traitement gratuits et anonymes des maladies sexuellement transmissibles pour votre département en consultant sur Internet : http://www.sida-info-service.org/?-DEPISTAGE-VIH-sida. Une carte apparaît. Cliquez sur votre département et vous trouvez l'adresse des centres.

LES DOULEURS

Les douleurs pelviennes (du bas-ventre) peuvent survenir isolément ou associées à des pertes anormales ou une impression de lourdeur.

Elles peuvent survenir pendant les rapports ou sans raison apparente. Le diagnostic est difficile chez la jeune fille car il peut s'agir de douleurs liées aux règles, aux infections transmises sexuellement ou à d'autres maladies des trompes ou de l'utérus. Il faut toujours penser aux autres organes et envisager des problèmes autres que gynécologiques comme l'appendicite (infection de l'appendice).

Les douleurs du sein peuvent être liées au cycle et aux variations de la sécrétion hormonale. Il faut se faire examiner si les douleurs persistent afin de rechercher des nodules dans les seins.

FAQ

J'ai tellement mal pendant mes règles que j'ai peur de rater mes contrôles. Que puis-je faire ?

Les douleurs sont fréquentes lors de la mise en place des premiers cycles, car souvent l'ovulation ne se produit pas. Le médecin peut vous donner un peu de progestérone naturelle ou, si cela ne suffit pas, une pilule. Vous pourrez même décaler les règles en prenant deux plaquettes de pilules à la suite pour éviter d'avoir les règles lors des examens.

ABSENCE OU IRRÉGULARITÉ DES RÈGLES

Les cycles irréguliers sont fréquents au début des premières règles car l'ovulation est souvent irrégulière ou absente. Si les troubles persistent, un traitement de progestérone naturelle du 14e au 25e jour du cycle ou la pilule peut aider à les réguler.

Lorsqu'une jeune fille n'a pas de règles après 17 ans, il faut demander un avis au médecin. Il recherchera si cela n'est pas lié à une grossesse, mais aussi à des malformations des organes génitaux ou à des problèmes hormonaux (voir chapitre 1).

Quand voir un **ostéopathe** ?

L'ostéopathie traite l'origine et pas uniquement la ou les conséquences de la plainte fonctionnelle. Un diagnostic médical est indispensable avant tout traitement ostéopathique.

La croissance modifie le corps. Au moment de la puberté, des phénomènes de tiraillement peuvent se produire lorsqu'un organe ou un tissu se développe plus rapidement qu'un autre auquel il est fixé. L'ostéopathie peut apporter beaucoup. Être bien dans son corps, c'est être bien dans sa tête.

Un effet sur les muscles, les ligaments…
Les indications concernant l'ostéopathie sont nombreuses et diverses. Ainsi, un traitement global ostéopathique, en particulier du bassin et de la colonne vertébrale, peut avoir des effets contre des « douleurs des règles » ou des douleurs pendant les rapports sexuels en enlevant des tensions ligamentaires douloureuses. L'ostéopathie peut être aussi tentée sur les maux de tête au moment des règles. Ou encore en cas de douleurs de croissance.

En luttant contre ces douleurs, cela permet la reprise d'une activité physique beaucoup plus rapidement et aide au maintien d'un équilibre physique et psychologique indispensable à la jeune fille qui voit son corps se modifier.

La posture et l'image de soi
La croissance entraîne souvent une posture particulière chez l'adolescent (fille ou garçon) : penché en avant, tête baissée… avec les fréquentes réprimandes des parents : « redresse-toi » ou « tiens-toi droit !… ». Même si l'adolescente en pleine croissance veut se tenir droit, elle a bien du mal à le faire, elle se plaint du dos et se sent mal dans sa peau… Elle a du mal à intégrer son schéma corporel. En rééquilibrant les tensions des muscles, l'ostéopathie peut aider l'adolescente face à ce type de problème.

Qui sont les **ostéopathes** ?

Tous les ostéopathes n'ont pas la même formation. Certains sont médecins, d'autres des kinésithérapeutes, des sages-femmes alors que d'autres, les plus nombreux, ne sont pas des professionnels de santé. Seuls les médecins ostéopathes sont habilités à pratiquer la totalité des actes ostéopathiques.

Les décrets de 2007 sur l'ostéopathie définissent le champ de compétences des ostéopathes non médecins : ainsi sont exclus du champ de l'ostéopathie les pathologies organiques qui nécessitent une intervention thérapeutique, médicale, chirurgicale, médicamenteuse ou par agents physiques. Les manipulations ostéopathiques autorisées sont musculo-squelettiques et myofasciales, exclusivement manuelles et externes.

Les touchers pelviens (toucher vaginal ou rectal) sont strictement interdits aux ostéopathes non médecins ou sages-femmes. Les manipulations gynéco-obstétricales ne peuvent être effectuées que par des médecins.

L'acné et la pilule

L'acné est une maladie de la peau fréquente à la puberté. Il s'agit d'une inflammation des glandes qui se trouvent à la racine des poils et sécrètent un produit gras, le sébum, qui protège la peau. La sécrétion de sébum augmente à la puberté avec l'apparition des hormones. Quand le sébum s'accumule, il forme des points blancs ou noirs (comédons) sur le front, le nez, les joues, le thorax. Cette affection disgracieuse régresse en général spontanément vers 25 ans. Les pilules contenant de l'éthynilœstradiol et du lévonorgestrel ont souvent un effet favorable sur l'acné. Diane 35®, qui avait l'autorisation de mise sur le marché pour l'acné mais pas pour la contraception, a été retirée du marché en France en mars 2013, mais pas dans les autres pays d'Europe. Elle pourrait être commercialisée de nouveau, mais uniquement pour le traitement de l'acné. Dans les formes graves, il peut être prescrit des antibiotiques, ou des médicaments anti-acnéiques qui nécessitent la prise d'une contraception très efficace car ils peuvent provoquer des malformations du fœtus en cas d'apparition d'une grossesse en cours de traitement ou dans les mois qui suivent son arrêt.

La grossesse et l'avortement

Lorsqu'une grossesse non désirée survient, la jeune fille peut vouloir la mener à terme, ou pratiquer une interruption volontaire de grossesse (IVG) ou avortement.

Si elle souhaite conserver et élever son bébé, elle doit s'assurer de pouvoir mener à bien sa grossesse et réorganiser sa vie pour accueillir le bébé. Le conjoint et l'entourage doivent être d'une grande aide. Il faut prendre le temps d'en discuter ensemble. Une assistante sociale, les centres de planning familial et les centres d'orthogénie des hôpitaux peuvent également être consultés.

Si l'adolescente décide de réaliser une IVG, il existe un délai légal. Elle doit avoir lieu avant 14 semaines d'aménorrhée (sans règles) soit 12 semaines de grossesse + 2 semaines qui correspondent aux 15 jours qui séparent les dernières règles de la date théorique de l'ovulation.

Trois consultations sont obligatoires. La première consultation permet de faire la demande d'IVG auprès d'un médecin. Une échographie confirme la grossesse et en donne la date pour s'assurer que les délais ne sont pas dépassés. En effet, si la grossesse est plus avancée que 14 semaines après les dernières règles, la loi interdit aux médecins d'interrompre la grossesse. La deuxième consultation doit être faite au moins une semaine après, de façon à avoir le temps de réfléchir et de prendre la bonne décision ou la moins mauvaise. C'est lors de cette consultation que la jeune femme confirme son désir d'interrompre la grossesse et signe un document officiel autorisant le médecin à le faire. Pour les mineures, une consultation avec une psychologue ou la conseillère conjugale est obligatoire avant la réalisation de l'IVG. La mineure peut se faire accompagner de ses parents. Si elle ne veut absolument pas en parler à ses parents, elle peut se faire accompagner par une autre personne majeure (de plus de 18 ans) comme une sœur, un frère, une amie. L'IVG est une démarche difficile qui peut marquer toute une vie : il est important de pouvoir en parler à quelqu'un de confiance.

Après l'IVG, une dernière consultation, 10 ou 15 jours plus tard, permet de s'assurer que la grossesse a bien été interrompue et que tout est normal.

En cas d'**urgence**

La deuxième consultation (de confirmation) peut être faite à deux jours de la première pour éviter de dépasser les délais prévus par la loi.

Si le délai dépasse les 14 semaines, l'interruption de grossesse est interdite par la loi française. La jeune femme peut se rendre dans un autre pays européen où l'interruption de grossesse est possible plus tard, comme en Hollande où le délai est de 24 semaines d'aménorrhée (SA). Si cette solution n'est pas possible ou que le diagnostic est fait après 24 semaines d'aménorrhée, la jeune femme peut demander à accoucher anonymement et confier son bébé pour une adoption. Une assistante sociale, une psychologue l'aideront à prendre une décision réfléchie.

Suivant l'avancée de la grossesse, deux méthodes d'IVG sont possibles :

■ Avant 7 semaines d'aménorrhée, la jeune fille peut bénéficier d'une méthode médicamenteuse qui se déroule en deux étapes avec la prise de médicaments en consultation, puis en hospitalisation ou à domicile. Il existe un risque de saignement, de douleur ou de rétention du fœtus et du trophoblaste (futur placenta).
■ Entre 7 et 9 semaines d'aménorrhée, la méthode dépend de l'habitude des équipes de soins.
■ Après 9 semaines d'aménorrhée, la méthode chirurgicale, aspiration (ou curetage) se réalise souvent en ambulatoire (hospitalisation de quelques heures) sous anesthésie locale ou sous anesthésie générale : la jeune fille entre le jour de l'intervention et ressort le soir même s'il n'y a pas eu de complication.

Dans 95 % des cas, il n'y a pas de complications. Cependant, quelle que soit la méthode utilisée, il existe des risques d'échec, de perforation utérine (1 fois sur 1 000 pour les aspirations), d'infection, de saignement et de douleurs. Il existe aussi un risque d'infertilité ultérieurement, surtout lié au risque de synéchies (accolement des parois de l'utérus) après une rétention, des saignements ou des curetages surtout lorsqu'ils sont répétés.

L'**IVG** n'est pas un moyen de **contraception**

Répéter les IVG augmente les risques de complications. C'est pourquoi les consultations pour IVG permettent aussi de trouver un moyen de contraception adapté et de changer de contraception si celle suivie jusqu'ici présente trop d'inconvénients : oubli de pilule, intolérance...

Les problèmes **psychologiques** de l'**adolescente**

Le terme d'adolescence vient du verbe latin *adolescere* qui signifie grandir. Pendant cette période de grands changements physiques et psychologiques, l'enfant n'est plus enfant et n'est pas encore adulte. L'entrée dans ce processus est déclenchée par la puberté. La fin de l'adolescence est déterminée par des facteurs culturels (majorité à 18 ans, permis de conduire, emploi…) qui désignent l'adolescent comme un adulte.

Sur le plan psychologique, c'est une période de réaménagement psychique. En effet, la puberté oblige l'enfant à se confronter à un corps qui se sexualise. Il voit les modifications de son corps, de son psychisme, et les modifications du corps des autres, ses amis, filles ou garçons. L'accès à la sexualité génitale modifie ses relations avec lui-même, avec son entourage et en particulier avec ses parents. Ainsi, il doit prendre de la distance avec « ses objets d'amour » (parents, frères et sœurs) pour se dégager du sentiment incestueux.

Une modification des représentations de **soi-même**

Lors de l'adolescence, la jeune fille a, dans le même temps, envie de quitter ses parents et peur de les perdre. Cela la confronte à l'obligation de sortir de la relation de dépendance qui a marqué la période de l'enfance. Cela l'oblige aussi à se retrouver seule avec elle-même, et à se questionner sur son identité. « Qui suis-je en dehors du regard de mes parents et quel adulte vais-je devenir ? » Pour les parents, c'est aussi une période difficile : il faut laisser à la jeune fille de l'autonomie qui n'est pas encore l'indépendance. L'autonomie en effet comporte des limites (alimentation, habillement, sorties…), et est source de conflits.

Les transformations physiques et psychiques de la puberté et les divers signes émis qui les accompagnent réalisent la première initiation à un corps sexué d'adulte avec lequel l'acte sexuel est réalisable. L'adolescente doit apprendre à gérer cette nouveauté, ce qui n'est pas facile. Elle doit pouvoir poser des questions sur le corps, l'amour, la sexualité, la procréation, la contraception. C'est le temps des copains avec lesquels on peut parler, de l'amie intime à qui l'on se confie, en attendant le petit ami. En effet, entre 17 et 18 ans, la moitié des adolescents ont eu un rapport sexuel et cet âge du premier rapport n'a pas changé depuis 20 ans. Cette expérience sexuelle sera d'abord la masturbation (à 18 ans, la moitié des filles se sont masturbées), puis la masturbation réciproque avec les premiers baisers en attendant les rapports complets. Les rapports avec une personne du même sexe sont rares (1 %).

L'adolescente doit donc s'identifier dans son sexe d'appartenance, reconnaître l'existence de l'autre sexe, assumer le besoin de cet autre sexe et les conséquences de ce besoin (il me manque quelque chose), enfin accepter la complémentarité des sexes. Elle doit comprendre que le sexe n'est pas l'amour et que la sexualité ne se résume pas à l'acte sexuel.

Cette période d'interrogation peut révéler les fragilités qui datent de l'enfance. Pour se confronter à ces transformations physiologiques et psychiques, il faut disposer d'outils psychiques qui doivent s'être construits dans l'enfance. En effet, le fonctionnement psychique humain se caractérise par une dimension particulière : la conscience réflexive. L'être humain éprouve le besoin de se penser et il construit une représentation de lui-même qui soutient son vécu, son identité. Cependant, il construit aussi une représentation idéale de ce qu'il voudrait être. Il existe toujours un écart entre la représentation de soi et l'idéal qui peut être source de motivation, mais aussi source de souffrance. Ainsi, pour ne pas souffrir de cet écart, il faut avoir construit une image de soi suffisamment bonne et pouvoir supporter la frustration de ne pas être l'individu idéal dont on rêve.

L'enfant est totalement dépendant des représentations des adultes qui s'occupent de lui pour construire ses propres représentations de lui-même. C'est dans les interactions avec eux qu'il en déduit ses caractéristiques. De façon très schématique, nous pourrions décrire le processus ainsi : « Les parents ont du plaisir avec moi, je suis plaisant ; les parents ressentent de la déception à mon égard, je suis décevant. » Par ailleurs, pour supporter la frustration, il faut avoir bénéficié de limites protectrices de la part d'adultes bienveillants.

L'enfant qui a pu bénéficier d'une telle qualité d'investissement a construit une bonne image de lui-même, ce qui lui permet de se confronter aux réaménagements de l'adolescence. Il n'est pas menacé par le sentiment de solitude car il peut avoir du plaisir à se retrouver seul avec lui-même. Au cours de l'adolescence, il va poursuivre la construction de ses représentations en intégrant une identité sexuée, c'est-à-dire l'acception d'un corps biologique sexué et en acceptant son orientation sexuelle. Il reste dépendant dans une certaine mesure du regard des autres, mais désormais c'est le regard de ses pairs qui prend toute la place, d'où l'importance des phénomènes groupaux à l'adolescence.

Malaise **psychique** et **adolescence**

Cette période d'interrogation narcissique peut être source de souffrance transitoire, entraînant un malaise durable, voire un processus morbide. La perte de l'enfance nécessite un véritable travail de deuil.

Il est fréquent de retrouver des périodes dépressives en lien avec un sentiment d'incompréhension et d'isolement face aux transformations en cours. « Personne ne me comprend… » Cependant, ces périodes sont passagères et ne s'installent pas durablement. S'il existe une véritable rupture avec l'état antérieur avec infléchissement des résultats scolaires, désinvestissement des loisirs et des liens amicaux, le diagnostic de dépression doit être évoqué. Il faudra alors orienter l'adolescente vers une consultation pédopsychiatrique afin de poursuivre l'exploration diagnostique et proposer une prise en charge adaptée.

La puberté est un processus qui s'impose à l'enfant et qui s'exprime d'abord dans le corps, ce qui fait que l'adolescent investit son corps de façon ambivalente. Le corps peut à la fois être un faire-valoir narcissique (d'où son souci de la mode, de son image…) et un « objet » maltraité (conduite à risques au volant, mais aussi consommation d'alcool, de tabac, de cannabis…). En effet, l'adolescent cherche à se prouver qu'il a la maîtrise de ce corps qui lui a échappé. Les plaintes corporelles sont fréquentes.

Quand l'adolescent n'a pas réussi à construire dans l'enfance une image de soi suffisamment bonne, le malaise psychique est intense et il ne trouve pas d'échappatoire. Toutes les expériences sont source de déception et confirment sa « nullité ». Il risque alors de s'engager dans une véritable politique du pire pour se protéger de tout risque de déception. En effet, « le pire ne déçoit jamais », alors que maintenir l'espoir fait toujours courir le risque d'être déçu. Les troubles du comportement sont le plus souvent l'expression de ce phénomène.

Les idées suicidaires peuvent émailler le processus d'adolescence. 45 % des adolescents ont pensé au suicide, et 8 % des filles font une tentative. Cet état dépressif d'isolement, de repli sur soi peut être observé par les parents, les enseignants, les infirmières scolaires. Un entretien en tête à tête est indispensable pour parler de « ce qui ne va pas ». Il faut tendre la perche à l'adolescente sans crainte de parler de ces idées de mort comme de quelque chose de fréquent. Cette adolescente saisira le plus souvent cette perche. Si ces idées suicidaires s'installent durablement, elles doivent être l'objet d'une proposition d'aide par un psychologue, un psychiatre.

La tentative de suicide est toujours pathologique. Si elle accompagne parfois un épisode dépressif majeur, elle témoigne le plus souvent d'une intolérance à la déception. En effet, la dépression entraîne une perte de l'élan vital, c'est-à-dire une perte des envies, une extinction du désir. Or, le plus souvent chez les adolescents qui ont fait une tentative de suicide, il existe au contraire toute une liste d'envies, sources de déception. « À quoi bon vivre si c'est pour toujours être déçu. » L'adolescent investit la mort comme une possible sortie des conflits internes avec des représentations paradisiaques. « Je serai détendu, je n'aurai plus de soucis. » La tentative de suicide représente aussi une attaque du corps, ce corps responsable, par la puberté, de l'engagement dans le processus d'adolescence. Elle contient aussi une forte charge agressive en direction de l'environnement. « Vous ne m'avez pas donné envie de vivre. »

Cependant, l'agressivité est retournée contre soi, plutôt qu'exprimée à l'entourage en raison de la dévalorisation narcissique. « Si ma vie est nulle, c'est que je suis nul. » La tentative de suicide oblige à hospitaliser ce jeune, le plus souvent en milieu spécialisé pour les troubles psychologiques adolescents afin de permettre une évaluation psychologique ainsi que scolaire, familiale et sociale. Il faudra proposer, avant la sortie de l'hôpital, un suivi afin de prévenir la récidive.

Des conduites à **risques**

Quand l'adolescente a construit une mauvaise image d'elle-même, elle souffre souvent d'un idéal tyrannique. En effet, la perception de ses imperfections entretient sa dévalorisation. « Je ne suis pas idéale, donc je suis nulle. » Elle maintient des exigences élevées pour tenter de réparer l'image défaillante d'elle-même mais ces exigences inadaptées, le plus souvent inatteignables, ne sont que sources de déceptions supplémentaires. La solitude lui est insupportable et la relation avec autrui vécue comme dangereuse puisque inévitablement vouée elle aussi à la déception en raison des attentes trop importantes et de la recherche d'une relation d'exclusivité. Un des risques est l'investissement des sensations qui donnent un sentiment illusoire d'existence. « Je ressens, donc j'existe. »

Ainsi cette adolescente en difficulté risque-t-elle de développer des conduites addictives : alcool, tabac, drogues. Dans cette perspective, la consommation d'alcool est motivée par la recherche du maximum de sensations dans un véritable processus de « défonce », qui permet de fuir les conflits psychiques qui « prennent la tête », et d'aller le plus loin possible à la découverte des limites du corps, parfois dans une dynamique « de celui qui ira le plus loin » pour gagner l'estime du groupe d'adolescents. Aussi, les adolescents consomment plutôt des alcools forts (type vodka) en grande quantité jusqu'au coma éthylique. Le cannabis, quant à lui, est investi pour ses qualités anesthésiantes qui soulagent les tensions psychiques au risque de développer un véritable « syndrome de démotivation ». Le jeune n'a plus envie de rien, il est démotivé. Les conséquences de ces toxiques sur les performances scolaires et la socialisation sont le plus souvent désastreuses. L'adolescent, lui, a le sentiment d'avoir soigné sa dépendance psychique. « Je n'ai besoin de personne ; les sensations ; c'est quand je veux ; où je veux... » Quand l'adolescent s'aperçoit qu'il a transformé une dépendance psychique en dépendance à un ou plusieurs toxiques, cela aggrave sa dévalorisation et il augmente ses consommations dans un engrenage infernal. Il est donc important de lui proposer une aide le plus précocement possible. Cependant, dans un premier temps, il faudra construire avec lui les motivations qui lui permettront de s'engager dans un programme de traitement.

Les incisions superficielles de la peau (scarifications) associent une attaque du corps au besoin de sensations douloureuses pour sortir de conflits psychiques insupportables, le plus souvent impossibles à mettre en mots. Il faut les différencier des coupures des veines du poignet qui s'inscrivent dans les formes de tentatives de suicide. Elles sont plus fréquentes chez les filles. Leur découverte témoigne d'une fragilité psychologique qui doit être prise en charge, même si, le plus souvent, ces jeunes filles sont ambivalentes, en raison de la honte que ce comportement provoque chez elles et du soulagement psychique que ces scarifications apportent, soulagement auquel il est difficile de renoncer.

Les problèmes de poids : **anorexie** et **boulimie**

Les problèmes de comportement alimentaire sont fréquents à l'adolescence, témoignant des difficultés psychologiques du jeune devant un corps qui se transforme. Ils se traduisent par une restriction alimentaire volontaire (anorexie), ou au contraire par une prise d'aliments excessive et répétée au cours de la journée (boulimie).

L'**anorexie mentale** à l'adolescence

L'anorexie mentale peut se développer à tous les âges de la vie, mais l'adolescence, représente une période à risques pour cette pathologie, en particulier chez les filles. Elle associe trois symptômes fondamentaux : anorexie, amaigrissement et absence de règles (aménorrhée) auxquels s'ajoutent de possibles vomissements, une hyperactivité physique avec méconnaissance de la fatigue et une méconnaissance de la maigreur.

Anorexie veut dire la perte de l'appétit mais, dans l'anorexie mentale, il s'agit d'une véritable restriction alimentaire volontaire, la jeune se faisant parfois vomir. Il faut distinguer les anorexies restrictives pures de celles qui s'associent à la boulimie. La sexualité est activement et massivement refoulée.

Les relations avec les parents et la fratrie sont des relations de dépendance. L'anorexie mentale apparaît comme une tentative de se dégager de cette emprise. L'adolescente anorexique inverse les rôles, dans la mesure où c'est la famille qui devient dépendante de son bon vouloir face à la nourriture. Le besoin de maîtrise s'exprime dans tous les domaines, à la fois au niveau du corps, du poids et de la puberté puisque l'aménorrhée révèle l'arrêt des hormones sexuelles. Ce contrôle permanent exercé par l'anorexique lui confère une rigidité et une dimension manipulatrice. L'hyper-investissement scolaire est une autre expression de cette maîtrise. En fait, l'anorexique est prisonnière de ces mécanismes. Elle ne peut supporter de se laisser aller, de suivre les changements physiques de la puberté par crainte de se confronter à elle-même.

Ces jeunes filles souffrent d'un conflit entre les représentations déformées de leur corps et un idéal de perfection qu'elles ont besoin d'atteindre pour pouvoir s'investir. Ainsi la pathologie anorexique ne s'exprime-t-elle que dans les sociétés où il existe un idéal de minceur. En fait, ces jeunes filles ont construit dans l'enfance une image dévalorisée d'elles-mêmes qu'elles tentent de restaurer par ce comportement d'exception. Elles ont souvent été des petites filles presque trop parfaites qui ne se sont jamais opposées aux parents, au risque d'avoir le sentiment d'être transparentes dans le regard de ceux-ci. Dans les premiers temps de la maladie, leur autodépréciation diminue. Elles sont « exceptionnelles », leur maigreur provoque le regard des autres et leur maîtrise fascine. La faim est une sensation voulue qui devient comme un véritable compagnon, qui permet de lutter contre le sentiment de solitude. Il est donc difficile pour elles d'accepter un projet de soin. Un certain nombre d'entre elles refusent de façon plus ou moins inconsciente la féminité que la puberté impose à leur corps. Les hypothèses concernant les causes sont variées : peur de la rivalité avec la mère, crainte d'un rapproché séducteur avec le père...

Si les comportements sont assez proches et ressemblants, les cas sont tous très différents sur le plan psychopathologique et familial. Il n'existe pas de famille typique de l'anorexie mentale mais, cependant, nous retrouvons souvent dans ces familles des difficultés pour aborder les conflits. Si les facteurs psychiques sont importants à considérer dans le projet de soin, il est indispensable de prendre en compte les réalités du corps. Ainsi, les projets d'hospitalisation sont le plus souvent en lien avec les conséquences de la dénutrition et leurs retentissements qui peuvent mettre en jeu le pronostic vital.

Il est important que ces jeunes filles puissent bénéficier d'une prise en charge par une équipe spécialisée qui proposera une approche pluridisciplinaire. La prescription d'œstroprogestatifs n'est pas indiquée car elle peut masquer l'absence de règles sans bénéfice physiologique. Des consultations familiales thérapeutiques sont le plus souvent nécessaires pour permettre à chacun d'exprimer son ressenti, le partager et pouvoir sortir des non-dits.

La **boulimie** à l'adolescence

Contrairement à l'anorexie mentale, la boulimie touche peu les adolescents, mais plutôt les jeunes adultes. Cette maladie correspond à une consommation exagérée d'aliments, sous forme de crises dites de boulimie, de fréquence variable avec perte du contrôle sans rapport avec la sensation de faim. Elle touche plus fréquemment les jeunes femmes. La forme la plus fréquente est la boulimie avec conservation d'un poids normal, car la jeune femme provoque des vomissements.

La crise de boulimie est précédée d'une grande tension, d'une sensation de vide. Lors de la crise, il y a une ingestion massive, impulsive, irrésistible d'une grande quantité de nourriture au pouvoir rassasiant. Cette ingestion est rapide, sans discontinuité, sans recherche de plaisir. La crise s'arrête avec la sensation de plénitude gastrique, mais apparaissent alors des sentiments de honte et de dégoût très intenses qui conduiront aux vomissements. La peur de grossir est permanente et il existe des distorsions perceptives de l'image du corps.

À la boulimie s'associent souvent des éléments dépressifs, voire des comportements addictifs. L'orientation vers un psychiatre est nécessaire afin de proposer la prise en charge la plus adaptée. L'hospitalisation est très rarement nécessaire.

L'**obésité** à l'adolescence

La prévalence de l'obésité est en progression en France, comme dans le reste du monde occidental, particulièrement chez les enfants et les adolescents. L'obésité est un excès de masse grasse qui peut avoir des conséquences physiques redoutables. Elle peut être plus ou moins sévère. C'est un phénomène complexe qui ne peut se résumer à des facteurs psychologiques.

Cependant, une question s'impose dans ces problématiques d'obésité à l'adolescence : l'obésité est-elle cause ou conséquence de la souffrance psychique ? L'adolescente obèse présente le plus souvent des représentations négatives d'elle-même. Son estime de soi est altérée de façon plus ou moins consciente. Elle se met à l'écart du groupe des jeunes de son âge qui souvent la rejettent. Elle compense ce rejet en mangeant, comme si manger était le seul accès possible au plaisir. Il existe souvent des difficultés de séparation et d'individuation, et donc des relations de dépendance avec la famille.

La prise en charge de ces adolescentes doit être pluridisciplinaire par des équipes spécialisées, mais elle n'est pas encore clairement formalisée malgré des recommandations de la Haute Autorité de santé. Elle dépend des régions et des offres régionales de soins.

Chapitre 4
La **femme** de 18 à 50 ans

L'importance d'une **surveillance gynécologique régulière**

Les femmes viennent consulter :

- soit en raison de symptômes (douleurs du bas-ventre, pertes vaginales malodorantes ou non, démangeaisons (prurit), saignements en dehors des règles, règles hémorragiques, douleurs lors des rapports sexuels…). L'examen gynécologique permet le plus souvent d'en trouver l'origine ;
- soit régulièrement de façon préventive.

Même si tout va bien, un exameàn annuel est conseillé car l'appareil génital féminin est situé en grande partie à l'intérieur du corps et certaines maladies peuvent évoluer sans symptômes. C'est de la médecine préventive. Environ 80 % des femmes acceptent cette surveillance gynécologique régulière.

Au cours de la période de 18 à 50 ans, la femme consulte d'abord pour la contraception, puis la surveillance des grossesses, et ensuite pour la surveillance de la ménopause. L'examen des seins, qui fait partie de l'examen gynécologique, permet de vérifier l'absence de lésion cutanée, de nodule, d'écoulement du mamelon, de ride ou de rétraction de la peau sous forme de capiton, de l'absence de ganglions sous l'aisselle (adénopathie axillaire) ou au-dessus de la clavicule (sus-claviculaire).

Le **premier** examen

Le premier examen gynécologique est généralement fait dans le cadre d'une demande de contraception. Il n'est pas obligatoire avant une première contraception, surtout si la jeune femme n'a pas encore eu de rapports. Lors de cette première consultation, il est important que le médecin explique son déroulement et son intérêt, ce qui permet d'établir une relation de confiance. L'examen gynécologique n'est pas réalisé si la femme est vierge. Il pourra être fait lors des visites suivantes et sera facilité par le fait que la jeune femme aura déjà eu des rapports. Parfois, le médecin prescrira une pilule, par exemple pour diminuer (voire faire disparaître) les douleurs des règles ou avoir des cycles plus réguliers.

Lors de la prise de rendez-vous, il est préférable de calculer la date pour tomber en dehors de la période des règles.

L'examen **gynécologique**

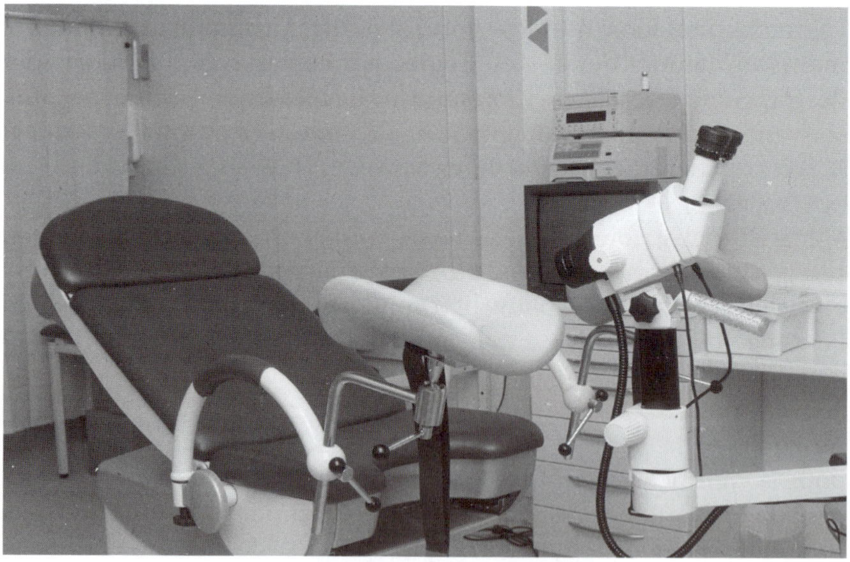

Table d'examen gynécologique

L'examen commence par un entretien et un examen général avec prise de tension artérielle, poids, examen de la peau… La patiente se déshabille ensuite en commençant par les vêtements du bas du corps, les vêtements du haut pouvant être retirés secondairement, et s'allonge sur une table d'examen, les talons reposant sur des étriers ou les jambes reposant sur des appuis-jambes le plus souvent.

Le médecin (généraliste ou gynécologue) ou la sage-femme examine les seins et les organes génitaux en commençant par palper le ventre. Il donne les conseils nécessaires pour que la patiente participe activement au dépistage des lésions mammaires en effectuant une autopalpation.

L'**autopalpation** des **seins**

Avec la main bien à plat, il faut effectuer des mouvements circulaires afin de s'assurer qu'il n'existe pas de « boule ». On associe à cette autopalpation une inspection devant un miroir de l'aspect des seins lors de la montée et de la descente des bras. On s'assure ainsi que la peau bouge bien avec les mouvements. L'existence d'une tuméfaction, d'un écoulement, d'une ride ou d'un pli sur le sein doit faire consulter un médecin.

Le médecin ou la sage-femme examine la vulve. Avec la main gantée, il mobilise les replis des petites lèvres et de la vulve pour s'assurer de l'absence de lésion. Il cherche à détecter des rougeurs, des lésions érosives ou en relief, des pertes, des kystes ou tout autre problème nécessitant des soins médicaux. Le médecin insère ensuite un spéculum (il en existe de différentes tailles, le plus souvent en plastique à usage unique ou en métal). Il écarte délicatement les petites lèvres pour l'introduire doucement dans l'axe du vagin. Il écarte lentement les « valves » du spéculum afin de voir le fond du vagin où se situe le col de l'utérus. Cet examen n'est pas douloureux mais la femme doit être bien décontractée. Le médecin observe les parois vaginales et procède au frottis. En dépistage systématique, l'examen du frottis est effectué généralement tous les 3 ans entre 25 et 65 ans.

Après avoir retiré le spéculum, le médecin fait un toucher vaginal : il pose une main sur le ventre et introduit délicatement un ou deux doigts (protégés par un doigtier ou un gant) de l'autre main dans le vagin. Il peut ainsi palper l'utérus et les annexes (les ovaires de taille normale ne sont généralement pas perçus). Normalement, cet examen est indolore mais nécessite également une complète décontraction des muscles abdominaux et pelviens.

Le **frottis**

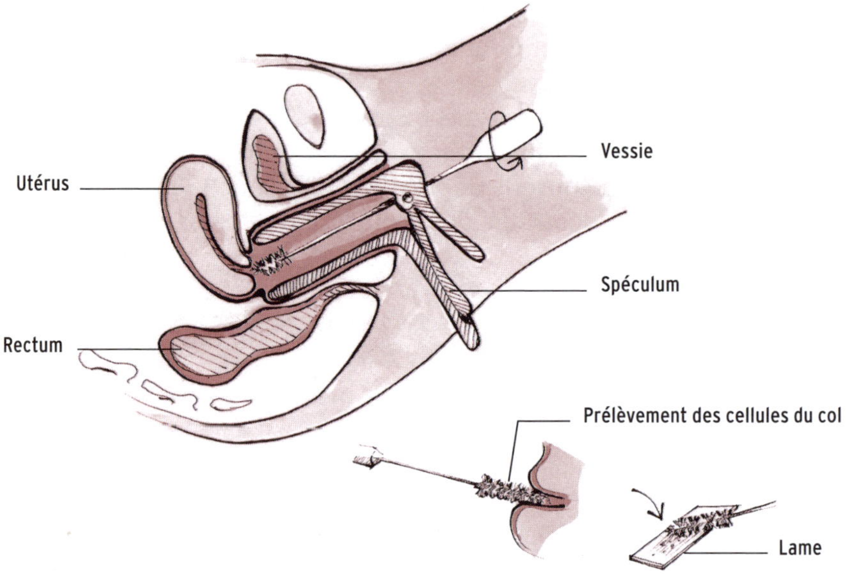

L'examen au spéculum et la réalisation du frottis

Le frottis est le moyen de dépistage des lésions précancéreuses et des cancers du col de l'utérus. Il peut également faire le diagnostic de certaines infections vaginales. Les lésions cancéreuses du col de l'utérus surviennent à la suite d'une infection sexuellement transmissible à papillomavirus humain (HPV). Ces virus, très fréquents, s'attrapent facilement lors des contacts sexuels. Un frottis anormal correspond à une infection par le virus HPV. Dans 80 % des cas, les femmes guérissent spontanément de l'infection. Mais dans 10 % des cas, le virus persiste et pourrait provoquer, en l'absence de traitement, des lésions évoluant vers un cancer quelques années plus tard (voir chapitre 8).

Le frottis est un examen rapide et indolore. Le médecin utilise une petite brosse ou une spatule pour prélever des cellules par de légers frottements au niveau du col. Les prélèvements sont adressés à un laboratoire qui en fait l'analyse dans le mois qui suit. Les résultats sont envoyés au médecin et à la patiente par le laboratoire. Il est convenu, en général, que le médecin ne recontacte la patiente qu'en cas de résultat anormal.

Les femmes concernées par ce dépistage sont celles âgées de 25 à 65 ans ayant une activité sexuelle. La régularité des frottis est indispensable pour que le dépistage du cancer du col de l'utérus soit efficace, car les cellules anormales peuvent mettre un certain temps à apparaître. Les deux premiers frottis sont réalisés à un an d'intervalle, pour éviter les faux négatifs puis généralement tous les trois ans jusqu'à au moins 65 ans.

Une vaccination anti-HPV, très efficace, est actuellement proposée entre 11 et 14 ans. Il existe un rattrapage jusqu'à l'âge de 19 ans révolus en sachant que la vaccination sera d'autant plus efficace que la jeune femme n'a pas eu d'infection au HPV. Cette vaccination est remboursée par la Sécurité sociale (voir chapitre 7).

Se préparer à avoir un **enfant**

Avoir un enfant est un projet important pour un couple. Il est mieux de consulter avant le début de la grossesse pour rechercher des facteurs de risque, adapter d'éventuels traitements, vérifier les sérologies (recherche d'immunisation, de maladies infectieuses…), le groupe sanguin. Bien des problèmes seraient simples s'ils étaient vus avant le début de la grossesse et non lors de sa déclaration.

Consulter avant la **conception**

La Haute Autorité de santé recommande cette consultation qui doit comprendre un interrogatoire à la recherche :

- d'une pathologie familiale ;
- d'une pathologie chronique : hypertension, diabète, thrombophilie, d'une conduite addictive (tabagique, alcoolique, drogues illicites) ;
- d'un traitement médicamenteux actuel : antiépileptique, psychiatrique...

L'examen clinique complet comprend :

- la mesure de la taille et du poids, de la tension artérielle ;
- l'examen des seins ;
- l'examen gynécologique avec un frottis si la femme n'en a pas eu dans les trois dernières années.

Le médecin prescrit également un groupe sanguin complet, une prise de sang pour savoir si la patiente a eu la rubéole et la toxoplasmose, et propose une sérologie VIH et de l'hépatite C.

Après l'examen et les prescriptions, le médecin propose, avant l'arrêt de la contraception :

- un rappel du vaccin tétanos-polio-diphtérie si cela s'avère nécessaire ;
- une vaccination contre la rubéole, les oreillons la varicelle, la coqueluche si la femme n'est pas immunisée ;
- de modifier les habitudes alimentaires avec l'aide d'une diététicienne en cas d'obésité ;
- d'entamer un sevrage en cas de conduite addictive (tabac, alcool…) ;
- de consulter un conseil génétique en cas de pathologie familiale ;
- en cas de maladie chronique, il faut envisager, avec éventuellement les conseils d'un spécialiste, d'informer le couple des difficultés que posera la surveillance de la grossesse, d'adapter le traitement et de programmer la grossesse dans les meilleures conditions possibles.

La prescription d'acide folique (vitamine B9), 0,4 mg par jour par voie orale, un mois avant la conception et pendant le premier trimestre de la grossesse, diminue de 80 % le risque d'anomalies fœtales du tube neural (spina bifida), mais aussi une baisse des malformations cardiaques, urinaires, des membres, et une malformation de l'anus (imperforation anale). Chez les femmes prenant un traitement antiépileptique, la posologie d'acide folique est de 4 mg par jour.

FAQ

Combien de temps faut-il pour tomber enceinte ?

Le temps est l'allié du couple : quand une grossesse est désirée, on sait qu'elle peut ne pas être obtenue dès le premier cycle « exposé à la grossesse ». Statistiquement, si l'on se réfère à une population dont la fertilité serait normale, il faut en moyenne 4 à 6 cycles pour obtenir la grossesse. Certains, chanceux, vont l'obtenir dès le premier cycle. D'autres, moins chanceux mais tout aussi normaux, vont mettre jusqu'à 12 cycles.

Le temps est aussi l'ennemi principal du couple qui désire une grossesse. Il est à la fois le témoin qu'il y a peut-être un problème qui pourrait être la cause de l'infécondité actuelle et la cause d'une dégradation supplémentaire de la fertilité. D'où l'urgence ressentie de façon d'autant plus aiguë que le couple approche des âges limites au-delà desquels la fécondité devient aléatoire.

Préserver sa **fertilité**

L'effet nocif du tabac sur la fertilité naturelle de la femme et de l'homme, et sur les résultats de tous les traitements de l'infertilité, est désormais bien démontré. Le tabagisme augmente le risque d'infertilité féminine, diminue la fécondabilité (la probabilité de concevoir par cycle), allonge le délai naturel de conception par rapport à des femmes qui ne fument pas, et enfin augmente le risque de fausses couches spontanées. Il avance aussi l'âge de la ménopause d'environ 2 ans et augmente le risque d'insuffisance ovarienne prématurée. Chez l'homme aussi, fumer diminue la fertilité et allonge le temps nécessaire pour concevoir. L'arrêt du tabac est donc recommandé à tous les couples qui souhaitent un enfant.

L'effet nocif des autres toxiques est moins bien démontré chez la femme que celui du tabac, mais semble réel : drogues, alcool, café (en excès, plus de 6 à 7 tasses par jour, il faut aussi se méfier de la caféine contenue dans d'autres boissons comme celles à base de cola) nuisent à la fertilité aussi bien féminine que masculine.

De nombreux autres facteurs tels que l'exercice physique excessif, le stress psychologique ou l'exposition à des polluants environnementaux sont également susceptibles d'agir sur la fertilité de la femme. La démonstration de leur effet délétère est nettement moins évidente chez l'homme. Enfin certains traitements médicaux, radiothérapie ou chimiothérapie peuvent altérer la fertilité. Il est possible désormais de proposer de préserver des chances de grossesses ultérieures en congelant soit les ovocytes, soit un fragment d'ovaire avant de débuter ces traitements.

Le principal « toxique » pour la fertilité féminine reste l'âge, problème accentué actuellement par le désir tardif d'enfant. Le slogan du planning familial « un enfant que je veux » a été mal compris. Les femmes l'ont pris au pied de la lettre. Il faudrait le remplacer par « un enfant tant que je peux ». La prise de la pilule contraceptive n'est pas en cause, mais les ovaires vieillissent, ce qui diminue les chances de procréer. L'utérus, lui, reste apte à accueillir une grossesse longtemps après la ménopause, comme l'illustrent les exemples de grossesse à 60 ans et plus, rapportés par les médias.

Il n'y a actuellement aucun moyen de lutter efficacement contre le vieillissement ovarien. Tous les traitements de l'infertilité (stimulation de l'ovulation, inséminations intra-utérines, fécondations *in vitro*...) voient leurs résultats chuter dès 35 ans, et l'assistance médicale à la procréation (AMP) n'est malheureusement pas la baguette magique qui compense ce vieillissement. Le don d'un ovocyte provenant d'une donneuse jeune remédie certes à l'infertilité liée à l'âge, mais ce bébé n'a plus l'héritage génétique de la femme en désir de grossesse. L'autoconservation des ovocytes proposée jusqu'à maintenant en France, exclusivement avant traitement potentiellement stérilisant, pourrait compenser le vieillissement ovarien, mais n'est pas sans poser quelques problèmes !

L'enfant tarde à venir : **le bilan de base**

À condition de s'en donner les moyens, un couple peut avoir une vie sexuelle épanouie tout en planifiant les naissances. Mais attention, l'inverse n'est pas toujours aussi simple. Une décision, mûrement réfléchie et partagée à deux, que le moment est venu, peut ne pas être suivie d'effet. Que se passe-t-il ?

FAQ

Quand commencer à s'en préoccuper ?

La définition médicale de la « stérilité » est deux ans de rapports sans précaution. En fait, il est le plus souvent justifié de s'en préoccuper plus tôt. Plus le couple est jeune, plus sa fertilité devrait être élevée. Donc, logiquement, si tout était normal, il devrait rapidement réussir à débuter une grossesse. Inversement, si le couple est plus âgé, avec une fertilité moindre, la période pour parvenir à une grossesse est statistiquement plus longue. L'urgence est donc plus pressante. La plupart des couples commencent à consulter sans attendre deux ans, et ils ont raison.

Quel est le bon moment ? Comment diagnostiquer sa période fertile ?

La femme n'est potentiellement féconde que juste avant l'ovulation. Chez celles qui ont un cycle régulier, un simple calcul permet d'avoir une idée approximative de la période pendant laquelle cette ovulation se produit : 12 à 14 jours après le début de règles, ou encore 12 à 14 jours avant les règles à venir. Si le cycle est très différent des 28 jours « classiques », ou s'il est irrégulier, ce calcul n'est plus possible. Il existe dans le commerce des tests d'ovulation qui permettent de déterminer la période de fécondité. Ils sont principalement à usage contraceptif afin d'éviter les rapports pendant cette période. Ils peuvent aussi être employés dans le but inverse, à condition de ne pas leur faire dire ce qu'ils ne peuvent pas dire : notamment, ils n'ont pas de signification pour ce qui est d'évaluer la qualité de l'ovulation.

FAQ

Est-ce bien nécessaire de diagnostiquer sa période fertile ?

Avec une fréquence habituelle de deux à trois rapports par semaine, quelle que soit la période du cycle de la femme, les besoins sont couverts et la fertilité est optimisée. La recherche de sa période de fertilité ne fait qu'ajouter une part de calcul à un élan qui devrait rester spontané, sans pour autant améliorer les chances de fécondité. Cela aboutit même parfois à l'effet inverse de celui qui est recherché et peut inutilement générer de l'angoisse. Il n'est utile de le faire que si les rapports sexuels sont peu fréquents ou que la vie éloigne régulièrement les deux membres du couple.

Il faut bien entendu qu'il y ait des rapports sexuels entre les deux conjoints. On peut supposer que l'absence de rapport, ou leur réalisation difficile ou incomplète, serait révélée par le couple, ne serait-ce qu'en réponse aux questions que celui-ci ne manquera pas de poser.

« Nos amis n'ont pas de problème : ils en sont déjà à leur deuxième. Que font-ils de plus que nous ? Nous sommes pourtant normaux ! Nous ne sommes pas malades. » On dit qu'il ne faut pas y penser. Alors on fait semblant d'oublier, mais en fait on y pense toujours, on ne peut pas faire autrement. Quand on fait l'amour, on vérifie que c'est le bon moment (mais c'est quoi le bon moment ?). On espère toujours que, cette fois, ça va être productif. L'arrivée des règles est une nouvelle déception de plus en plus difficile à surmonter. On s'isole, on refuse les invitations des amis pour le week-end ; c'est trop dur de voir les enfants des autres courir, et surtout, de risquer de se faire poser la question qui fait si mal : « Alors, quand vous y mettez-vous ? »

Dans ces circonstances, les couples n'ont besoin ni de « bons conseils », ni de commisération. Ils ont surtout besoin de comprendre. Il ne faut pas hésiter à s'adresser à son médecin qui saura prescrire les examens de base et orienter vers un médecin spécialiste afin d'y recevoir l'aide appropriée.

FAQ

Médecin généraliste ? Gynécologue ? Spécialiste de la reproduction ? Qui consulter ?

Pour commencer son bilan, il faut s'adresser à son médecin traitant, spécialiste de médecine générale, ou à un gynécologue, spécialiste de gynécologie médicale ou de gynécologie-obstétrique. Les médecins généralistes ont la compétence requise pour vous faire réaliser le bilan de base. Au-delà, il vous adressera à un spécialiste. Le spécialiste lui-même peut être amené, en fonction des résultats du bilan de base, à demander l'intervention d'un andrologue (qui s'occupe des problèmes masculins) ou d'un endocrinologue (pour les problèmes métaboliques et hormonaux).

Si vous avez besoin d'avoir recours à l'assistance médicale à la procréation, seuls des centres ayant une autorisation administrative peuvent y procéder.

Vaut-il mieux s'adresser directement à un centre ultra-spécialisé ? C'est vraiment affaire de circonstances, différentes d'une ville à une autre, variables aussi selon les cas individuels. La seule règle générale est de ne pas perdre de temps. Le temps qui passe joue en effet contre le couple, les résultats potentiels des traitements étant grandement affectés lorsqu'ils sont réalisés tardivement. Il faut donc privilégier « l'accessibilité », l'essentiel étant de demander un avis médical sans attendre. Il vous faut ensuite, bien entendu, établir une relation de confiance avec votre médecin, obtenir des réponses claires aux questions que vous vous posez et comprendre la logique des propositions de prise en charge qui vous sont faites.

La conception et le développement harmonieux de la grossesse sont de véritables miracles de la nature. Quand le bébé naît, l'émerveillement est à la hauteur de la finesse des phénomènes qui se sont déroulés. Comment peut-il être si bien fait et si beau ? Qu'est-ce que ça doit être compliqué ! Il n'est pas étonnant que, de temps en temps, cela puisse dérailler et ne pas marcher aussi bien que ce qu'il le faudrait ! En fait, sans minimiser la complexité des processus biologiques qui aboutiront à la fécondation d'un ovocyte (la cellule initiale issue de la femme) par un spermatozoïde (la cellule initiale issue de l'homme), puis à l'implantation de l'embryon nouvellement formé dans l'utérus maternel, l'initiation d'une grossesse peut se résumer à la mise en œuvre harmonieuse de quelques grandes fonctions.

La fonction d'**ovulation**

L'ovulation est la production par la femme de l'ovocyte qui, on l'espère, va pouvoir être fécondé. Ces ovocytes, présents dans les ovaires dès la naissance, sont encore immatures, non fécondables en l'état (voir chapitre 1). À chaque cycle, la femme en émet un qui a pu bénéficier de tous les processus de maturation qui le rendent fécondable. L'émission de l'ovocyte mature (l'ovulation) s'accompagne d'une modification hormonale tout à fait particulière : la sécrétion de progestérone, qui se détecte de plusieurs façons.

- *La disparition de la glaire cervicale.* La glaire cervicale est spécialement abondante pendant l'ovulation et bien utile pour permettre le passage des spermatozoïdes vers la cavité utérine afin de rejoindre l'ovocyte pour le féconder. Dès que la progestérone commence à être sécrétée, la glaire se tarit. C'est cependant un signe clinique peu sensible et qui peut passer inaperçu. Il n'est pas suffisant pour affirmer qu'il y a eu ovulation et surtout pour en évaluer la qualité. L'absence de glaire cervicale peut aussi être due à d'autres causes.
- L'apparition des règles. Le corps jaune, qui s'est formé juste après l'ovulation à la surface de l'ovaire et qui sécrète la progestérone, a une durée de vie limitée de 10 à 12 jours. C'est au terme de cette durée que, en l'absence de grossesse, la sécrétion de progestérone diminue et provoque l'apparition des règles. Mais, là encore, l'apparition des règles et la régularité des cycles ne peuvent être retenues comme des preuves suffisantes de l'ovulation.
- *Le changement de la température basale.* La progestérone, entre autres effets, augmente de quelques dixièmes de degré la température basale. Ce n'est pas de la « fièvre » et cette augmentation n'est visible que si la femme a pris sa température après la nuit, avant de se lever, avant toute activité, et de façon quotidienne, et a reporté chaque température matinale sur un graphique approprié. En cas d'ovulation, une légère augmentation thermique (+ 0,4 °C) apparaît aux alentours du milieu du cycle et se maintient pendant 10 à 12 jours. Ce phénomène est le témoin de la sécrétion de progestérone par le corps jaune qui s'est formé à la surface de l'ovaire après l'ovulation. La courbe de température est donc un moyen peu coûteux, qui ne nécessite pas de prescription médicale, pour vérifier si une ovulation est présente. Il y a cependant des limites : certaines femmes n'ont pas de décalage thermique alors que leur ovulation est normale ; inversement, l'existence d'un décalage thermique ne signifie pas pour autant que l'ovulation est de bonne qualité.

La **courbe de température** n'est pas un **outil mathématique** !

Certains voudraient une courbe thermique « parfaite » constituée d'une première phase de 12 à 13 jours où la température se situe en-dessous de 37 °C, puis d'une période de « décalage » étalée sur 1 à 2 jours, qui franchit la barre des 37 °C, puis d'un plateau thermique au-dessus de 37 °C d'une durée de 12 jours, avant la chute de température qui accompagne l'arrivée des règles.

Il n'est le plus souvent pas possible d'évaluer la qualité de l'ovulation à partir de la seule courbe thermique. L'ampleur du décalage thermique n'a pas de signification. Le franchissement de la barre des 37 °C non plus. Certaines femmes sont plus « froides » que d'autres (on fait référence ici à leur métabolisme de base !). Ce qui compte, c'est l'existence ou non d'un décalage thermique qui témoignerait de l'existence d'une ovulation sans qu'on puisse pour autant en déduire avec certitude qu'il s'agit d'une ovulation de qualité satisfaisante.

Et attention de ne pas se servir de ce décalage thermique pour « centrer » les rapports sur la période supposée fertile : quand le décalage est là, il est trop tard ! Les jours les plus fertiles précèdent le décalage thermique.

■ *Le dosage de la progestérone* en deuxième partie de cycle, habituellement aux alentours du 22ᵉ au 24ᵉ jour du cycle, renseigne sur la présence ou non de l'ovulation. Si l'ovulation est normale, la concentration plasmatique (dans le sang) de la progestérone sécrétée par le corps jaune est de l'ordre de 10 ng/ml. Un dosage proche de zéro signifie qu'il n'y a pas eu d'ovulation. Un résultat intermédiaire fait suspecter une insuffisance du corps jaune (insuffisance lutéale), en général consécutive à une ovulation de qualité insuffisante.

D'autres dosages hormonaux permettent d'évaluer la réserve ovarienne et le « climat hormonal ».

FAQ

Faut-il avoir des rapports tous les jours pour augmenter les chances d'être enceinte ?

Seuls les rapports en période féconde, habituellement vers le milieu du cycle, peuvent conduire à la grossesse. Certains couples s'arrangent pour avoir un rapport par jour durant cette période pour être sûrs de ne pas laisser passer leur chance. En fait, il n'est pas démontré qu'une augmentation de la fréquence des rapports au-delà de deux à trois rapports par semaine augmente les chances de grossesse. Des rapports trop fréquents pourraient conduire à un appauvrissement de la concentration spermatique et diminuer la fécondité. Surtout, si le couple limite ses rapprochements à cette période supposée féconde, le risque est grand qu'il se trompe et qu'il compromette involontairement ses chances. Quant aux sentiments qui accompagnent normalement la vie sexuelle, ils risquent d'être perturbés...

L'ÉVALUATION DE LA RÉSERVE OVARIENNE

Une femme a un nombre limité d'ovocytes disponibles dans ses ovaires, qui ne cesse de diminuer après la naissance et après la puberté jusqu'à leur disparition complète à la ménopause, qui survient en général autour de la cinquantaine. Mais une diminution significative de la réserve ovarienne survient de nombreuses années avant la ménopause. Vers l'âge de 35 ans, une femme n'a plus que la moitié de son capital initial qui ne cesse ensuite de diminuer. Cette baisse de la réserve ovarienne accompagne la baisse de fécondité avec l'âge, si bien que les deux phénomènes sont souvent confondus. Si la baisse de la réserve ovarienne n'est pas directement la cause de la baisse de la fécondité, sauf quand elle est considérablement diminuée, elle a en revanche une double signification pronostique :

- le temps est d'autant plus compté que la réserve ovarienne est basse ;
- certains traitements nécessitent une réserve normale pour pouvoir être mis en œuvre.

L'évaluation de la réserve ovarienne se fait à l'aide d'examens en début du cycle :

- des dosages de la FSH (hormone folliculostimulante), de la LH (hormone lutéinisante), du 17-bêta-œstradiol, et surtout de l'AMH (hormone antimüllérienne). Ce dernier dosage n'est pas pris en compte dans les remboursements de l'assurance maladie (et c'est bien entendu une anomalie !), mais il est important de le réaliser car c'est celui qui a la signification la plus précise ;

■ l'échographie des ovaires réalisée avec une sonde vaginale qui permet de visualiser les petits follicules prêts à être réactivés pour conduire à l'ovulation (voir chapitre 1). Un compte normal est de l'ordre de 7 follicules par ovaire.

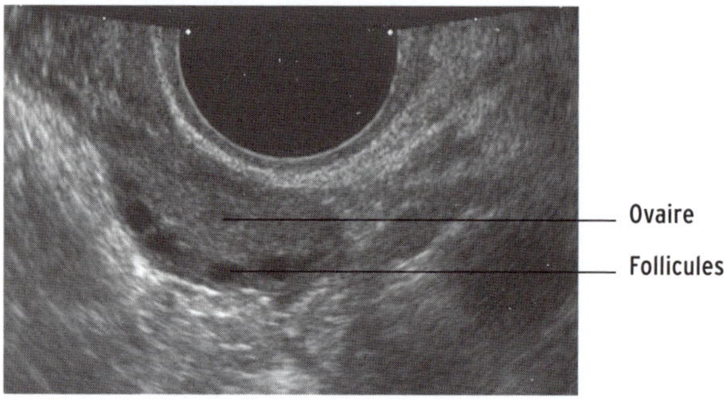

Échographie d'un ovaire normal

L'EXAMEN DU CLIMAT HORMONAL

Il n'a pas de signification directe par rapport à l'ovulation. En revanche, quand l'ovulation est absente ou de qualité insuffisante, les dosages hormonaux permettent de classer le type d'anomalie, ce qui permet le choix thérapeutique le plus pertinent.

L'évaluation des **spermatozoïdes**

Le but des examens masculins est essentiellement de s'assurer que le sperme se situe dans une fourchette de normalité. En pratique, au-delà de l'interrogatoire médical et de l'examen clinique qui doivent concerner l'homme comme ils ont concerné la femme, la fonction masculine s'explore par la réalisation d'un spermogramme qui mesure plusieurs paramètres :

■ le nombre de spermatozoïdes, normalement supérieur à 20 millions par ml. En-dessous de 10 millions, on parle d'oligospermie ; au-dessus de 100 millions, ce n'est pas normal non plus, on parle de polyzoospermie ;

■ la mobilité des spermatozoïdes, qui doivent en effet être mobiles pour pouvoir être fécondants. Une mobilité « fléchante », avec un trajet rectiligne (a), est meilleure qu'une mobilité désordonnée (b), et à plus forte raison qu'une mobilité sur place ou pas de mobilité du tout. Ces différents types de mobilité font l'objet d'un classement et on considère comme normal une mobilité a + b (les deux premiers types de mobilité) supérieure ou égale à 50 %. En cas d'insuffisance de mobilité, on parle d'asthénospermie ;

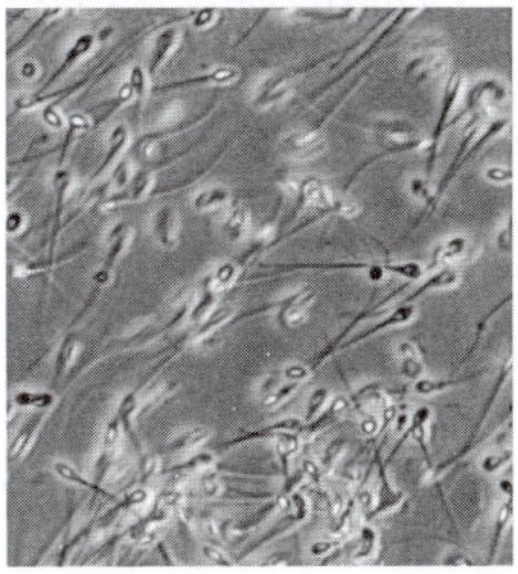

Examen des spermatozoïdes

■ la morphologie des spermatozoïdes. Est-ce l'effet de leur grand nombre ? Il y a beaucoup de spermatozoïdes malformés qui ont une anomalie de la tête ou du flagelle. Le taux d'anomalies peut atteindre jusqu'à 70 % des spermatozoïdes ! En cas de taux trop élevé de spermatozoïdes anormaux, on parle de tératospermie.

FAQ

Y a-t-il un risque de malformation fœtale au cas où un spermatozoïde anormal venait à féconder un ovocyte ?

Heureusement non ! Les processus de régulation sont nombreux, parmi lesquels en premier lieu la moindre fécondance des spermatozoïdes anormaux.

En cas de sperme anormal, l'oligospermie, l'asthénospermie et la tératospermie sont souvent associées. Attention cependant à ne pas prendre la conclusion du spermogramme au pied de la lettre. Il n'a qu'une valeur d'orientation. En effet, si un sperme « normal » a de bonnes chances d'être aussi fécond, ce n'est pas absolument certain. Inversement, si le sperme est anormal, sa fécondance (capacité de féconder un ovocyte) peut être diminuée, mais ici encore la certitude n'est pas acquise. On dit toujours qu'il suffit d'un seul...

La perméabilité de l'**utérus** et des **trompes**

Si l'ovulation a lieu et si le sperme est normal, il faut encore que la rencontre ovocyte-spermatozoïde se produise dans le tiers externe de la trompe. Cela suppose qu'il n'y ait pas d'obstacle. En pratique, la normalité de la filière génitale (pas d'obstacle dans l'utérus et les trompes) s'évalue par la réalisation d'une échographie pelvienne, le plus souvent à l'aide d'une sonde d'échographie par voie vaginale. Elle permet de vérifier la forme de l'utérus, de mesurer l'épaisseur de l'endomètre (la couche cellulaire qui tapisse la cavité utérine), de vérifier la présence d'ovaires normaux et de faire le compte de leurs follicules.

En revanche, l'échographie peut difficilement évaluer les trompes qui sont habituellement trop fines pour être visibles et encore moins leur perméabilité. Ce rôle est confié à l'hystérosalpingographie. Comme son nom l'indique, cet examen est une radiographie des organes génitaux, réalisée avec injection d'un produit de contraste qui opacifie les cavités dans lesquelles il s'écoule, c'est-à-dire l'utérus et les trompes. Il permet de vérifier la normalité de la cavité utérine, de forme grossièrement triangulaire, ainsi que la perméabilité des trompes qui doivent laisser s'écouler le liquide de contraste dans la cavité abdominale sans qu'il y ait de stagnation ou d'accumulation. Pour un rappel des organes génitaux internes, voir le schéma de la page 7.

L'hystérosalpingographie

Cet examen se fait juste après les règles. Les saignements doivent être terminés pour éviter de fausses images liées à la présence de caillots, et l'examen doit être réalisé suffisamment tôt au cours du cycle pour que la femme ne soit pas, par une fâcheuse coïncidence, enceinte lors de sa réalisation.

Le gynécologue, ou le radiologue, met en place, dans le col de l'utérus, une canule reliée à la seringue qui contient le produit de contraste. La prise de clichés au fur et à mesure de l'injection permet de visualiser l'écoulement du liquide, et donc la perméabilité des organes concernés. Au-delà du simple diagnostic de perméabilité, les images obtenues permettent d'accéder à certains diagnostics qui peuvent avoir de l'importance pour la suite de la prise en charge du couple.

L'hystérosalpingographie, essentiellement en raison de l'injection du produit de contraste, est perçue comme un examen désagréable. Il doit théoriquement ne pas être douloureux. La douleur est le fait d'une anomalie d'écoulement que certains médecins essayent de vaincre en exagérant la pression d'injection. Or, une anomalie d'écoulement est peut-être le signe d'une pathologie qui nécessitera autre chose que la simple hystérosalpingographie pour un diagnostic précis. Il est donc inutile de pousser les choses au-delà du seuil raisonnable de tolérance.

Enfin, il arrive dans de rares cas que l'hystérosalpingographie puisse réveiller un foyer inflammatoire pelvien. Le risque est plus élevé quand la patiente a un antécédent d'infection des trompes, qu'elle a eu un ou plusieurs épisodes de salpingite, ou encore, même si elle n'a pas d'antécédent notable, qu'elle est à risque d'être porteuse de germes transmis sexuellement en raison de la multiplicité de ses partenaires ou de la rencontre récente d'un nouveau partenaire (voir chapitre 6). C'est pourquoi la réalisation de l'hystérographie s'accompagne de la prise préventive d'un antibiotique.

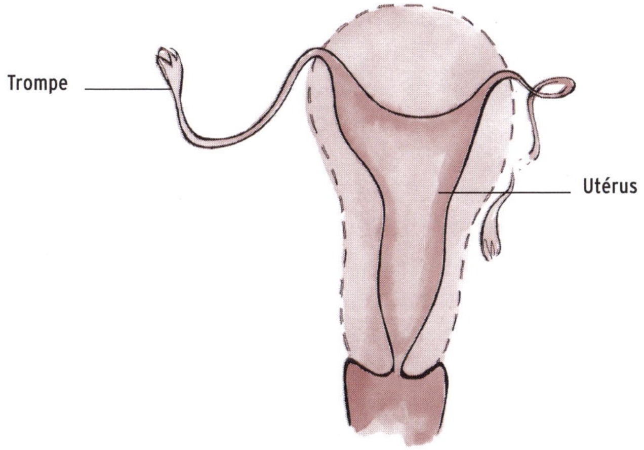

Hystérographie montrant l'utérus avec une anomalie sur la trompe droite

La fonction d'**implantation**

L'embryon formé grâce à la réunion de l'ovocyte et du spermatozoïde doit encore s'implanter dans l'utérus maternel pour que la grossesse puisse se développer. Cette phase est reconnue comme étant la plus mystérieuse et la moins accessible aux examens complémentaires. Si la grossesse commence, il est facile d'en déduire que l'implantation a bien eu lieu. Mais, dans le cas contraire, on ne sait pas bien ce qui s'est passé. Ici, encore plus que pour les autres fonctions, le médecin va extrapoler selon que l'utérus est normal ou non. Si l'utérus est normal, la fonction d'implantation est probablement satisfaisante.

S'il est anormal (fibrome, malformation, endométriose…), l'embryon a statistiquement moins de chances de s'implanter convenablement.

L'utérus s'examine à l'aide des mêmes examens complémentaires, échographie et hystérographie, que ceux qui explorent la perméabilité de la filière génitale féminine. L'évaluation de cette dernière fonction ne vient donc pas alourdir le fardeau des explorations à réaliser.

Les résultats du **bilan initial**

Au terme de ce bilan initial, il est habituellement possible de savoir quelle est la cause probable pour laquelle le couple n'a pas réussi jusqu'ici à obtenir de grossesse. Les causes d'infécondité peuvent être classées de la façon suivante :

- Infécondité par anomalie de l'ovulation : absence ou irrégularité des cycles génitaux, courbe de température plate, absence de progestérone en deuxième partie de cycle. En revanche, spermogramme, échographie et hystérographie sont normaux.
- Infécondité de cause masculine : le spermogramme avec peu de spermatozoïdes, à faible mobilité, de formes anormales (oligo-asthéno-tératospermie), voire absents. En revanche, l'ovulation et la morphologie de la filière génitale féminine sont normales.
- Infécondité mécanique, le plus souvent par imperméabilité tubaire : les trompes sont bouchées. L'hystérographie est anormale alors que le spermogramme et l'évaluation de l'ovulation sont normaux.
- Infécondité de cause utérine : fibrome, malformations, endométriose interne déformant l'utérus : la fonction d'implantation peut être atteinte.

Il arrive cependant que tout soit normal. C'est paradoxalement la situation la plus stressante pour le couple qui ne comprend pas ce qui se passe et pourquoi la grossesse ne s'installe pas. On parle d'infécondité inexpliquée. Sur le plan pronostique cependant, la situation est loin d'être désespérée parce que, d'une part, il y a toujours une chance que la grossesse survienne spontanément (puisque, apparemment, « tout marche ») et que, d'autre part, grâce aux techniques d'aide médicale à la procréation, il y a des thérapeutiques efficaces à proposer.

Établir la **stratégie** quand la **grossesse** se fait **attendre**

L'objectif est fixé : que la grossesse puisse s'installer pour donner naissance à l'enfant tant désiré. Le diagnostic est posé. Il faut maintenant examiner la stratégie qui, en tenant compte de la multiplicité des facteurs qui peuvent intervenir, permettra de maximaliser les chances d'aboutir à l'objectif. Pour ce faire, il faut garder la tête sur les épaules et ne pas risquer de confondre vitesse et précipitation. Il ne faut pas oublier non plus que la meilleure technique n'est pas forcément celle qui a la réputation de donner les meilleurs résultats statistiques. C'est celle qui va être la mieux adaptée au cas individuel du couple.

Le médecin doit faire sa part : être très professionnel, ne rien laisser au hasard, expliquer, beaucoup, rassurer, mais aussi dire la vérité. Elle est parfois difficile à entendre, mais la vérité exposée vaut toujours mieux que la vérité cachée. Le couple la découvrira inéluctablement et la souffrance n'en sera que plus vive.

Le couple aussi doit faire sa part : écouter, faire l'effort de comprendre, poser toutes les questions nécessaires et dire son opinion, son désir et sa volonté. Mais ne rien exiger. La pression exercée sur le médecin, volontairement ou non, peut conduire à des erreurs de stratégie qui peuvent diminuer les chances d'aboutir à l'objectif recherché.

La première action à entreprendre est l'élimination des toxiques, en particulier du tabac qui agit négativement par toute une série de mécanismes. Certes, être fumeur n'est pas en soi une cause de stérilité, mais le fait d'être fumeur, ou surtout fumeuse, diminue significativement les chances d'être enceinte. Le sevrage tabagique total des deux membres du couple doit donc débuter sans attendre, dès les premières consultations. En fécondation *in vitro* (FIV), les femmes fumeuses ont des taux de succès moindres : diminution du nombre d'ovocytes recueillis, diminution du taux de fécondation, altération de la qualité embryonnaire, diminution des taux d'implantation et des taux de grossesse. Et puis l'enfant une fois né, il est mieux pour lui de ne pas respirer la fumée de ses parents !

Outre le tabac qui mérite une place à part en raison de sa fréquence, de sa nocivité sur la fertilité et surtout de la possibilité d'arrêter son addiction pour peu que le couple décide de s'imposer une nouvelle hygiène de vie, de nombreux paramètres doivent être intégrés dans la réflexion sur la stratégie.

La baisse régulière de la fécondité de la femme avec l'âge est un phénomène bien connu. Ce qui l'est moins, c'est l'intensité et la précocité de cette baisse. À 35 ans, on estime que la femme a déjà perdu la moitié du potentiel qu'elle avait quelques années auparavant. À 40 ans, il n'en reste plus que le quart et le phénomène s'accélère au cours des années suivantes. À l'âge de 43 ans, les chances d'être enceinte deviennent quasi nulles, mises à part les quelques grossesses ponctuelles que chacun a connu dans son entourage et qui, bien souvent, sont une surprise alors que le couple pensait en avoir terminé avec la fécondité. Une recommandation forte rédigée par le Collège national des gynécologues et obstétriciens français (CNGOF) indique qu'il n'y a pas lieu de prendre en charge une infécondité, ni sur le plan diagnostique ni sur le plan thérapeutique, chez un couple dont la femme a atteint ou dépassé l'anniversaire de ses 43 ans. L'assurance maladie ne rembourse les soins ayant trait à l'infécondité que jusqu'à cet âge.

L'incidence de l'âge sur la fertilité est telle que les résultats de toutes les thérapeutiques doivent être révisés à la baisse lorsque l'âge de la femme augmente. C'est la raison pour laquelle l'âge doit conduire à accélérer les procédures de prise en charge médicale et à limiter le choix stratégique aux techniques dont les chances statistiques de réussite sont les meilleures. L'âge de l'homme intervient lui aussi négativement, bien que de façon moins précoce et moins brutale que chez la femme. Il n'y a pas de seuil aussi marqué que chez sa conjointe. On estime cependant que la limite se situe aux alentours de 63 ans.

Plus l'infécondité est ancienne et plus il y a eu de traitements tentés en vain, plus le pronostic est réservé. De nombreux autres paramètres tels que les antécédents éventuels de grossesses, la présence d'enfants à la maison, la recomposition d'un nouveau couple, l'existence éventuelle de pathologies (hypertension artérielle, diabète...) qui risquent d'altérer la santé et viennent compliquer la réalisation des traitements... doivent être pris en compte pour que le choix thérapeutique soit le plus pertinent possible, en maximalisant les chances de résultat tout en minimisant le plus possible les risques encourus. La stratégie de prise en charge n'est donc pas univoque et ne dépend pas seulement de l'anomalie diagnostiquée comme pouvant être la cause de l'infécondité.

L'**infécondité** par anomalie de l'**ovulation**

Dans un premier temps, il faut découvrir le pourquoi de l'anomalie de l'ovulation. Le médecin fera ce diagnostic à partir d'un bilan hormonal et de l'échographie des ovaires. En fonction du type d'anomalie de l'ovulation, il prescrira un traitement d'induction de l'ovulation qui consiste à stimuler l'ovulation en se rapprochant le plus possible de ce qui se produit lors de l'ovulation normale.

Les causes d'**anomalie** de **l'ovulation**

- Le syndrome des ovaires polykystiques.
- La déficience ovarienne prématurée ou ménopause précoce.
- Les insuffisances hypophysaires (maladie de l'hypophyse, adénome à prolactine).
- Les insuffisances hypothalamiques (notamment en cas d'antécédent d'anorexie).

Il arrive aussi qu'une anomalie transitoire soit provoquée par un choc émotionnel, ce qui montre l'influence involontaire du cortex cérébral sur un certain nombre de fonctions, notamment celle de l'ovulation !

La femme n'ovule qu'un seul ovocyte fécondable par cycle, ce qui doit, on l'espère, permettre d'obtenir une grossesse monofœtale. C'est pourquoi un traitement par induction de l'ovulation est toujours entrepris de façon très progressive et prudente tant dans le choix des médicaments que des doses prescrites. On commence habituellement avec des médicaments dits de « premier degré » ou de « première intention » qui se prennent par voie orale et comportent un risque limité de grossesse multiple.

En cas d'efficacité insuffisante, on passe au « deuxième degré », avec des produits injectables qui nécessitent un suivi attentif tout au long du cycle, appelé « monitorage ». Il se fait à l'aide de dosages hormonaux (prise de sang), souvent quotidiens, et d'échographies. Le but est de vérifier que la croissance folliculaire a lieu, pouvant aboutir à l'ovulation, mais aussi qu'il n'y a pas un trop grand nombre de follicules en évolution, ce qui risquerait de mener à une grossesse multiple ou à un syndrome d'hyperstimulation.

L'induction de l'ovulation n'est proposée que si le recours à l'assistance médicale à la procréation n'est théoriquement pas indiqué. L'AMP (inséminations, FIV, ICSI) peut cependant être envisagée en cas de difficultés particulières pour faire ovuler convenablement la patiente, ou en cas de persistance de l'infécondité malgré une bonne correction apparente de l'anomalie ovulatoire au cours de 6 cycles de traitement.

L'**infécondité** de cause **tubaire** (trompes)

Lorsque l'hystérographie ne démontre pas une perméabilité satisfaisante de la filière génitale féminine (des trompes), il faut réaliser une cœlioscopie. Cet examen de l'abdomen et du pelvis de la femme à l'aide d'une optique munie d'une mini-caméra qui pénètre par le nombril se fait bien entendu sous anesthésie générale (voir chapitre 8). Il s'agit d'une chirurgie « ambulatoire » et l'hospitalisation est le plus souvent limitée à la journée. Cet examen est indispensable parce qu'il est le seul qui puisse confirmer la présence ou non d'un obstacle mécanique, et évaluer les possibilités de le supprimer. Lorsqu'une anomalie est confirmée et qu'elle est opérable, le geste chirurgical a lieu immédiatement. La cœlioscopie a donc un double but, diagnostique et thérapeutique.

Il arrive que certaines lésions soient inopérables en raison de l'extension des dégâts sur la trompe. Dans ce cas, le seul recours étant la fécondation *in vitro*, le chirurgien peut être amené à proposer à la patiente l'ablation des trompes afin de supprimer des trompes malades souvent pleines de liquide inflammatoire qui peut nuire, en s'écoulant dans l'utérus, à l'implantation de l'embryon obtenu en fécondation *in vitro*.

La fécondation *in vitro* est donc un recours fréquent en cas d'infécondité de cause tubaire, soit d'emblée lorsqu'il n'y a pas d'autre option thérapeutique, soit secondairement si la chirurgie réparatrice des trompes n'a pas permis d'obtenir la grossesse espérée.

L'infécondité de cause utérine

C'est le diagnostic retenu lorsque l'examen clinique, l'échographie, ou encore l'hystérographie, démontrent l'existence d'une anomalie de la cavité utérine qui pourrait gêner l'implantation de l'embryon.

Ici, c'est une hystéroscopie qu'il convient de pratiquer. Grâce à l'introduction d'un appareil optique (hystéroscope) par les voies naturelles, vagin puis canal cervical, il est possible de visualiser l'intérieur de la cavité utérine, et d'en examiner les contours et le relief muqueux (voir chapitre 8). L'hystéroscopie est à l'infécondité utérine ce que la cœlioscopie est à l'infécondité tubaire. Elle permet de confirmer l'existence ou non de lésions, d'en évaluer le caractère curable ou non, et même, dans certains cas, de réaliser le geste opératoire qui pourrait améliorer la fonction d'implantation comme l'ablation d'un polype, d'un fibrome, d'une cloison utérine.

FAQ

Une assistance médicale à la procréation est-elle possible en cas d'infécondité de cause utérine ?

Théoriquement non, car si l'embryon n'arrive pas à s'implanter en passant par les voies naturelles, il n'y a guère de raisons qu'il s'implante mieux sous prétexte qu'on l'injecte directement dans la cavité utérine. Certains spécialistes pensent cependant que, avec la fécondation *in vitro* qui permet de réaliser des transferts embryonnaires multiples (plusieurs embryons à la fois), le nombre pourrait venir compenser le défaut statistique de l'implantation. Ce raisonnement a cependant ses limites, et la stérilité de cause utérine, en cas d'absence de résultat obtenu par la chirurgie, fait partie des causes de stérilité définitives, non curables.

Le cas particulier de l'**endométriose**

L'endométriose est une affection curieuse très fréquente : il s'agit de l'implantation, dans l'abdomen de la patiente, d'îlots de muqueuse utérine qui réagissent, comme la muqueuse utérine normale, aux influences hormonales, notamment en sécrétant des règles (voir page 194). Petit à petit, les sortes de kystes sanguins qui se forment provoquent une réaction inflammatoire de défense de l'organisme qui tente de les résorber. Une nouvelle menstruation se produisant à chaque cycle, l'endométriose peut quand même avoir tendance à se développer. Ces implants d'endométriose peuvent être la cause de douleurs, notamment lors des règles. Mais heureusement c'est loin d'être toujours le cas. De la même façon, ils peuvent gêner la fonction de reproduction en intervenant négativement à plusieurs niveaux : ovaires, trompes, utérus. Le médecin propose d'effectuer une cœlioscopie à la recherche d'une endométriose s'il y a des signes d'appel. Mais, même en l'absence de signes d'appel, en cas de normalité du bilan initial (infécondité inexpliquée), il peut proposer une cœlioscopie car l'endométriose peut n'engendrer aucun signe clinique particulier.

L'endométriose peut se traiter médicalement, en supprimant les règles, ce qui évite la recontamination de l'abdomen par du sang menstruel qui pourrait refluer par les trompes et permet à l'organisme de faire cicatriser les îlots de muqueuse présents. Mais, dans le contexte de désir de grossesse, ce temps prolongé de cicatrisation voit son intérêt limité par le temps qui passe. C'est pourquoi l'endométriose découverte dans un contexte d'infécondité conjugale est essentiellement traitée chirurgicalement, par cœlioscopie. Il est en effet démontré que le traitement chirurgical de l'endométriose permet d'espérer le doublement des chances de grossesse dans les mois qui suivent. L'assistance médicale à la procréation est utile en deuxième recours si la grossesse n'est pas obtenue rapidement.

L'**infécondité** de cause **masculine**

Un médecin andrologue recherche la cause de l'anomalie spermatique chez le conjoint. En plus de l'analyse du sperme, il pourra prescrire des examens d'imagerie (échographie des testicules, de la prostate), des prélèvements bactériologiques dans le sperme ou encore des dosages hormonaux (prise de sang). Dans de rares cas, et toujours en coordination avec un centre d'assistance médicale à la procréation, le médecin sera amené à proposer une biopsie testiculaire, pour voir si l'on peut trouver des spermatozoïdes dans le testicule ou s'il n'en fabrique pas.

Les causes curables d'anomalie spermatique sont peu nombreuses. Les tentatives de traitement sont souvent décevantes. C'est pour cela que l'infécondité de cause masculine a pendant longtemps été considérée comme la plus difficile à traiter, celle dont le pronostic est le plus réservé. La pratique de l'assistance médicale à la procréation, en particulier l'injection de spermatozoïdes dans l'ovule ou ICSI (*Intra Cytoplasmic Sperm Injection*), qui n'a besoin que d'un très faible nombre de spermatozoïdes mobiles pour pouvoir être pratiquée, a provoqué une révolution. Ce n'est qu'en cas d'insuffisance spermatique extrême, quasi-azoospermie, ou en l'absence totale de spermatozoïdes que l'ICSI pourrait ne pas être possible et que le recours à un sperme de donneur serait éventuellement proposé.

L'**infécondité** inexpliquée

Le bilan de fertilité ne peut pas tout explorer. Il n'est qu'une évaluation somme toute assez grossière de certaines fonctions indispensables à la procréation, mais il est très loin de pouvoir explorer en détail l'ensemble du processus. C'est pourquoi un bilan chez les deux membres du couple peut, apparemment, être normal.

Dans ce type de situation, il est logique d'aller jusqu'au bout des explorations en pratiquant chez la femme une cœlioscopie et une hystéroscopie. Ces examens permettent de faire un diagnostic utile dans environ la moitié des cas. Par ailleurs, s'ils sont normaux, ils confirment qu'il est possible de pratiquer une technique d'assistance médicale à la procréation, insémination ou fécondation *in vitro*, avec une chance raisonnable de réussite.

Il est possible de proposer au couple, selon son cas particulier, de tenter quelques cycles d'insémination avant de faire ces explorations complémentaires. Mais, en cas d'échec, il faut savoir ne pas insister et aller d'abord jusqu'au bout du bilan.

L'**assistance médicale** à la **procréation** (AMP)

L'AMP a pris une place majeure dans l'arsenal thérapeutique de la lutte contre l'infécondité conjugale. Elle s'applique en effet à divers types de causes d'infécondité et ses résultats sont parfois spectaculaires. Elle regroupe l'ensemble des techniques médico-biologiques qui font intervenir la manipulation de l'un ou des deux gamètes (ovocytes/spermatozoïdes). Il n'est pas toujours nécessaire que la fécondation ait lieu *in vitro*. Par exemple, l'insémination est une technique d'AMP puisqu'elle comporte la manipulation des gamètes masculins (spermatozoïdes) injectés directement dans l'utérus de la conjointe (après préparation biologique), la fécondation ayant lieu (on l'espère !) *in vivo*. Les techniques d'AMP recouvrent donc :

- les inséminations avec sperme du conjoint (IAC) ou avec sperme d'un donneur (IAD) ;
- la fécondation *in vitro*, dite FIVETE (fécondation *in vitro* et transfert d'embryons) ;
- l'ICSI (*intra cytoplasmic sperm injection*) qui n'est autre qu'une fécondation *in vitro* au cours de laquelle le spermatozoïde est injecté directement dans l'ovocyte. Cette technique est utilisée quand le sperme est trop déficient ou dans certains cas qui nécessitent le contrôle du processus de fécondation.

Une technique **bien rodée**

En France, chaque année, près de 25 000 enfants naissent grâce à l'AMP, ce qui représente un peu plus de 3 % des naissances. Il est loin derrière nous le temps où l'on s'interrogeait sur la « normalité » des enfants issus de l'assistance médicale à la procréation.

Ces techniques d'AMP sont essentiellement destinées à permettre aux couples qui n'arrivent pas à concevoir naturellement d'obtenir la grossesse désirée. Dans certains cas, l'AMP est indiquée chez des couples qui n'ont pas de problème de fécondité, mais qui risqueraient de donner naissance à un enfant atteint d'une maladie génétique grave et incurable. En effet, la possibilité d'analyser l'embryon avant son transfert dans l'utérus maternel (diagnostic pré-implantatoire, DPI) permet de sélectionner les embryons non porteurs de l'anomalie génétique et d'éviter au couple l'angoisse de donner naissance à un enfant très gravement malade, ou d'avoir à procéder à une interruption médicale de grossesse.

Les **erreurs** à **éviter**

- Vouloir avoir recours d'emblée à l'AMP sans prendre le temps de rechercher la cause de l'infécondité.
- Court-circuiter les étapes en faisant reposer tous les espoirs sur une seule méthode. Aussi performante soit-elle, elle n'obtiendra jamais ce que l'ensemble des prises en charge possibles permettent d'obtenir en additionnant leur potentiel.
- Ne compter que sur la médecine : le couple a aussi sa part de chemin à faire, notamment en cas de tabagisme.
- Laisser passer le temps : c'est le principal ennemi du couple infécond. il faut agir tant qu'il est « encore » temps !

Le **déroulement** d'un cycle d'**AMP**

LA PRÉPARATION DE L'OVULATION

Le « bilan pré-AMP » réunit des renseignements complémentaires du bilan d'infertilité, d'ordre technique, qui vont permettre d'adapter l'AMP au cas individuel de la patiente. Il faut connaître le niveau de la réserve ovarienne (ce qui va permettre d'adapter l'intensité de la stimulation de l'ovulation), avoir une spermoculture récente, un test de préparation-migration du sperme (ce qui est important pour choisir le type d'AMP possible et adapter la façon dont le sperme doit être préparé). Il faut encore faire pratiquer un ensemble de sérologies (prises de sang) afin de dépister l'homme ou la femme porteurs de virus qui pourraient induire un risque pour le personnel de santé et nécessiteraient une prise en charge adaptée. Enfin, un « test de transfert » vérifie qu'il y a un accès facile à la cavité utérine par le col utérin. Lors d'une consultation, le médecin introduit le même type de cathéter que celui qui servira à faire une insémination intra-utérine ou un transfert embryonnaire, ce qui a en outre l'intérêt de montrer à la patiente que le geste est parfaitement indolore. Elle pourra de ce fait être plus détendue le jour venu.

Tabagisme

Certains centres exigent un sevrage tabagique absolu avant de débuter un cycle d'AMP, la réalité du sevrage étant vérifiée à l'aide d'un capteur d'oxyde de carbone.

Le couple, dont l'indication de recours à l'AMP a été retenue avec le gynécologue, doit rencontrer le biologiste. Ce dernier engage lui aussi sa responsabilité et il demande logiquement à connaître le couple. Un certain nombre de processus biologiques sur lesquels le couple a un avis à donner doivent être discutés au préalable, par exemple le nombre d'embryons qui seront transférés et l'éventualité du recours à une congélation embryonnaire.

Médecin clinicien et biologiste se retrouvent autour d'une table (réunion clinico-biologique ou « *staff* ») pour revoir ensemble une ultime fois le dossier médical des patients et préciser ensemble un certain nombre de points organisationnels et techniques.

La patiente débute ensuite son traitement de stimulation de l'ovulation. Divers protocoles sont prescrits en fonction des caractéristiques individuelles de la patiente (âge, indice de masse corporelle, données sur la réserve ovarienne, antécédents de chirurgie ou de kystes sur les ovaires, cause du recours à l'AMP, etc.). Le traitement consiste en une série d'injections que la patiente peut le plus souvent réaliser elle-même à l'aide d'un stylo injecteur.

Au bout d'un certain nombre de jours, la surveillance par échographie des ovaires (monitorage) permettra de vérifier le nombre de follicules dont la croissance a été stimulée et leur degré d'avancement. Il faut en effet conclure ce traitement de stimulation de l'ovulation, par une injection de « déclenchement » qui permet d'induire la maturation finale des follicules et des ovocytes, et de programmer l'ovulation de la patiente.

L'INSÉMINATION

Si c'est une insémination qui est pratiquée, le couple est convoqué peu avant l'ovulation de façon à ce que le conjoint prélève son sperme au laboratoire. Après une préparation biologique qui dure deux heures, une fraction du sperme préparé, sélectionnée pour contenir les spermatozoïdes les plus mobiles et les plus normaux, est injectée dans l'utérus de la patiente. Ceci clôt la procédure. Il ne reste plus qu'à attendre le résultat qui ne pourra être connu que dans quinze jours.

LA FÉCONDATION *IN VITRO* ET L'ICSI

Si c'est une fécondation *in vitro*, les follicules (qui contiennent les ovocytes) doivent être récupérés par aspiration. La patiente est donc hospitalisée (en ambulatoire) et l'aspiration folliculaire a lieu au bloc opératoire par l'introduction de l'aiguille de ponction ovarienne par voie vaginale sous contrôle échographique. Anatomiquement, les ovaires sont en effet situés à proximité du fond du vagin.

Cette ponction a lieu sous simple anesthésie locale associée à une analgésie assurée par un anesthésiste, mais à la demande de la patiente, elle peut avoir lieu sous anesthésie générale ou parfois sous anesthésie péridurale.

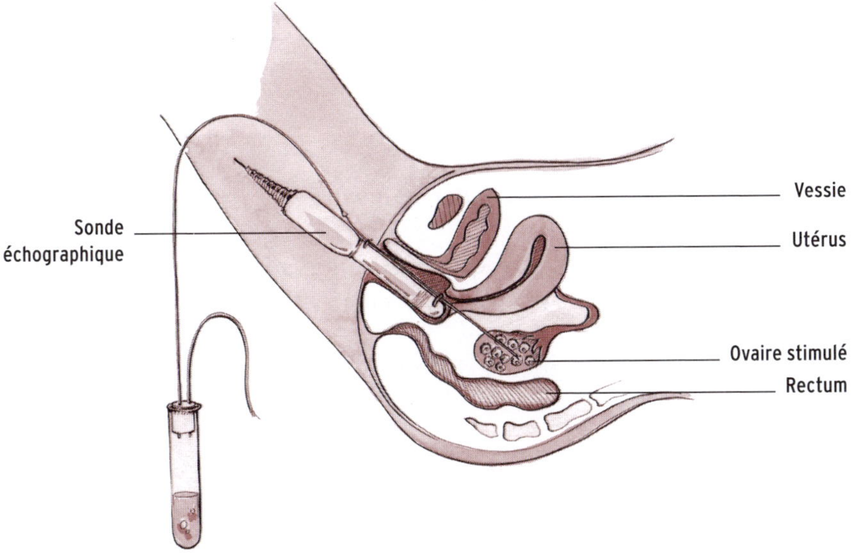

Ponction ovarienne par voie vaginale

Une fois cette ponction réalisée, les liquides folliculaires, maintenus à une température de 37 °C, sont immédiatement préparés par le biologiste afin d'isoler les ovocytes et de les placer en culture. Après prélèvement du sperme du conjoint et préparation biologique, les ovocytes sont inséminés et replacés en culture.

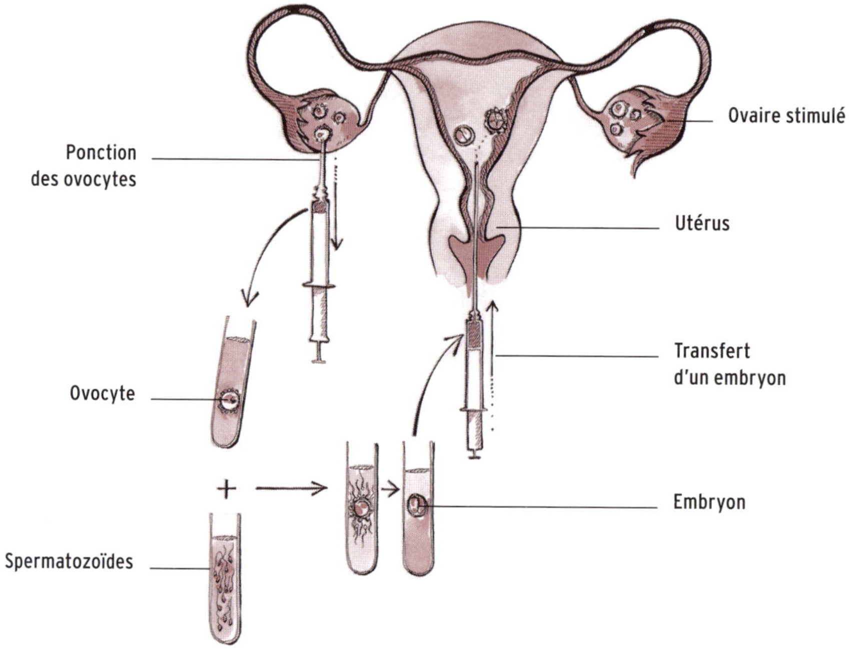

Fécondation *in vitro*

Si c'est une ICSI qui est pratiquée, le biologiste injecte directement un spermatozoïde dans chaque ovocyte.

S'ensuit une phase de culture d'environ 3 jours au cours desquels la fécondation et les premières divisions embryonnaires se produisent.

Au bout de ce laps de temps, les embryons dont l'apparence est la plus normale (en nombre et en régularité des cellules) sont transférés dans l'utérus maternel. Le nombre d'embryons transférés est soigneusement calibré en fonction des chances d'implantation. Il faut optimiser les chances d'obtenir une grossesse et éviter autant que possible une grossesse multiple qui pourrait poser des problèmes obstétricaux parfois gravissimes. En raison de l'amélioration constante des performances de la fécondation *in vitro* et de la congélation embryonnaire, et du risque que ferait courir une grossesse multiple aux enfants à naître, c'est de plus en plus souvent un transfert électif d'un seul embryon qui est proposé au couple. Les autres embryons, en position surnuméraire, sont mis en réserve par congélation ultrarapide (vitrification) si leur qualité laisse l'espoir qu'ils puissent eux aussi conduire à une éventuelle grossesse.

Après le transfert embryonnaire dans l'utérus, la période qui suit est une phase d'incertitude, qui se conclura au bout de quinze jours par l'apparition des règles, ce qui signerait l'échec, ou par un test de grossesse positif, résultat tant espéré.

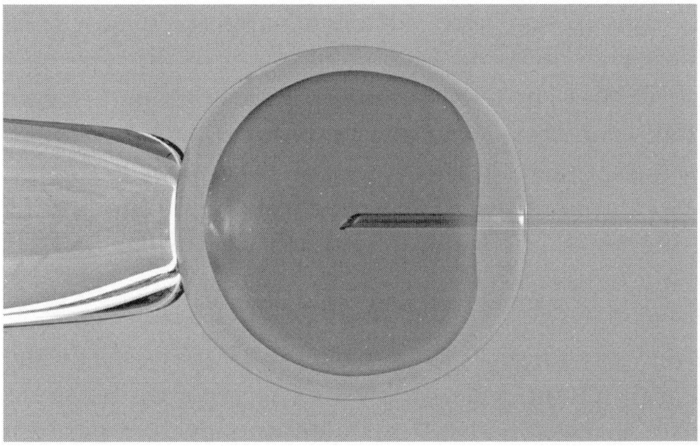

Injection intracytoplasmique d'un spermatozoïde

Les **résultats** de l'AMP

Les résultats s'expriment en pourcentage de cycles qui conduisent à une grossesse. Il faudrait, pour être rigoureux, les exprimer en pourcentage de cycles qui conduisent à une grossesse évolutive permettant la naissance d'un enfant en bonne santé, parce que c'est cela l'objectif poursuivi. Un certain nombre d'implantations embryonnaires donnent en effet lieu à un test de grossesse positif, mais malheureusement sans lendemain, l'embryon implanté arrêtant rapidement son développement. La patiente a des règles comme s'il n'y avait pas eu d'implantation. On parle de « grossesse biochimique » ou « d'avortement pré-clinique ».

À la suite d'une AMP, comme c'est le cas pour toute grossesse quelle que soit la façon dont elle a été obtenue, il y a aussi le risque d'avortement spontané (fausse couche) qui, en dehors des pathologies maternelles éventuelles et des anomalies de l'utérus, est le plus souvent lié à la qualité de l'œuf, l'avortement précoce étant alors considéré comme un « tri naturel » afin de ne laisser évoluer que les grossesses normales. Le risque de fausse couche est grandement augmenté par l'âge de la patiente et un éventuel tabagisme.

Les résultats de l'AMP varient beaucoup en fonction d'un grand nombre de paramètres pronostiques : l'âge des conjoints, la cause de l'infécondité, les éventuels échecs thérapeutiques déjà constatés, la manière dont les ovaires ont répondu à la stimulation de l'ovulation, etc. Il y a probablement aussi des résultats différents d'un centre à un autre, mais ils sont très difficiles à apprécier d'un point de vue statistique parce qu'ils dépendent tout autant du type de patientes qui y sont traitées que de la qualité technique du centre en question. Les meilleurs centres ne sont pas toujours ceux qui affichent les meilleurs résultats, mais souvent ceux qui s'occupent le mieux de leurs patientes et qui vont jusqu'au bout d'une démarche avec sérieux et ténacité, même si, parfois, les résultats statistiques peuvent avoir à en souffrir.

Pour donner un ordre de grandeur, les inséminations donnent entre 15 et 20 % de chances de grossesse par cycle de traitement, et la fécondation *in vitro* (ou l'ICSI) aux alentours de 30 % par tentative.

FAQ

Est-il vrai qu'il faut faire une première tentative pour se régler et que les résultats sont meilleurs lors d'une deuxième tentative ?

C'est parfaitement faux. Les résultats vont au contraire en diminuant au fur et à mesure des tentatives, toujours pour la même raison. Si un couple a un pronostic favorable, il obtiendra plus facilement la grossesse dès la première tentative. Si le pronostic est moins bon, il y a des risques que la grossesse soit obtenue avec plus de difficultés. Les couples dont le pronostic peuvent effectuer plus souvent une deuxième ou une troisième tentative.

Après un échec, il faut, avant de faire une nouvelle tentative, examiner les raisons qui ont pu conduire à l'échec afin de les corriger si possible. Il faut s'interroger sur la légitimité de faire une nouvelle tentative qui conduirait, logiquement, au même échec que la précédente, si la cause de l'échec initial n'a pas été corrigée. Les résultats de l'AMP ne sont en effet pas une loterie, même si, effectivement, il y aussi une part d'inconnu qui ne peut pas être maîtrisée et pour laquelle il faut s'en remettre au destin…

FAQ

Quand doit-on réfléchir à l'usage de gamètes de donneur ?

Il arrive que les chances d'obtenir une grossesse soient nulles, par exemple quand ce sont les gamètes eux-mêmes (spermatozoïde chez l'homme, ovocyte chez la femme) qui font défaut. Le diagnostic est souvent porté d'emblée quand la pathologie est connue parce qu'elle s'est déjà exprimée cliniquement. Mais il arrive que le diagnostic ne soit porté qu'à la suite des échecs répétés des traitements. C'est l'analyse attentive des raisons de ces échecs et l'examen des chances pronostiques qui conduisent à faire envisager le recours à un don de sperme ou un don d'ovocytes.

Quand faut-il arrêter tout traitement ?

• Quand la cause de l'infécondité est non curable, par exemple une anomalie majeure de l'utérus. Le caractère curable ou non est affaire de cas particuliers et c'est avec son médecin qu'il convient d'en discuter.

• Quand tout a échoué, y compris les tentatives d'assistance médicale à la procréation. L'assurance maladie prend en charge jusqu'à 6 cycles d'insémination et 4 cycles de fécondation *in vitro*. Cela ne veut cependant pas dire qu'il faut aller jusqu'au bout de ces tentatives. Chaque tentative réalisée doit faire l'objet d'une discussion avec son médecin afin de déterminer si c'est justifié ou non d'en faire une autre.

• Quand la femme atteint l'âge de 43 ans ou l'homme celui de 63 ans.

• Quand le pronostic est trop réservé. Dans ce cas, la balance bénéfices/risques (les bénéfices sont les chances d'obtenir enfin la grossesse désirée ; les risques sont les risques médicaux, auxquels il faut ajouter les perturbations de la vie quotidienne, les frais engendrés, les espoirs déçus...) devient négative. Il faut toujours demander à son médecin l'évaluation du pronostic, les éléments sur lesquels il se fonde pour donner cette estimation, et les risques médicaux à court, moyen, ou long terme, suivant le traitement proposé.

La **congélation** des **ovocytes**

La compréhension des processus qui contribuent à l'obtention d'une grossesse et la maîtrise chaque jour plus grande des techniques d'AMP ont conduit au concept de « préservation de la fertilité », initialement développé pour les patients atteints d'un cancer qui nécessitent le recours à des traitements potentiellement stérilisants (chimiothérapie, radiothérapie, chirurgie). Chez l'homme, la mise en réserve du sperme par congélation est pratiquée depuis longtemps. Chez la femme, la congélation des ovocytes a longtemps posé des problèmes techniques, aujourd'hui résolus. Mais sa pratique nécessite des ovaires matures (ce n'est pas possible avant la puberté), ainsi que la possibilité de subir un traitement de stimulation de l'ovulation et un prélèvement folliculaire, et si possible plusieurs pour qu'un nombre suffisant d'ovocytes puisse être mis en réserve.

Il existe deux types de préservations possibles de la fertilité avant traitement à risque d'infertilité :

- Faire une fécondation *in vitro* d'urgence avant de débuter une chimiothérapie (avec stimulation de l'ovulation et ponction des ovocytes), et congeler les embryons obtenus pour les utiliser quand la femme sera guérie de sa maladie. Encore faut-il que la femme soit en couple au moment où se déclare le cancer ou la maladie grave.
- Si elle est seule, on peut désormais aussi faire une induction pour prélever et congeler les ovocytes obtenus, la technique de congélation rapide (encore appelée vitrification) ayant été autorisée par la loi de bioéthique de 2011.
- Il est aussi possible de prélever et de congeler du tissu ovarien et de le remettre en place quand la femme est guérie. Cette dernière possibilité est surtout intéressante pour les petites filles, non encore réglées. Grâce à cette technique, le nombre de grossesses obtenues dans le monde reste faible (moins de 20), la conservation ovocytaire ou embryonnaire est donc préférable chaque fois que cela est possible.

Par extension, on songe aujourd'hui à appliquer ces mêmes techniques à celles dont la fertilité est mise en danger en raison de leur âge. Le phénomène de retard de plus en plus marqué de l'âge du désir de grossesse, phénomène sociétal lié à de nombreuses causes non médicales, s'accompagne d'un risque accru d'infécondité définitive. La femme qui approcherait de l'âge de 36 ans sans avoir eu d'enfant serait tentée de préserver ses chances quelques années supplémentaires, en ayant recours à une congélation de ses ovocytes. Les problèmes que cela peut poser sont nombreux, mais la réflexion est lancée...

Plusieurs arguments plaident en faveur de l'autoconservation ovocytaire. Le désir d'enfant est de plus en plus tardif. Études, carrières féminines, hasards de la vie ne permettent pas toujours aux femmes de fonder une famille au moment où leur fertilité est optimale. Seul le don d'ovocytes peut compenser le vieillissement ovocytaire, aussi les candidates au don d'ovocytes sont-elles de plus en plus nombreuses, or il y a une pénurie réelle de don d'ovocytes en France. Congeler ses ovocytes avant qu'il ne soit trop tard (avant 35 à 38 ans) permettrait à une femme qui n'aurait pas pu procréer au moment où sa fertilité est optimale, d'utiliser ultérieurement ses ovocytes congelés. Néanmoins cette technique risque d'encourager encore plus les grossesses tardives dont les risques sont réels pour la mère (hypertension, diabète...) et pour l'enfant : enfant de petit poids, prématuré. Ces risques s'élèvent dès 40 ans et sont franchement majorés après 45 ans. De plus, la grossesse n'est pas garantie et cette possibilité risque de donner un faux espoir aux femmes qui, ayant leurs ovocytes au congélateur, penseraient pouvoir attendre sans souci…

Remarque

L'autoconservation ovocytaire de convenance n'est pas possible en France à l'heure où ces lignes sont écrites. Depuis quelques années, la conservation d'ovocytes est proposée dans certains pays (États-Unis, Espagne), aux femmes pour compenser l'horloge biologique (contre quelques milliers de dollars ou d'euros...).

Chapitre 5 Après 50 ans

Qu'est-ce que la **ménopause** ?

La ménopause est l'arrêt des règles qui survient vers la cinquantaine, en moyenne en France à 52 ans avec des variations entre 48 et 56 ans. Elle correspond à l'arrêt du fonctionnement hormonal des ovaires. Les règles viennent du fait de la maturation tous les mois d'un follicule (voir chapitre 1). Lorsqu'il n'y a plus d'ovocytes dans l'ovaire, il n'y a plus de règles. Pour parler de ménopause, il est d'usage d'attendre un an après l'arrêt des règles. Cependant, il faut savoir que l'ovaire peut « re-fonctionner » pendant des périodes courtes après un an sans règles (aménorrhée) de la ménopause. C'est ce que l'on appelle la résurgence folliculaire.

La ménopause peut être plus précoce dans certaines familles (hérédité ?), en cas de tabagisme, d'ablation de l'utérus en conservant les ovaires, de malnutrition (cela se voit dans les pays en développement). À l'inverse, elle peut être plus tardive dans certaines familles, mais aussi dans les pays à hauts revenus, et en cas d'obésité.

L'âge de la ménopause ne varie pas avec l'âge de la puberté, le nombre d'enfants, l'âge de la dernière grossesse, la prise ou non de pilule, la pratique ou non de techniques de procréation médicalement assistée (induction de l'ovulation, FIV).

La *préménopause* est la période qui précède l'arrêt des règles, au cours de laquelle les cycles deviennent irréguliers. On parle véritablement de ménopause un an après l'arrêt des règles.

La *périménopause* est la période qui précède l'arrêt des règles, l'arrêt des règles et l'année suivant cet arrêt. Elle peut être marquée par des irrégularités menstruelles et des signes de ménopause avant même l'arrêt définitif des règles. Sa durée est très variable d'une femme à l'autre.

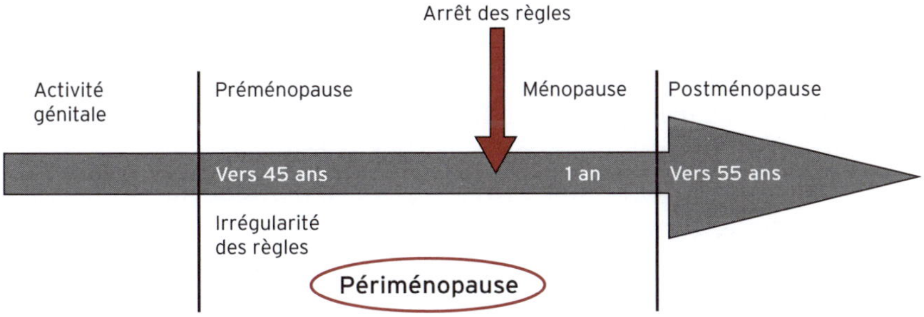

Ménopause, préménopause et périménopause

On parle de *ménopause précoce* ou mieux d'insuffisance ovarienne prématurée (IOP) pour les femmes ménopausées avant l'âge de 40 ans.

FAQ

J'ai 51 ans et je prends toujours la pilule. Comment vais-je savoir si je suis ménopausée ?

Les hémorragies à l'arrêt de la plaquette de pilule ne sont pas de « vraies règles », mais viennent de l'arrêt de prise d'hormones. Il faut donc arrêter de prendre la pilule. Le risque de grossesse est pratiquement nul à 51 ans. Vous verrez alors que vous n'avez pas vos règles le mois suivant l'arrêt de la pilule et peut-être verrez-vous apparaître des bouffées de chaleur. Si les règles sont toujours présentes, c'est que vous n'êtes pas ménopausée et qu'il faut attendre. La ménopause peut être tardive !

Les signes de la **ménopause**

Les signes avant-coureurs de la ménopause sont fréquents :
- le raccourcissement des cycles, par exemple les règles surviennent tous les 25 jours au lieu des 28 habituels ;
- leur irrégularité : les règles sautent un mois ;
- des seins tendus, douloureux avant les règles et/ou un ballonnement abdominal en rapport avec l'absence de progestérone.

Avec l'absence de règles, les signes suivants confirment la ménopause :
- Les *bouffées de chaleur* ou bouffées vasomotrices (BVM) peuvent survenir au cours de la journée ou de la nuit. Elles se déroulent classiquement en trois phases. Une première phase inconstante, appelée

aura ou prodrome, consiste en la survenue de frissons, de tremblements, de malaise et/ou de vertiges. Une deuxième phase avec sensation de chaleur débute au niveau du thorax et des épaules puis s'étend au cou et à la face avec l'apparition de rougeurs et de sueurs. Vient enfin la phase de résolution avec hypersudation, palpitations et retour à l'état normal.

- Les *sueurs nocturnes* peuvent survenir de façon isolée sans bouffées de chaleur. Elles ont tendance à réveiller la femme.
- Les *troubles génito-urinaires* avec essentiellement la sécheresse vulvo-vaginale, surviennent et s'aggravent avec le temps. Ils occasionnent des douleurs lors des rapports sexuels et par voie de conséquence une diminution du plaisir et du désir.

La femme peut également se plaindre de :

- troubles urinaires : infections et irritations urinaires, gêne pour uriner et impériosités mictionnelles ;
- douleurs articulaires : elles sont fréquentes, peuvent toucher toutes les articulations avec « dérouillage matinal » ;
- troubles du sommeil par effet dit « domino », secondaires au réveil nocturne engendré par les bouffées vasomotrices ;
- fatigue ou asthénie ;
- perte d'attention ;
- tendance dépressive ;
- pertes de mémoire ;
- troubles de l'humeur avec un caractère irritable ;
- variations pondérales, pas tant la prise de poids qui est habituellement progressive que la redistribution des graisses qui ont tendance à se déposer sur le ventre. On parle de répartition androïde (comme pour l'homme) des graisses.

Ces troubles sont liés à la diminution des œstrogènes, responsables des troubles : bouffées de chaleur, crises de sueurs, sécheresse vagino-vulvaire, troubles urinaires, douleurs articulaires. Bouffées de chaleur et crises de sueurs peuvent disparaître spontanément au bout de 2 ans. La sécheresse vagino-vulvaire, les troubles urinaires et les douleurs articulaires persisteront et pourront s'aggraver.

Mis à part l'arrêt des règles, ces troubles ne sont pas constants et, d'après les enquêtes, les bouffées de chaleur ne touchent que 50 % des femmes, les troubles de l'humeur et les insomnies 30 %, la diminution de la libido 20 %.

Il faut souligner que la ménopause n'est pas une maladie, mais une étape dans la vie, la fin de la période où une femme peut avoir des enfants. 70 % des femmes apprécient de ne plus avoir de règles, de ne plus avoir à se soucier de contraception et près de 50 % des femmes ne se plaignent de rien, heureuses aussi de ne plus avoir les soucis liés à l'éducation des enfants. Il faut donc positiver et voir les avantages de cet âge.

FAQ

J'ai eu l'ablation de l'utérus pour un fibrome à 40 ans. Le chirurgien m'a dit qu'il m'a laissé les ovaires. Comment vais-je savoir si je suis ménopausée ?

Tant que les ovaires fonctionnent, vous avez les seins un peu tendus, le ventre ballonné au moment où vous auriez dû avoir vos règles. Avec l'arrêt de leur fonctionnement, ces signes vont disparaître et il peut apparaître des signes de ménopause : bouffées de chaleur ou sécheresse vaginale.

Le bilan de santé à la **ménopause**

Le diagnostic de ménopause est facile à faire par la femme ou le médecin : âge, absence de règles, signes cliniques de type bouffées de chaleur… Le risque de grossesse après 50 ans est exceptionnel, de l'ordre de 1 à 3 pour mille.

La ménopause doit donner l'occasion de faire un bilan de santé avec son médecin généraliste ou son gynécologue de manière à dépister les facteurs de risque de certaines maladies (ostéoporose, maladies cardiovasculaires) dont la prévalence augmente après la ménopause du fait de la carence hormonale. Ce bilan de santé très simple comporte un examen clinique et gynécologique et quelques examens complémentaires. Le médecin mesure la taille, le poids, la tension artérielle, puis examine la glande thyroïde, les seins et les aires axillaires (creux sous les bras), l'abdomen. Il fait un examen gynécologique avec un frottis de dépistage du cancer du col utérin s'il n'y en a pas eu depuis plus de trois ans. Il prescrit une mammographie de dépistage dans le cadre du programme national de dépistage du cancer du sein.

Par la suite, la femme reçoit, tous les deux ans, une invitation à se rendre chez le radiologue pour une nouvelle mammographie. Le médecin explique les modalités de dépistage du cancer du côlon et remet le matériel pour faire le dépistage de sang dans les selles.

Enfin, il propose un bilan sanguin avec un dosage du sucre dans le sang (glycémie), du cholestérol (dosage du « bon » et du « mauvais » cholestérol). En cas de facteurs de risque de fracture (antécédent personnel ou familial de fracture, faible poids, ménopause précoce, antécédent de maladies de la thyroïde ...), il peut proposer un dépistage de l'ostéoporose par la réalisation d'un examen d'ostéodensitométrie pour mesurer le contenu minéral osseux du squelette.

FAQ

Je viens d'être ménopausée. Faut-il faire un dosage hormonal ?

Non. Les dosages hormonaux ne sont recommandés que lorsque la ménopause est précoce avant 40 ans. On dose alors l'hormone FSH sécrétée par l'hypophyse qui est très élevée et le taux d'œstradiol (hormone sécrétée par l'ovaire) qui est diminué. Le dosage de l'hormone antimüllérienne (AMH) est représentatif de la réserve ovarienne en ovocytes, il n'est donc fait que chez une femme vers la quarantaine qui désire un enfant.

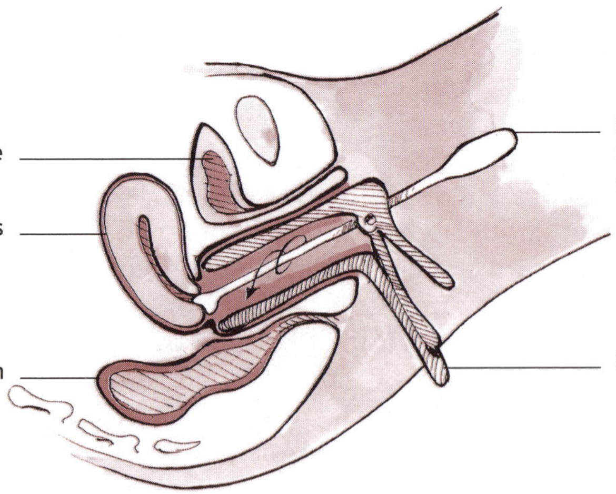

Frottis de dépistage du cancer du col à effectuer jusqu'à 65 ans

Quelques conseils sur l'**alimentation** et les **traitements...**

La ménopause est une période particulière de réévaluation de l'état de santé général.

Quelques **règles fondamentales** d'hygiène de vie

- Pratiquer une activité physique régulière (30 à 45 minutes de marche rapide par jour).
- Arrêter le tabac (demander de l'aide au médecin si le sevrage pose problème).
- Limiter la prise d'alcool, de café, et de sucre.
- Avoir une bonne hygiène alimentaire.
- Privilégier un régime équilibré et pauvre en graisses.
- Avoir un apport suffisant en calcium et en vitamine D.

La quantité recommandée de calcium est de 1 200 à 1 500 mg/j. Il faut privilégier la prise alimentaire de cette dose avec trois produits laitiers par jour (lait au petit déjeuner, fromages, yaourt). Pour la vitamine D, une exposition au soleil de 15 à 30 minutes par jour peut suffire mais l'absorption cutanée diminue avec l'âge. Compte tenu de la fréquence des déficits en vitamine D, un apport de 800 UI par jour ou de 100 000 UI de vitamine D3 par trimestre est conseillé.

Les préparations à base d'herbe ou de plantes contenant essentiellement des phyto-œstrogènes (soja, trèfle, cimicifuga) ou de l'homéopathie peuvent être prescrites. Cependant, la Haute Autorité de santé met en garde contre certains traitements. Ceux qui contiennent des œstrogènes végétaux (phyto-œstrogènes) ne sont pas bien évalués. On ne sait donc pas s'ils sont dangereux ou non.

La vitamine E, la bêta-alanine et la clonidine atténuent les bouffées vasomotrices. Des antidépresseurs de la famille des inhibiteurs de la recapture de la sérotonine (paroxetine) peuvent également être prescrits.

À noter aussi que l'effet placebo des traitements améliore les symptômes dans la moitié des cas des bouffées de chaleur.

Les hydratants et lubrifiants vaginaux améliorent la sexualité en remédiant à la sécheresse vaginale et aux douleurs vulvaires qui peuvent se produire lors de la pénétration.

Il faudra prendre également en compte les problèmes psychologiques (charge des parents âgés, problèmes avec les enfants) et sociaux (chômage, pré-retraite) sans oublier le partenaire qui peut, lui aussi, connaître des problèmes de santé avec des difficultés d'érection. Ces moindres sollicitations sexuelles sont parfois interprétées par la femme comme des signes de désamour. Le passé peut aussi altérer la sexualité et le présent peut être responsable de tendance dépressive. La sexualité après la ménopause est très souvent corrélée à la sexualité avant la ménopause.

Le **traitement hormonal** de la **ménopause** (THM)

Pendant la périménopause, les irrégularités menstruelles, les règles trop abondantes, les douleurs mammaires ou abdominales peuvent être liées à une carence en progestérone, l'ovulation ayant disparu. Un traitement à base de progestérone peut être proposé du 15e au 25e jour après le début des règles. Ce traitement n'empêche pas la ménopause.

Une fois la ménopause confirmée, le traitement hormonal repose sur la prescription des deux hormones qui ne sont plus sécrétées par l'ovaire : œstrogène et progestérone ou ses dérivés. Ces deux hormones peuvent être absorbées par voie orale, ou pour les œstrogènes par voie percutanée (avec un patch collé ou un gel appliqué sur la peau). Sauf en cas d'ablation de l'utérus où il est possible de ne pas donner la progestérone, les deux hormones sont obligatoires pour éviter l'apparition d'un cancer du corps de l'utérus (cancer de l'endomètre). Il semble que les traitements qui se rapprochent le plus des hormones naturelles (œstradiol et progestérone) et qui sont pris par voie percutanée comportent moins de complications.

Des crèmes appliquées localement contenant un peu d'hormones œstrogéniques peuvent être utilisées pour améliorer la sécheresse de la vulve et du vagin. Elles sont sans danger, les hormones passent peu dans la circulation sanguine.

Les **avantages** du traitement hormonal de la **ménopause** (THM)

Le traitement hormonal de la ménopause est le seul réellement efficace sur les troubles comme les bouffées de chaleur, les insomnies, la sécheresse vaginale, le vieillissement de la peau. Ils ont aussi un rôle de prévention de l'ostéoporose à condition de les prendre longtemps, ce qui n'est pas recommandé et leur effet ne dure pas au-delà de 5 ans après l'arrêt. La prise de ces hormones diminue aussi le risque de cancer du corps de l'utérus, des ovaires et du côlon.

Traitement de la ménopause et risque de cancer du sein

Vidéo Santé AZ

Les **inconvénients** des traitements **hormonaux**

Le risque d'accident thrombo-embolique (phlébites, embolies pulmonaires) est multiplié par 2 ou 3, surtout s'il y a des facteurs de risque (antécédents de phlébite, obésité, faible mobilité), si le traitement est oral, contient certains progestatifs et est pris plus de 10 ans. En revanche, lorsque le traitement est pris par voie cutanée pour les œstrogènes et associé à la progestérone ou à son dérivé la dydrogestérone, il n'y a aucun sur-risque d'accident veineux.

L'augmentation des risques vasculaires (infarctus, accidents vasculaires cérébraux) dépend aussi des facteurs de risque, des produits utilisés et de la durée de prise du traitement si elle est supérieure à 10 ans. Si le THM est débuté dans les 10 premières années de la ménopause, le risque coronarien n'est pas présent et les données les plus récentes suggèrent au contraire un effet protecteur. Pour le risque d'accident vasculaire cérébral, ce risque augmente surtout avec l'âge et dépend des facteurs de risque (hypertension notamment) ainsi que des doses et de la voie d'administration des œstrogènes (très faible risque des œstrogènes donnés par la peau).

Les traitements hormonaux n'ont pas d'effet protecteur démontré sur les troubles cognitifs et les risques de démence.

L'augmentation du risque de cancer du sein, dans l'étude anglaise d'Oxford, est :

- de 2 pour 1 000 femmes prenant un traitement hormonal pendant 5 ans ;
- de 6 pour 1 000 femmes prenant un traitement hormonal pendant 10 ans ;
- de 12 pour 1 000 femmes prenant un traitement hormonal pendant 15 ans.

Ce risque revient à la normale 5 ans après l'arrêt du traitement. Les progestatifs de synthèse seraient impliqués dans l'augmentation de ce risque. Ils augmentent en effet la densité mammaire, ce qui rend les radiographies plus difficiles à interpréter lors du dépistage mammographique. D'autres études plus récentes n'ont pas retrouvé d'augmentation du risque de cancer du sein en cas d'utilisation d'œstrogènes conjugués équins sans progestatifs (en cas d'hystérectomie) ou lorsque l'œstradiol est associé à la progestérone naturelle ou à la dydrogestérone (étude française E3N, étude européenne EPIC).

Il faut cependant insister sur le fait que le THM (aussi appelé THS, traitement hormonal substitutif) n'induit pas de cancer du sein, mais peut stimuler un cancer microscopique. Il est promoteur du cancer de sein mais non inducteur, et le niveau de risque reste très faible (1,4 au lieu de 1) pour les femmes qui prennent un traitement hormonal pendant plus de 5 ans. À titre de comparaison, le risque d'avoir un cancer du poumon chez les fumeurs est multiplié par 10 par rapport aux non-fumeurs. Dans les pays où les traitements hormonaux étaient largement prescrits, le nombre de cancers du sein a baissé d'environ 10 % depuis que l'on prescrit moins d'hormones à la ménopause et pendant des durées plus courtes.

Sous traitement hormonal, on peut voir réapparaître des saignements, des fibromes peuvent grossir ou une endométriose se réveiller. On peut toujours dans ce cas arrêter le traitement hormonal ou chercher avec le gynécologue quelle est la meilleure solution.

Quand peut-on prendre un **traitement hormonal ?**

La ménopause n'est pas une maladie. Le traitement hormonal est un médicament qui a des indications, des contre-indications et des effets indésirables comme tous les traitements.

Si l'on ne se plaint de rien, il n'y a donc pas lieu de prendre un traitement hormonal car les risques sont supérieurs aux bénéfices attendus.

En cas de troubles importants, de type bouffées de chaleur, insomnies, sécheresse vaginale rebelle aux traitements non hormonaux, c'est le traitement hormonal qui est le plus efficace. Dans ce cas, le médecin doit :

- Vérifier l'absence de contre-indications : antécédents de phlébites, d'embolies pulmonaires, d'accidents cardiovasculaires, d'accident vasculaire cérébral, de cancer du sein ou de l'endomètre, de lupus, d'otospongiose…
- Examiner le poids, la taille, la tension artérielle, les seins et l'appareil génital.
- Vérifier que la dernière mammographie est normale et date de moins de 2 ans.
- Aider à arrêter de fumer, faire un régime en cas d'obésité.
- Équilibrer le traitement en cas d'hypertension ou de diabète.
- Prescrire un traitement hormonal avec les molécules les plus proches des hormones sécrétées par les ovaires, par voie cutanée et aux doses les plus faibles efficaces.
- Adapter les doses en fonction des troubles.
- Revoir la patiente au moins une fois par an pour réévaluer la balance bénéfices/risques.
- Discuter de l'arrêt du traitement. Il n'y a pas de durée maximale pour le THM. On peut proposer un arrêt de quelques mois après quelques années de THM pour juger de la persistance ou non des signes de ménopause et de la nécessité de poursuivre ce traitement si sa balance bénéfices/risques reste favorable et en fonction des souhaits de la femme au bout de 5 ans maximum. Dans 70 % des cas, les troubles ne réapparaissent pas ou sont très légers et supportables.

Si les troubles réapparaissent, il faudra discuter avec le médecin des risques en fonction des bénéfices attendus de la prolongation du traitement au-delà de 5 ans. C'est à la femme de juger si elle souhaite prendre des risques raisonnables pour améliorer sa qualité de vie.

« Le THM : un risque calculé »

Je prends un THM depuis 6 ans, et suis parfaitement au courant de la légère augmentation du risque de cancer du sein. On en a beaucoup parlé et il suffit de consulter Internet pour être informé. J'ai essayé plein d'autres traitements de médecine douce qui n'ont pas calmé mes bouffées de chaleur. Aujourd'hui, je ne me réveille plus au milieu de la nuit, pleine de sueurs, je dors bien. Je n'ai plus de bouffées de chaleur qui survenaient comme ça sans prévenir dans la journée. Alors oui, j'ai fait le choix d'un risque et d'une vie quotidienne normale. Mais chaque cas est particulier, m'a assuré mon gynéco.

TGRECQ, FORUM
SantéAZ

Bénéfices par rapport aux **risques**

Pour plus d'information sur la balance bénéfices/risques du THM, consulter le site internet du Groupe d'étude sur la ménopause et le vieillissement hormonal (GEMVI) à l'adresse www.gemvi.org.

Le **suivi** après la **ménopause**

Il est conseillé un examen clinique annuel au cours duquel un entretien cherche à dépister les symptômes anormaux. L'examen général comporte la mesure du poids et de la taille. La femme ménopausée perd en effet 3 mm par an. Le constat d'une perte de 2 cm sur un an, avec la même toise, ou d'une perte de 4 cm sur une plus longue période, doit faire pratiquer un contrôle radiographique de la colonne vertébrale de profil ou une morphométrie vertébrale. L'examen clinique gynécologique et mammaire est conseillé une fois par an.

Les frottis cervico-vaginaux doivent être répétés tous les 3 ans jusqu'à 65 ans, la mammographie est pratiquée tous les 2 ans de 50 à 74 ans, le dépistage du cancer du côlon par Hémocult II® tous les deux ans jusqu'à 74 ans. Au-delà le dépistage devient individuel, en fonction des facteurs de risque.

Un bilan biologique pour dépister le diabète et l'hyperlipémie est conseillé en début de ménopause, puis en fonction des facteurs de risque et de la prise ou non d'un THM. La mesure de la densité minérale osseuse sera effectuée tous les 3 à 5 ans s'il existe des facteurs de risque d'ostéoporose.

Enfin, en cas de signes d'appel (saignement, douleurs abdominales...), une échographie pelvienne permet de contrôler l'utérus et les ovaires.

Les **complications tardives** de la ménopause

L'**ostéoporose**

L'insuffisance en œstrogènes est responsable d'une diminution de la densité osseuse (rendant les os plus fragiles). Les conséquences comme l'ostéoporose, observées chez une femme sur 4, arrivent bien plus tard, après 70 ans, entraînant un risque accru de fractures du poignet, des vertèbres, de l'extrémité supérieure de l'humérus et du col du fémur.

La mesure de la densitométrie minérale osseuse (DMO), ou ostéodensitométrie par DXA (*dual X-ray absorptiometry*), est une sorte de radiographie qui se pratique sur la colonne vertébrale lombaire et le col du fémur. Cet examen indolore ne nécessite pas d'injection et, du fait de sa très faible irradiation, peut être pratiqué à tout âge et répété. Il permet de mesurer le contenu minéral en calcium des os du squelette.

Il définit par un score (T-score) la baisse de la densité osseuse et donc sa fragilité. On parle d'ostéopénie (baisse de la densité et de solidité de l'os) quand le T-score est compris entre – 1 et – 2,5, déviation standard, et d'ostéoporose (fragilité de l'os) quand le T-score est inférieur à – 2,5 de la densité minérale osseuse observée à l'âge de 20 ans sur au moins deux sites osseux, par exemple colonne lombaire et col du fémur. L'examen d'ostéodensitométrie constitue actuellement le moyen le plus fiable d'apprécier le risque de fracture, mais ce risque doit également prendre en compte l'âge, les antécédents de fracture et le risque de chute.

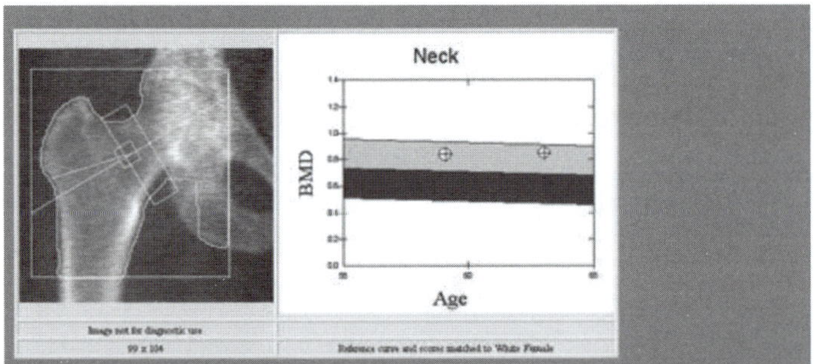

Results Summary:

Region	Area [cm²]	BMC [(g)]	BMD [g/cm²]	T - Score	PR (Peak Reference)	Z - Score	AM (Age Matched)
Neck	5.49	4.65	0.847	-0.0	100	1.4	122
Troch	11.21	8.94	0.797	0.9	113	1.9	132
Inter	20.75	23.40	1.128	0.2	103	1.0	117
Total	**37.45**	**36.99**	**0.988**	**0.4**	**105**	**1.5**	**122**
Ward's	1.08	0.64	0.593	-1.2	81	0.9	123

Total BMD CV 1.0%, ACF = 1.027, BCF = 1.009

Densitométrie osseuse chez une femme de 60 ans n'ayant pas d'ostéoporose (appareil international dont les termes sont en anglais)

La Haute Autorité de santé (HAS) ne conseille pas une ostéodensitométrie à toutes les femmes car cet examen n'est utile que :

- si la femme a déjà eu une fracture de fragilité sans traumatisme ;
- si une fracture de vertèbre ou du col du fémur sans traumatisme a concerné un parent du premier degré (père ou mère) ;
- si elle est maigre (indice de masse corporelle inférieur à 19) ;
- si elle a présenté une absence de règles avec insuffisance en œstrogènes ou un traitement provoquant une insuffisance en œstrogènes ;
- en cas de ménopause précoce avant 40 ans ;
- si elle a pris un traitement par cortisone pendant plus de 3 mois ;
- en cas de maladie déminéralisante comme une hyperparathyroïdie, ou de prise de médicament qui risque d'entraîner une baisse de la densité osseuse (inhibiteurs de l'aromatase, par exemple).

Dans ces indications, l'examen est remboursé. Certains médecins peuvent prescrire cependant une ostéodensitométrie en début de ménopause si la femme ne veut pas prendre de traitement hormonal, pour dépister le risque d'ostéoporose. Dans ces cas, la DMO n'est pas remboursée.

L'**athérosclérose** et la **coronaropathie**

L'athérosclérose, c'est-à-dire la formation de plaques d'athérome dans les artères, peut entraîner des obstructions (sténoses) artérielles, responsables d'infarctus du myocarde ou d'accident vasculaire cérébral, par exemple. Les œstrogènes protègent les vaisseaux de la femme jeune. Après la ménopause, le risque pour une femme de faire un infarctus du myocarde rattrape, puis dépasse le risque pour l'homme. La survenue de la ménopause est donc associée à une perte de l'avantage que la femme possède sur l'homme vis-à-vis des maladies cardiovasculaires.

L'augmentation de l'incidence des maladies coronariennes (cœur) chez la femme ménopausée est sous-tendue par un certain nombre de perturbations secondaires à la carence œstrogénique :

- augmentation du cholestérol total et de la fraction LDL, diminution de la fraction HDL, augmentation des triglycérides ;
- développement d'une résistance à l'insuline ;
- modifications dans le sang de certains facteurs de la coagulation dans le sens d'une hypercoagulabilité ;
- altérations directes de la paroi vasculaire avec une diminution de la vasodilatation artérielle ;
- augmentation de la pression sanguine artérielle.

Un certain nombre d'études semblent confirmer l'effet favorable des traitements par œstrogènes chez la femme ménopausée sur le risque cardiovasculaire *si ce traitement est donné précocement,* dans la période dite de « fenêtre d'intervention thérapeutique » en prévention de l'athérosclérose.

Analyser son **taux** de **cholestérol**

Lors d'un bilan sanguin, vous pouvez y lire votre taux :
de cholestérol total ;
- de LDL-cholestérol (*low density lipoprotein*) qui transporte le cholestérol vers les organes. C'est lui qui peut se déposer sur les artères d'ou son nom de « mauvais » cholestérol ;
- de HDL-cholestérol (*high density lipoprotein*) ou « bon » cholestérol qui joue un rôle de « nettoyeur » des artères, et emmène le cholestérol oxydé vers le foie où il va être dégradé et recyclé.

Pour simplifier, un chiffre élevé de HDL est plutôt protecteur vis-à-vis des maladies cardiovasculaires, alors qu'un chiffre élevé de LDL aura tendance à augmenter les risques d'athérosclérose, surtout si vous avez des facteurs de risque : tabac, obésité, diabète, hypertension.

Les taux de cholestérol varient avec l'âge. Vers la cinquantaine, les taux normaux de cholestérol sont les suivants :
- cholestérol total : 1,55 à 2,55 g/l ;
- HDL-cholestérol : 0,58 à 0,92 g/l ;
- LDL-cholestérol : 1,00 à 1,50 g/l.

Il peut y avoir des variations en fonction des méthodes de dosage utilisées par le laboratoire d'analyse.

Le **diabète** de **type 2**

L'augmentation de la résistance à l'insuline est responsable d'une apparition plus fréquente d'un taux élevé de sucre dans le sang que l'on appelle le diabète de type 2. Il est souvent associé à une prise de poids ou une obésité, et aussi à l'hypertension. Ce diabète qui apparaît à l'âge mûr est différent du diabète de type 1 qui survient chez l'enfant ou l'adolescent.

En cas de diabète de type 2, un régime est nécessaire pour maigrir et équilibrer le taux de sucre dans le sang qui doit rester autour de 1 g/l. Si le régime et l'exercice ne sont pas suffisants, le médecin donnera un traitement pour faire baisser ce taux.

La prise d'un THM après la ménopause réduit le risque de diabète de type 2 d'environ 30 %.

L'altération des **fonctions cognitives** et la **maladie d'Alzheimer**

La carence œstrogénique pourrait être à l'origine d'une dégradation des fonctions cognitives à la ménopause (capacités de mémorisation, performances verbales, raisonnement abstrait), ainsi que de la survenue de la maladie d'Alzheimer. Il est cependant très difficile de faire la part de ce qui est attribuable à la ménopause et au vieillissement.

Les **risques** de **cancer**

L'incidence des cancers s'élève avec l'âge. L'influence des œstrogènes (action locale) est très débattue pour les cancers du sein, de l'endomètre, de l'ovaire et du côlon (voir chapitre 7).

La **ménopause précoce**

Elle se caractérise par la survenue d'une insuffisance ovarienne prématurée (IOP) avant l'âge de 40 ans. Il s'agit d'une pathologie qui impose un diagnostic médical. La recherche de la cause est importante :

- causes médicales : liées à une opération chirurgicale, une radiothérapie, une chimiothérapie qui affectent la sécrétion des hormones sexuelles ;
- causes génétiques : une pathologie liée au chromosome X (absence d'un chromosome X appelé syndrome de Turner, X fragile, etc.) ou à d'autres mutations chromosomiques décelées lors du bilan génétique ;
- causes inexpliquées qui restent les plus nombreuses (environ 75 % des cas).

Dans cette circonstance, le traitement hormonal est véritablement substitutif (THS), et médicalement indiqué pour lutter contre les troubles de la ménopause, mais aussi éviter que ne s'installent trop rapidement des problèmes vasculaires ou osseux. Le traitement sera poursuivi au moins jusqu'à l'âge de 50 ans.

« On m'a parlé de la préménopause »

J'ai 44 ans et, depuis 7 mois environ, je souffre de petits problèmes survenant surtout autour des règles : des ballonnements digestifs, une constipation, des crises de larmes, des cycles pas toujours réguliers, et je sens comme des moments de déprime... Mon médecin m'a dit que c'était peut-être la préménopause. Mais c'est un peu jeune, non ? J'ai 2 enfants, je n'ai eu aucun problème pour les avoir, et je ne souffre d'aucune maladie. Jusque-là, j'étais une femme très active. Alors je ne comprends pas trop. Je dois revoir le médecin pour faire un bilan.

DGAMSER, FORUM
SantéAZ

Les **ennuis gynécologiques** après la ménopause

Les **fuites** d'urine

La baisse de tonus musculaire, le vieillissement tissulaire, vasculaire, pelvien et la carence hormonale en œstrogènes peuvent entraîner ou aggraver un prolapsus et/ou des troubles de la continence urinaire. Ces derniers sont parfois particulièrement invalidants et le médecin doit toujours interroger la patiente pour savoir si elle n'en souffre pas (même si elle n'en parle pas spontanément).

Attention !

La perte d'urine est si intolérable qu'elle est parfois inavouable, et plus difficile à exprimer que les troubles génitaux ou sexuels, considérés alors comme « plus nobles ». Or, l'incontinence urinaire existe chez 20 % des femmes de plus de 50 ans, et chez 30 % de celles de plus de 60 ans. La hantise de cette humiliation exclut de toute vie sociale (voire sexuelle) 10 à 20 % d'entre elles.

La fuite d'urine peut survenir uniquement pour des efforts importants, comme le port d'une charge lourde (valise, meuble), c'est le degré I ; un effort modéré (toux), c'est le degré II ; ou un effort très faible comme un changement de position quand on se lève du lit par exemple, c'est le degré III.

Il faut distinguer ces fuites des mictions impérieuses, un besoin d'uriner très urgent que l'on ne peut retenir et qui se produit en dehors de tout effort. Les urines s'échappent avant que l'on ait eu le temps d'aller aux toilettes. Cela est très différent d'une fuite qui se produit quand on soulève un objet lourd sans avoir préalablement senti le besoin d'uriner.

La différence entre la fuite d'urine à l'effort et la miction impérieuse est très importante. En effet, il existe des solutions chirurgicales pour les fuites à l'effort, alors que les mictions impérieuses ne s'opèrent pas, mais peuvent être améliorées par un traitement médicamenteux. Malheureusement, incontinence à l'effort et mictions impérieuses peuvent être associées, et le traitement chirurgical de l'incontinence laissera subsister les mictions impérieuses.

Le traitement chirurgical de l'incontinence urinaire d'effort se fait sous anesthésie locale ou régionale (péridurale) en hospitalisation de jour. Il consiste à mettre une bandelette sous l'urètre de façon à ce que, lors des efforts, l'urètre soit pincé sur la bandelette par la pression abdominale. Cette intervention donne de bons résultats. En cas d'échec (10 % des cas), d'autres interventions sont possibles. Si la fuite d'urine est associée à un prolapsus, il faut aussi opérer en même temps le prolapsus (voir chapitre 8).

Le **prolapsus**

Le prolapsus, appelé aussi « descente d'organe » est la saillie permanente ou à l'effort de la paroi antérieure du vagin et de la vessie (cystocèle), ou du col utérin (hystérocèle), ou de la paroi postérieure du vagin et du rectum (rectocèle), ou des trois à la fois ; le prolapsus est alors dit total. Du fait des accouchements, des efforts répétés (port de charges, constipation), du vieillissement des muscles, parfois d'une ou plusieurs interventions chirurgicales, les organes pelviens (vessie, utérus, rectum) sortent par le vagin. La femme observe donc une boule qui sort par la vulve, en écartant les lèvres.

Le prolapsus est comme une hernie. Il n'est pas douloureux, mais peut s'aggraver au fil des années, la tuméfaction devenant de plus en plus importante. Il peut s'accompagner d'une fuite des urines spontanée ou lors des efforts (éternuement, toux, port d'un enfant, d'un sac, d'une valise…), de difficultés pour uriner. La femme doit s'accroupir ou mettre les doigts dans le vagin pour réduire le prolapsus et pouvoir uriner. Le prolapsus peut aussi s'accompagner d'une difficulté à retenir les gaz ou les selles. L'existence d'un prolapsus perturbe aussi la vie sexuelle : les rapports sont possibles, mais cette modification anatomique gêne psychologiquement la femme et son partenaire. Ces troubles, s'ils ne sont pas graves sur le plan vital, sont très gênants pour la vie sociale et humiliants. Sans traitements, ils s'aggravent avec l'âge. Il faut donc consulter un chirurgien gynécologue pour faire un bilan de l'importance du prolapsus et rechercher une fuite urinaire qui peut être masquée par le prolapsus.

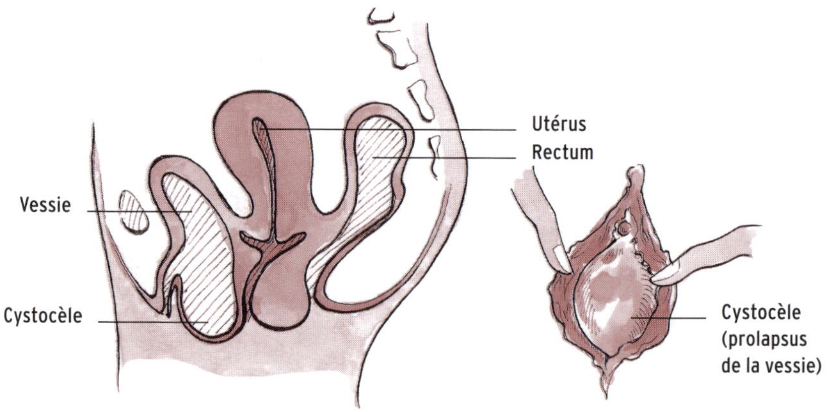

Le prolapsus ou « descente d'organe »

Le traitement commence souvent par de la *rééducation* pour renforcer les muscles du plancher pelvien et du périnée. Un kinésithérapeute ou une sage-femme apprennent à la femme à contracter les muscles du périnée comme on le fait pour retenir les urines ou un gaz. Le kinésithérapeute peut utiliser ce que l'on nomme une bougie en plastique introduite dans le vagin pour stimuler les contractions musculaires, ou enregistrer les pressions que la patiente exerce en contractant les muscles.

Une opération chirurgicale est le plus souvent indispensable pour remettre les organes en place (voir chapitre 8). L'opération se fait par voie naturelle ou vaginale, ou par cœlioscopie. Parfois, il peut être nécessaire d'enlever l'utérus pour soutenir la vessie avec les ligaments de l'utérus. Après la chirurgie, les rapports sexuels sont possibles. Il faudra continuer à faire les exercices de rééducation appris avant l'opération pour maintenir la tonicité des muscles. Il faut en revanche éviter les efforts importants comme soulever une valise, un meuble. Il faut éviter aussi de laisser s'installer une constipation chronique, car pousser pour aller la selle peut constituer un effort important.

Malheureusement, le prolapsus étant lié au vieillissement et à l'altération des tissus qui soutiennent les organes pelviens, les récidives possibles nécessitent parfois une nouvelle opération.

La **sexualité** à la **ménopause** et après...

Si au XVIIIe siècle, seulement un tiers des femmes atteignaient l'âge de la ménopause, elles sont maintenant 90 %, ce qui correspond à 400 000 nouvelles femmes chaque année en France. Avec une espérance de vie de 85 ans, c'est un tiers de leur vie qu'elles passeront ménopausées. Cependant, le vieillissement survient avec ses handicaps et l'espérance de vie sans handicap n'est que de 63 ans !

Un **désir** toujours **présent**

Les enquêtes internationales confirment bien, s'il en était besoin, que la sexualité est un élément important la vie des hommes et des femmes d'aujourd'hui, quel que soit leur âge. La ménopause ne sonne plus le glas de la sexualité, ni de la féminité pour la « génération pilule ». Il n'est donc pas question d'occulter les problèmes psychosexuels liés à cette longue période de vie. Même entre 60 et 80 ans, la sexualité reste importante pour les trois quarts des couples. Cependant, les études montrent que quelque 40 % des femmes se plaignent de problèmes sexuels (plus que les hommes...). Si, globalement, on note une amélioration des difficultés sexuelles au long de la vie, il n'en va pas de même après 50 ans en raison de la sécheresse vaginale et des troubles de la ménopause.

Il ne faut pas perdre de vue que la sexualité féminine est complexe, composée de facteurs biologiques, psychosexuels et contextuels, et que les bouleversements hormonaux de la ménopause peuvent déstabiliser. Incontestablement, la symptomatologie climatérique (arrêt des règles, bouffées de chaleur…), la carence hormonale de la période ménopausique et la perception de l'âge qui en découle, peuvent se conjuguer à des facteurs psychologiques (dépression), socioprofessionnels, relationnels (conjugaux, familiaux) pour aboutir à des répercussions sur la fonction sexuelle et la qualité de vie.

Les consultations de la période ménopausique ou de la ménopause confirmée s'avèrent être particulièrement propices à l'instauration (s'il n'a pas encore eu lieu) d'un dialogue sur la santé sexuelle. Nombre de femmes souffrent de difficultés sexuelles à cet âge. Si certaines s'enhardissent et osent en parler au médecin, beaucoup avouent qu'elles espèrent que ce soit les professionnels de santé qui les interrogent spontanément sur cet aspect de leur qualité de vie. Des femmes, jusque-là satisfaites, sont souvent amenées à faire face pour la première fois à des difficultés nouvelles du fait de modifications physiques et psychologiques personnelles (ou de leur partenaire). Celles qui souffraient mais n'osaient pas en parler s'enhardissent souvent alors grâce à l'alibi fourni par la ménopause qui, en les déculpabilisant, leur permet de parler enfin de troubles bien antérieurs, mais non exprimables jusqu'alors.

Le rôle du médecin est majeur pour expliquer la physiologie des phénomènes de vieillissement, évoquer les moyens thérapeutiques éventuels à disposition, mais aussi pour rassurer, autoriser.

Aujourd'hui, l'augmentation de l'espérance de vie, l'amélioration de la qualité de vie après 50 ans, l'éducation et l'évolution des mœurs font que la plupart des femmes se soucient de garder une activité sexuelle épanouissante après la ménopause. Il est habituel de dire que la qualité de vie sexuelle après la ménopause dépend pour beaucoup de ce qu'elle était avant. S'il existait par exemple des difficultés conjugales avant, l'arrivée de la ménopause peut servir de prétexte pour abandonner toute vie sexuelle. À l'opposé, même dans le cas d'une bonne entente, les modifications liées aux bouleversements hormonaux influent sur la sexualité. Il existe une grande inégalité devant le vieillissement, mais aussi devant son vécu. Certaines femmes ont l'impression de perdre en féminité et de ne plus se sentir désirables ; pour d'autres, la ménopause se présente comme une libération du risque de grossesse (abandon de la contraception) et du rituel des règles, source d'un regain de sexualité avec un corps toujours désirant et un imaginaire toujours riche. Globalement, pour beaucoup de femmes, la sexualité en post-ménopause reste très agréable et pleinement satisfaisante.

Les **modifications** de la **sexualité**

La période de la périménopause, c'est-à-dire des premiers signes à l'installation complète de la ménopause, avec son cortège au début de règles capricieuses, puis parfois plus tard de bouffées de chaleur, de troubles du sommeil, d'irritabilité… est moins propice au climat amoureux, même s'il s'agit d'un nouveau couple.

À la ménopause confirmée, on remarque des modifications des quatre phases (voir chapitre 1) :

- Dans la première phase (excitation), le temps de réponse à une stimulation efficace s'allonge. La lubrification vaginale est moins abondante et plus longue à obtenir.
- Au cours de la phase en plateau (tension sexuelle), l'absence de souplesse, de l'expansivité vaginale rend les frottements pénibles, voire franchement douloureux.
- Au moment de l'orgasme, l'intensité de la réponse musculaire diminue du fait de l'atrophie tissulaire. Les contractions orgasmiques peuvent garder leur rythme régulier mais leur nombre diminue.
- La phase de détumescence (résolution) est beaucoup plus rapide.

Des solutions simples existent.

La sécheresse vaginale peut rendre les rapports sexuels difficiles et douloureux. La diminution de l'imprégnation hormonale vaginale peut entraîner un retard de la lubrification durant la période d'excitation : en effet, alors que la femme à 20 ans a besoin de moins de 30 secondes pour obtenir une lubrification complète, ce même résultat peut nécessiter plus de 2 minutes après la ménopause.

Douleurs lors des rapports

Environ 20 % des femmes ménopausées actives sexuellement souffriraient de dyspareunie. Cela est attribué à un manque d'hormones qui fragilise les tissus, diminue le flux sanguin génital et provoque un certain degré d'atrophie vulvo-vaginale. Néanmoins, d'autres facteurs peuvent intervenir, notamment sur les plans affectif et relationnel.

Concernant les orgasmes, si certaines femmes se plaignent d'une diminution de leur fréquence et de leur intensité, il est important de noter que pour d'autres, ce nombre augmente après la ménopause et que certaines ont connu leur premier orgasme à cette période.

La diminution du désir dont se plaignent certaines pourrait être expliquée par la diminution du taux de testostérone (hormone sécrétée en faible quantité chez la femme, correspondant à l'hormone du désir), mais également par des facteurs psychologiques, les femmes se sentant moins désirables et désirées. Le cap de la ménopause correspond à une période de la vie où, par exemple, les enfants vont prendre leur autonomie, quitter le domicile familial. La femme se retrouve seule face à son compagnon. Si elle a beaucoup investi dans ses enfants et qu'il existe un problème de couple, cela peut déboucher sur un sentiment de vide (syndrome du nid vide décrit par les psychologues) et aboutir à un état plus ou moins dépressif, peu propice à l'épanouissement sexuel. À l'opposé, celle qui voit là une nouvelle liberté reste active, rencontre plus ses amies comme dans une nouvelle vie et, se sentant désirable, a plus de chances d'être désirante. Ce peut être aussi l'occasion d'une nouvelle vie amoureuse avec un nouveau compagnon, les enfants qu'on a élevés seule étant partis.

Les **difficultés** qui peuvent survenir dans le **couple**

L'attitude du compagnon est également très importante pour la sexualité féminine. Les couples qui connaissent depuis longtemps des difficultés sexuelles peuvent voir celles-ci s'aggraver à la ménopause, tandis que les couples qui ont toujours eu une activité sexuelle satisfaisante peuvent alors rencontrer pour la première fois des difficultés. La perception de la ménopause par le partenaire et son attitude face aux modifications qu'elle engendre ont un rôle capital.

Il pourra soutenir et réassurer par sa présence et son désir intact, ou au contraire renforcer l'idée que la sexualité c'est fini !

Souvent le compagnon a le même âge, voire est plus âgé, lui-même peut souffrir de soucis de santé (diabète, cholestérol, problèmes de prostate, dépression) qui peuvent influer sur la qualité de ses érections. L'homme face à ces pannes sombre souvent dans une phase de renoncement et d'évitement après une phase d'échecs à répétition. Cette phase de renoncement est d'autant plus mal interprétée qu'elle s'accompagne souvent d'une perte des gestes de tendresse et d'attention de la part d'un compagnon qui se sent diminué par ses propres difficultés sexuelles. De nombreuses études l'ont confirmé, les pannes masculines altèrent la qualité de vie sexuelle de leur compagne. *A contrario*, le traitement de ces pannes améliore la qualité de vie de ces femmes.

Les difficultés avec le partenaire ne sont pas toujours spécifiquement sexuelles mais plutôt relationnelles. Le problème de l'évolution du couple au fil du temps est au cœur de la relation sexuelle à cet âge. Or cette évolution se fait le plus souvent dans le sens de la détérioration. Il ne s'agit pas seulement d'un banal émoussement ou d'un simple évanouissement du désir par suite de l'habitude, mais de perturbations parfois plus profondes. La perte des écrans que constituaient le métier et les enfants met à nu ces difficultés du face-à-face, de leur asynchronisme d'évolution souvent avec l'apparition de nouveaux centres d'intérêt mal tolérés par l'autre.

L'envahissement de la maison 24 heures sur 24 par exemple par un homme récemment à la retraite, un homme, qui plus est, inadapté au temps qui lui est désormais disponible et qui se sent dépouillé de son prestige professionnel, peut conduire à un climat conjugal explosif, d'autant que les enfants sont partis. Les deux membres du couple doivent pour la première fois affronter un face-à-face où ils ont peu ou rien à se dire.

Sur le plan purement sexuel, la baisse de la libido de la femme, la difficulté pour la femme à obtenir un orgasme devrait conduire le partenaire à s'adapter. Mais l'homme a le plus souvent aussi 50 ans ou plus. Les rides de sa compagne lui rappellent les siennes qu'il voit se creuser tous les matins en se rasant et il commence à douter de ses performances. Il se remet alors en question face à l'absence de réaction de la part de sa femme. Bien souvent, la peur de l'échec le conduit à abréger les préliminaires amoureux, ce qui bien sûr accroît la mésentente conjugale.

Par ses propres conduites d'évitement, il aggrave les choses car il craint de « ne plus être à la hauteur » du fait d'une dysfonction érectile dont il a honte. Pire, sous l'emprise du doute, il se sent attiré par des femmes plus jeunes pour s'assurer du maintien de son pouvoir de séduction (ou plutôt pour bénéficier d'excitations nouvelles), indispensables au maintien de son activité sexuelle qu'il sait défaillante.

Et nous voilà dans le cercle vicieux dont on ne sortira que si l'un et l'autre sont capables d'en parler, de s'adapter, de devenir plus participatifs, plus attentifs à l'autre, plus actifs et n'hésitant pas à dispenser des stimulations plus directes.

La solitude aussi peut être un problème : les enfants sont partis, le mari aussi ou est décédé, et l'entreprise vous met en pré-retraite ! Cette solitude, cette inutilité sociale peuvent être difficiles à vivre, avec les problèmes de la ménopause en prime ! C'est le moment de ne pas se refermer sur soi mais de trouver un groupe de sport, d'art (une chorale), une association où retrouver du lien social et du sens à donner à sa vie. Parfois, il est aussi possible de se faire aider par une psychologue, un psychiatre.

Les **traitements**

Les femmes et les médecins espèrent toujours trouver un Viagra féminin. Il n'y en a pas !

Le traitement hormonal substitutif de la ménopause a incontestablement sa place, quand il est possible et accepté, dans la prise en charge des troubles de la ménopause, associant symptomatologie vasomotrice et atrophie vaginale qui altèrent la qualité de vie sexuelle des femmes. Ce traitement hormonal améliore la lubrification, la sensibilité clitoridienne, mais n'a pas toujours d'effet sur la fréquence des orgasmes et la montée du désir dépend de la relation amoureuse du couple.

Les traitements hormonaux vaginaux (crèmes et ovules) luttant contre l'atrophie et la sècheresse vaginale améliorent aussi la réponse sexuelle.

Les hormones mâles substituts à la testostérone ont, comme les œstrogènes, une action sur les fonctions cérébrales et notamment le désir. Elles sont normalement sécrétées mais en petite quantité par les ovaires et la glande surrénale située au-dessus des reins. Elles ont été proposées à faible dose pour améliorer la sexualité à la ménopause. Elles pouvaient être prescrites pour une courte période (3 à 6 mois) car on ignore l'effet de ces traitements sur le long terme. Elles peuvent avoir des effets secondaires comme l'apparition d'acné ou de poils. Elles ne sont plus disponibles en France actuellement.

La dihydro-épiandrostérone (DHEA) agit comme un précurseur des hormones. Elle semble avoir pris la place des œstrogènes dans le grand public, et elle est assimilée souvent comme « l'hormone de jouvence ». Elle est accessible sans prescription et se vend largement sans contrôle aucun, bien qu'aucune étude bien menée n'ait pu mettre en évidence un bénéfice prouvé sur le désir comme la qualité de vie ! Elle ne doit pas être associée au traitement hormonal de la ménopause.

Si l'utilisation de la DHEA par voie orale est controversée, il semble quand même que la DHEA par voie vaginale puisse améliorer la libido et la réponse sexuelle par son effet sur l'atrophie vaginale. Le traitement peut entraîner des effets secondaires : acné, hirsutisme, promotion de cancers du sein. Il faut déconseiller la prise de DHEA.

Les lubrifiants (gel, crèmes et ovules) chez la femme ménopausée peuvent pallier ces difficultés et permettent au couple de conserver une sexualité ludique et épanouissante.

Attention cependant, il ne faut pas réduire la sexualité à la seule sphère génitale et aux hormones, les difficultés sexuelles sont souvent d'ordre relationnel ou psychologique. Il faut donc en parler avec le médecin pour comprendre l'origine de la difficulté plutôt que de se précipiter sur des médicaments qui ne sont jamais sans complications.

Après **70 ans**

Le vieillissement organique et tissulaire réduit nos capacités à profiter d'une vie sexuelle épanouie... L'image corporelle est altérée, 78 % des femmes évoquent le manque d'attractivité comme source d'absence de sexualité, les hommes n'étant que 58 % à le mentionner. L'amour, la tendresse et la complicité du couple permettent de trouver un nouvel équilibre. Et même si la fréquence des rapports sexuels diminuent et que les capacités techniques ne sont plus les mêmes, une sexualité épanouissante est encore présente chez beaucoup de couples âgés. Une étude portant sur 27 000 personnes âgées de 40 à 80 ans, montre que 68 % des hommes et 60 % des femmes âgés de 70 à 80 ans sont favorables à un traitement pour améliorer la sexualité. Cependant, vouloir imputer toutes nos variations comportementales à des élévations ou des baisses de taux d'hormones est simpliste et dangereux. La chimie de nos émotions et de nos sentiments est bien plus complexe !

TROISIÈME PARTIE

LES TROUBLES ET MALADIES GYNÉCOLOGIQUES

Chapitre 6
Des **symptômes** aux traitements

Les **absences** ou les **irrégularités** des **règles**

Les **aménorrhées**

Les absences de règles, ou aménorrhées, sont fréquentes. Elles sont dites primaires si la jeune femme n'a jamais eu de règles (voir chapitre 3), ou secondaires si la jeune femme a eu des règles et n'en a plus.

« Vierge et plus de règles depuis 3 mois »

J'ai 28 ans, et suis vierge. Depuis plus de 3 mois je n'ai plus de règles, alors pour la première fois de ma vie, je suis allée consulter un gynécologue. Il va faire des examens. J'étais très inquiète avant de consulter, il m'a indiqué de ne pas paniquer... En fait, j'ai hâte de revoir le gynéco avec qui j'ai pu discuter et qui m'a réconfortée.

PANETTE4, FORUM
SantéAZ

Devant une absence de règles, il faut penser d'abord à une grossesse qui peut être confirmée par un examen clinique (l'utérus est gros au toucher vaginal), ou par une échographie. Cet examen, souvent fait par le gynécologue, a l'avantage de pouvoir affirmer le diagnostic de grossesse, affirmer que la grossesse est intra-utérine, dater la conception à partir de la mesure de la taille de l'embryon, affirmer l'évolutivité si l'on voit battre le cœur du fœtus.

En cas de doute sur l'existence de la grossesse, un test de grossesse est utile. Il dose l'hormone de la grossesse (HCG) dans les urines ou le sang. Le test peut être positif alors que l'on ne voit pas encore l'embryon à l'échographie.

Enfin, la grossesse peut être extra-utérine, c'est-à-dire hors de l'utérus et le plus souvent dans une trompe. Il faudra alors l'interrompre pour éviter que la trompe n'éclate brusquement. L'interruption de grossesse sera faite avec des médicaments (méthotrexate) ou une intervention par cœlioscopie (ablation de l'œuf avec conservation de la trompe ou ablation de la trompe).

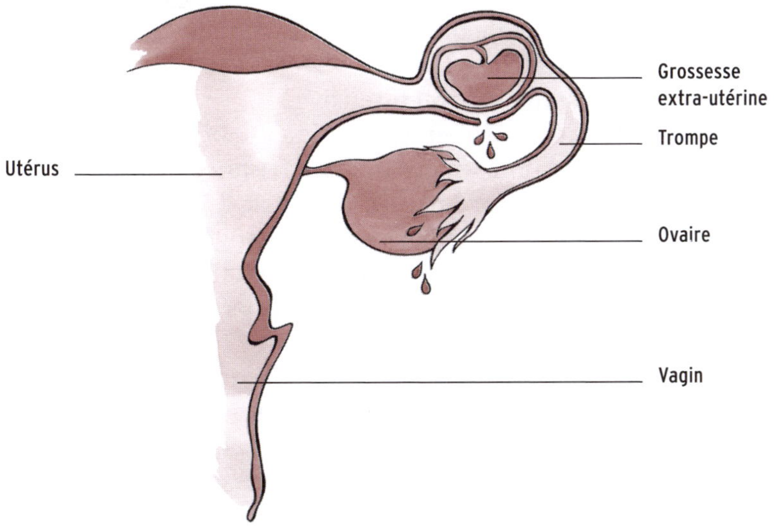

Grossesse extra-utérine développée dans une trompe

Si ce n'est pas une grossesse qui explique l'absence de règles, de nombreuses causes peuvent être évoquées :

- Un traitement pour une dépression ou un traitement psychiatrique ; en effet, les médicaments utilisés peuvent empêcher le bon fonctionnement du cycle. Il faut apporter les boîtes de médicaments au médecin.
- Une sécrétion anormale de prolactine, hormone sécrétée par l'hypophyse (petite glande à la base du cerveau). Un taux trop élevé de

cette hormone provoque une aménorrhée avec écoulement de lait par les seins ou galactorrhée. Une IRM de l'hypophyse (petite glande située à la base du cerveau) sera nécessaire pour voir si une tumeur bénigne de l'hypophyse est responsable de cette sécrétion et envisager un traitement médical ou chirurgical.

- Un ovaire avec de multiples petits kystes (micropolykystique). L'arrêt des règles a été précédé d'un espacement des règles (spanioménorrhée) et s'accompagne le plus souvent de surpoids ou d'obésité et d'un excès de pilosité sur la lèvre supérieure, les seins, le ventre (hirsutisme). Il faudra faire un bilan hormonal, rechercher un diabète ou une hypercholestérolémie. Le traitement comporte un régime pour obtenir une perte de poids, un traitement hormonal par une pilule. En cas de désir de grossesse, il peut être nécessaire de stimuler l'ovulation par du citrate de clomifène ou parfois faire une opération chirurgicale cœlioscopique sur les ovaires pour libérer les ovocytes.
- Une anorexie mentale qui entraîne un amaigrissement important et un arrêt des règles.
- Une pratique sportive trop intensive.
- Une maladie grave : tuberculose, sida, diabète, cancer.
- Une ménopause précoce ou une insuffisance ovarienne primitive liée à un épuisement prématuré du stock folliculaire. Les dosages hormonaux montrent une baisse des œstrogènes, une élévation de la FSH. La cause peut être génétique (anomalies des chromosomes), immunologique (développement d'anticorps anti-ovaires), liée à des traitements chirurgicaux, radiothérapiques ou chimiothérapiques qui ont abîmé les ovaires. On peut remplacer les hormones absentes par un traitement d'œstrogènes et de progestérone, mais l'infertilité restera puisque le stock de follicules est épuisé. En cas de désir de grossesse, on ne pourra que faire appel à un don d'ovocytes, à moins que l'on n'ait pris soin, avant un traitement qui risque d'abîmer les ovaires, de conserver par congélation des ovocytes ou du tissu ovarien (voir chapitre 4).

FAQ

Peut-on espérer avoir des enfants lorsqu'on est ménopausée précocement ?

Si la ménopause précoce est prouvée, il n'y a presque plus d'ovules dans les ovaires. Les grossesses spontanées sont très rares (de 2 à 5 %), il faut donc souvent recourir à un don d'ovocytes.

FAQ

21 mois après mon accouchement, j'avais de moins en moins de règles, jusqu'à n'avoir plus rien. Je suis également épuisée et stressée par un nouveau projet personnel, cela peut-il expliquer cette absence de règles ?

Oui, le stress peut expliquer l'absence de règles, mais cette absence peut aussi être en rapport avec les conditions de votre accouchement. Il faut voir votre gynécologue.

Les irrégularités **menstruelles**

Elles sont fréquentes surtout chez la jeune fille qui a ses règles depuis peu, mais aussi après 40 ans quand la ménopause approche. Ces irrégularités sont liées à une absence d'ovulation et donc de corps jaune dans les ovaires. Le traitement consiste à donner un peu de progestérone naturelle du 15e au 25e jour du cycle, ou à donner une contraception hormonale si la patiente le souhaite. Dans ce cas, l'ovaire ne fonctionne pas et les saignements qui surviendront sont liés à l'arrêt de la prise d'hormones contenues dans la pilule à la fin de la plaquette.

Les irrégularités peuvent également être dues à des problèmes hormonaux :

- L'obésité associée à un diabète de type 2. Le retour à un poids normal permet d'équilibrer le diabète et de régulariser le cycle.
- Un ovaire micropolykystique. Ici aussi le retour à un poids normal régularise le cycle. Si les règles ne reviennent pas régulièrement malgré la perte de poids et que la patiente désire un enfant, il est possible de stimuler l'ovulation par des comprimés de clomifène.
- Un problème de la glande thyroïde. Cette glande située devant le cou peut mal fonctionner du fait d'un goitre qui entraîne soit une activité trop forte (hyperthroïdie), soit au contraire une activité trop faible (hypothyroïdie). L'avis d'un endocrinologue pourra être nécessaire pour équilibrer le fonctionnement de cette glande.
- Un mauvais fonctionnement de la glande surrénale qui fabrique trop d'hormones masculines ; des poils disgracieux poussent sur la lèvre supérieure, entre les seins, sur le ventre entre pubis et ombilic. Il faut freiner cette sécrétion pour retrouver une pilosité normale et des règles régulières. Il peut exister une maladie génétique qui induit une fabrication excessive d'hormone masculine.

■ Un mauvais fonctionnement de la glande hypophyse qui se trouve à la base du cerveau et dont le fonctionnement commande le cycle. Là encore, un traitement adapté corrigera ce problème.

Enfin le stress au travail, à la maison, les soucis professionnels ou personnels (avec le conjoint, maladie d'un enfant…) peuvent perturber les règles. Cela est très fréquent surtout en cas de compensation avec du tabac, du cannabis, du café, des médicaments pour calmer ou dormir. Il faut consulter le médecin qui peut aider à trouver des solutions, après un bilan soigneux pour éliminer une autre cause. Les médecines douces (acupuncture, homéopathie, ostéopathie), le yoga, la relaxation peuvent aider à retrouver un bon équilibre et de ce fait des règles régulières.

Les **ennuis bénins**

Les douleurs **pelviennes**

Les douleurs pelviennes sont fréquentes : 20 % des femmes s'en plaignent soit en dehors des règles, soit lors des règles (dysménorrhées), soit lors des rapports (dyspareunie). Lors de l'examen, le médecin recherchera :

■ la cause de ces douleurs qui peuvent venir de l'appareil génital (utérus, trompes, ovaires), mais aussi de la vessie, du rectum ou du bassin,
■ leur gravité qui peut ou non perturber gravement la vie courante,
■ le côté aigu ou chronique si la douleur dure depuis plus de 6 mois.

Ovulation douloureuse

Vidéo Santé AZ

LES DOULEURS RYTHMÉES PAR LES RÈGLES

Il s'agit de douleurs contemporaines des règles, souvent associées à des maux de tête, des diarrhées et/ou des œdèmes. Elles sont plus fréquentes entre 20 et 24 ans (surtout en cas de tabagisme) et décroissent après les grossesses. Plusieurs théories essayent d'expliquer ce phénomène :

- des spasmes du muscle utérin, les spasmes vasculaires qui conduisent à l'hémorragie menstruelle, les prostaglandines qui font contracter l'utérus ;
- des raisons neurologiques liées au système nerveux sympathique responsable du contrôle d'un grand nombre d'activités inconscientes de l'organisme, telles que le rythme cardiaque ou la contraction des muscles lisses de l'intestin ;
- des facteurs psychologiques.

Tous ces facteurs se combinent et, passé un certain seuil, la contraction du muscle utérin devient douloureuse. L'examen gynécologique est le plus souvent normal ainsi que l'échographie. Les médicaments anti-prostaglandines qui relâchent l'utérus, calment la douleur.

La prise en charge commence par des explications. Il faut rassurer la jeune femme quant à la banalité et à la bénignité de ses douleurs, expliquer le mécanisme des règles et le cycle, et dédramatiser la situation, parfois montée en épingle par l'entourage. C'est aussi l'occasion d'aborder le problème de la sexualité en répondant aux questions de la patiente et en évaluant le problème contraceptif.

Les antispasmodiques et les antalgiques sont efficaces :

- L'aspirine et ses dérivés sont remarquablement efficaces, rares sont les médecins qui les déconseillent (du fait du risque hémorragique). On peut lui préférer le paracétamol ou des associations codéine et paracétamol, belladone et paracétamol. Les associations de plusieurs produits sont en général plus efficaces que les monocomposés, mais leurs indications doivent être discutées en fonction des effets secondaires qu'ils peuvent entraîner : constipation ou somnolence. Il est préférable de ne commencer le traitement que le premier jour des règles afin d'être sûr que la femme ne débute pas une grossesse.
- Les antispasmodiques sont utilisés dans les dysménorrhées peu intenses ou modérées. On peut utiliser le phloroglucinol (Spasfon Lyoc®, Météoxane® 2 à 6 comprimés par jour), le pinavérium, le tiémonium.
- Les décontracturants musculaires comme le thiocolchicoside peuvent avoir une certaine efficacité dans les formes modérées.

■ Des sédatifs légers sont parfois prescrits en fin de cycle et au cours des règles.
■ Les anti-inflammatoires non stéroïdiens, type ibuprofène, peuvent aussi être efficaces en commençant juste avant les règles et en poursuivant pendant la période douloureuse. Ils agissent comme anti-prostaglandines.
■ Le blocage de l'ovulation par une pilule contraceptive est efficace et apporte en même temps une contraception.
■ Les anti-prostaglandines peuvent être utilisées dans les dysménorrhées sévères.
■ L'acupuncture, au rythme d'une séance par mois pendant quelques mois, peut donner de bons résultats et rééquilibrer le sommeil et les manifestations nerveuses.
■ L'ostéopathie peut faire disparaître dans certains cas les « douleurs des règles » et les douleurs pendant les rapports sexuels en enlevant les tensions ligamentaires douloureuses.

LES AUTRES DOULEURS PELVIENNES

Elles peuvent être rythmées par les règles et dues à :
■ une endométriose entraînant des douleurs plus sévères en fin de règles ;
■ des séquelles d'une infection qui gênent le fonctionnement de l'ovaire : dystrophie ovarienne entraînant des douleurs au milieu du cycle. Le blocage de l'ovulation par une pilule est une bonne solution.

Elles peuvent être non rythmées par les règles et d'origine :
■ gynécologique, liées à une infection du col ou des trompes ;
■ non gynécologique, par exemple rhumatologique (arthrose), urinaire (infection, calcul), digestive (colites), neurologique. L'avis d'un spécialiste de ces appareils pourra être demandé.

Enfin très souvent, on ne trouve pas de cause bien claire aux douleurs et on peut évoquer des problèmes psychologiques (conjugaux, professionnels, violences sexuelles...) qui rendent douloureux les événements du cycle menstruel acceptés en temps normal.

Les douleurs du **14e-15e jour** du cycle

Elles sont assez fréquentes car liées à la rupture du follicule qui fait 2 cm de diamètre. Si l'ovule est récupéré par le pavillon de la trompe, le liquide folliculaire tombe dans le ventre, dans le péritoine, ce qui entraîne la douleur. Comme nous l'avons vu au chapitre 1 le taux des œstrogènes diminue avant que le corps jaune, qui succède au follicule rompu, ne se mette à fabriquer des œstrogènes et surtout de la progestérone. Il peut donc se produire à ce moment-là un petit saignement de milieu de cycle. Tout cela est normal et physiologique. Certaines femmes repèrent ainsi très bien leur ovulation, ce qui peut être utile si l'on souhaite faire un enfant ou au contraire ne pas en faire !

Ces événements physiologiques peuvent parfois être beaucoup plus douloureux que d'habitude car il peut se produire un petit saignement lors de la rupture folliculaire. Une échographie peut montrer un peu de liquide dans le bas-fond de la cavité abdominale, appelé cul-de-sac de Douglas. Si ces douleurs de milieu de cycle sont très gênantes, la prescription d'une pilule qui bloque l'ovulation les supprime. Il est aussi possible, à l'arrêt de la pilule, de voir apparaître ces petits signes d'événements physiologiques qui avaient été oubliés depuis la prise de la contraception. Il faut donc s'y attendre et ne pas s'inquiéter.

Le syndrome **prémenstruel**

Le syndrome prémenstruel associe des maux de tête, un gonflement et des douleurs des seins, un ballonnement abdominal, des œdèmes des extrémités, une irritabilité. Il débute 10 à 12 jours avant les règles, et se poursuit jusqu'à la fin du cycle. Il peut atteindre les femmes de tout âge, qu'elles aient eu ou non des grossesses, la présence ou non d'une ovulation. Il peut être bien supporté ou au contraire être à l'origine d'une automédication importante.

Les raisons de ce syndrome ne sont pas claires et de ce fait les traitements non plus ! En consultation, le médecin examine la patiente et doit aussi évaluer le terrain psychologique et la personnalité de la patiente, ainsi que le contexte conjugal, familial et socioprofessionnel. Sensibles à l'environnement, les troubles prémenstruels peuvent être déclenchés ou majorés par toutes les formes de stress ou de conflits.

Il est recommandé de limiter le stress, de supprimer les déplacements non indispensables, les tâches ménagères fatigantes, les démarches difficiles. Il est aussi conseillé de supprimer les excitants (café, tabac, alcool), d'évacuer la tension nerveuse par la relaxation, le yoga, un exercice physique régulier (si possible en piscine), en se réservant un temps de repos dans la journée.

Les médecines « douces » comme l'homéopathie, l'acupuncture, la phytothérapie, la mésothérapie peuvent être utilisées d'autant plus chez les patientes réticentes vis-à-vis des autres formules thérapeutiques, en particulier hormonales. Le magnésium associé à la vitamine B6, réputé pour son effet sédatif, et l'huile d'onagre en capsule peuvent être utiles contre ces douleurs.

On recourt au traitement médicamenteux en cas de syndrome prémenstruel gênant et quand les conseils hygiéno-diététiques, les médecines douces ne sont pas suffisants :

- La vitamine B6 (50 mg une ou deux fois par jour) peut soulager les symptômes sans faire courir de risques.
- La progestérone naturelle a une action sédative. Elle est utilisée du 15e au 25e jour du cycle.
- Les progestatifs sont employés en cas de syndrome prémenstruel congestif ou œdémateux. Les œstroprogestatifs qui suppriment l'ovulation peuvent être utiles s'il existe une demande de contraception.
- Les antiprostaglandines (ibuprofène, acide méfénamique) sont utiles.

Les douleurs lors des **rapports sexuels**

Les rapports sexuels qui devraient être une source de plaisir sont parfois gâchés pour certaines femmes par la perception de douleurs lors de la pénétration. L'origine de ces douleurs est parfois évidente : mycose, infection, épisiotomie mal cicatrisée... Dans d'autres cas, ce n'est qu'au terme d'une véritable enquête menée par le médecin que l'on pourra en trouver l'origine. Néanmoins, cela affecte toujours la vie sexuelle du couple. Bien souvent, la partenaire se met dans une situation d'évitement de la sexualité, son compagnon se sent alors rejeté, ce qui peut provoquer quelques tensions dans le couple. Au bout d'un certain temps, la femme, qui finit par se sentir responsable de cette situation, culpabilise.

À part la première fois où la douleur de la défloration est très diversement ressentie, il n'est pas normal d'avoir mal lors des rapports. Consulter son médecin devient nécessaire, même si l'on est toujours un peu gênée avec ce type de problème. Il est important autant que possible d'essayer de bien décrire les symptômes à son médecin. S'agit-il d'une douleur à l'entrée du vagin, dès les tentatives de pénétration ou plus tardivement ? Est-ce que cela brûle, démange ? Y a-t-il des pertes ? Est-ce que la pénétration est possible malgré la douleur ? Y a-t-il des douleurs en dehors de la sexualité, par contact des vêtements par exemple ? Est-il possible ou non d'utiliser des tampons ? Les douleurs apparaissent-elles plutôt au cours de la pénétration profonde ? L'inconfort, voire les douleurs viennent-elles dans certaines positions ? La douleur y est-elle plus sourde, plus profonde, plus diffuse ? Depuis combien de temps ces douleurs existent-elles ? Classiquement, on décrit des douleurs superficielles à l'intromission et des douleurs profondes quand le pénis au fond du vagin fait bouger l'utérus, les ovaires, la vessie.

LES DOULEURS SUPERFICIELLES

Lors du premier rapport, la déchirure de l'hymen peut-être ressentie plus au moins douloureusement. C'est normal, les rapports seront encore « sensibles » les jours suivants puis tout s'estompera. Parfois les douleurs sont importantes, avec une rupture impossible ou incomplète de l'hymen qui peut être trop épais, voire un peu fibreux. La mise ou le retrait difficile de tampons peut parfois être un signe de cet hymen épais. Une toute petite intervention, sous anesthésie locale, permet de sectionner cet hymen récalcitrant et tout rentre dans l'ordre.

Les infections de la vulve et du vagin avec l'inflammation qui les accompagne sont source de douleurs lors des rapports. Encore une fois rien de très grave, mais il est indispensable de les traiter sérieusement. Les infections à répétition comme les mycoses et les infections vaginales représentent un facteur de risque pour une vulvodynie (douleur vulvaire plus chronique). Un traitement prolongé peut être mis en place pour éviter ces infections récidivantes.

Parfois une petite bride de la fourchette vulvaire (partie de la vulve située vers l'anus) liée à l'anatomie de chacune, ou une bride secondaire liée à une épisiotomie (lors de l'accouchement) peut être source de douleurs. Après les rapports, de petites fissures (comme les gerçures aux coins des lèvres) peuvent être à l'origine de douleurs.

À savoir

Ces petites fissures sont évidentes le lendemain d'un rapport sexuel. Après quelques jours, elles ne seront plus visibles. En cas de consultation pour des douleurs à l'entrée du vagin, il vaut donc mieux avoir eu un rapport sexuel la veille.

LES VULVODYNIES

Cette affection complexe représente la première cause de douleurs lors des rapports. La définition officielle est un inconfort vulvaire, le plus souvent décrit comme des brûlures, apparaissant en l'absence d'affection visible de la vulve ou de désordre neurologique spécifique. Ce trouble n'est pas rare. Selon certaines études, 8 % des femmes en souffriraient. Une fois sur deux, les symptômes commenceraient avant 25 ans, et trois fois sur quatre avant 35 ans. Les patientes se plaignent de douleurs spontanées ou au contact de vêtements serrés, de brûlures, de picotements et douleurs lors des rapports. Cette douleur peut être suffisamment intense pour déclencher une contraction des muscles qui entourent le vagin ou vaginisme (voir plus loin), rendant toute pénétration impossible.

L'origine semble multifactorielle, il existe beaucoup d'hypothèses mais assez peu de certitudes. Au niveau des muqueuses, il existerait un processus inflammatoire ayant pour conséquence la prolifération de fibres nerveuses sensitives génératrice des douleurs. L'afflux de sensations douloureuses déclencherait un mécanisme au niveau du cerveau qui aurait tendance à amplifier le phénomène et à déclencher des mécanismes de défense contre la douleur (évitement sexuel). La persistance de ces phénomènes douloureux engendrerait stress et hypertonie musculaire du périnée, hypertonie qui elle-même augmenterait les perceptions douloureuses. Le traitement est complexe, associant des traitements locaux, des médicaments antidouleurs, une kinésithérapie périnéale et souvent une prise en charge sexologique.

LES DOULEURS PROFONDES

Les douleurs sont perçues uniquement quand le pénis va loin en profondeur, ce qui mobilise des organes pelviens. La femme préfère alors éviter certaines positions, source d'inconfort ou de douleurs. Dans ce cas, il faut toujours rechercher une affection gynécologique, au premier rang une endométriose, une infection des trompes (salpingite) ou de l'utérus (endométrite), un kyste de l'ovaire, parfois une déchirure du ligament large (syndrome de Masters et Allen) après l'accouchement traumatique d'un gros bébé. Une pathologie colique ou vésicale peut être responsable également de douleurs (colite, diverticulose, inflammation, adhérences).

Le **vaginisme**

Le vaginisme pourrait se définir comme une peur panique de la pénétration, conduisant la femme qui en souffre à adopter différentes stratégies pour éviter toute pénétration. Il peut être primaire (la femme n'a jamais eu de rapports, la pénétration du pénis est impossible, ce vaginisme s'intègre plutôt dans un terrain d'immaturité affective), ou secondaire à une longue période de rapports douloureux (dyspareunie). Le vaginisme est un symptôme sexuel qui se guérit bien, les femmes ne doivent plus hésiter à consulter.

Dans le vaginisme primaire « phobique », la peur de la douleur est au premier plan chez ces femmes qui souffrent très souvent d'un manque d'information quant à leur propre sexe et sa représentation. L'idée d'un vagin beaucoup trop petit pour accueillir le pénis de l'homme est quasi constante. Cette représentation active une angoisse, voire une panique vis-à-vis de la douleur et de la déchirure imaginée. Les conduites d'évitement sont assez classiques, la vaginique recherche l'intimité sexuelle mais panique à l'idée de la pénétration. Elle retirera la main de son compagnon qui caresse son sexe de peur qu'il n'essaie subrepticement d'introduire un doigt dans son vagin, gardera les genoux serrés lors des ébats, parfois se laissera convaincre, mais la contraction forte des muscles de son périnée rendra infructueuse et douloureuse toute tentative de pénétration. L'examen gynécologique reste difficile, la pose d'un spéculum quasi impossible. Bien entendu la vaginique n'utilise pas les tampons périodiques, impossibles à introduire. Le compagnon n'est parfois pas choisi au hasard, mais est doux et compréhensif. La souffrance de ces femmes est grande devant un manque fréquent de compassion face à ce qui semble naturel aux autres. « Faites un effort » ont-elles souvent entendu. À l'origine de la consultation, on retrouve le plus souvent une crise dans le couple. Devant l'absence de progrès, la femme craint pour l'avenir de son couple ou est motivée par le désir d'enfant.

La fréquence dans la population générale est estimée à environ 1 % des femmes en âge de procréer, et représente de 6 à 15 % des consultations en sexologie. Ce trouble peut avoir diverses origines, chaque femme a son histoire. Néanmoins, il ressort souvent, dans la maturation de la jeune fille, le manque d'une étape essentielle entre l'enfance et l'adolescence, la phase de découverte de son propre corps, particulièrement le sexe tant il paraît mystérieux et émotionnellement fort. Ce manque peut être consécutif à des interdits moraux et/ou religieux très forts, parfois à un fait anodin passé inaperçu, plus rarement un traumatisme. L'esprit de la jeune fille se trouve bloqué face à toute velléité de découverte. Une jeune patiente confiait un jour que, adolescente, elle avait introduit un petit crayon dans son vagin pour explorer son corps. Malheureusement, le petit crayon lui avait échappé des doigts et avait disparu dans son vagin ! Panique : qu'allait-elle raconter à sa mère ? Heureusement, le petit crayon était réapparu après quelques poussées, mais quelle frayeur rétrospective ! Cela marqua la fin de ses expériences. Que dire des grandes sœurs qui racontent leurs premiers rapports à la petite sœur, avec force détails horrifiques !

La prise en charge est maintenant assez bien codifiée. Elle passe par l'écoute de ces patientes qui doivent pouvoir exprimer leurs angoisses par un dialogue (afin de retirer les idées fausses qu'elles peuvent avoir), par une éducation sexuelle et anatomique, et surtout par un travail sur le corps avec prise de conscience de leur périnée et de leur vagin, et l'utilisation de dilatateurs vaginaux. La femme introduit elle-même un dilatateur (bougie) de petit diamètre, puis augmente progressivement le diamètre en choisissant un dilatateur qui fait 2 mm de plus à chaque fois jusqu'à atteindre le diamètre d'une verge en érection. Cela fait, on demandera au compagnon d'introduire les mêmes bougies dans le vagin de sa compagne.

Quand les deux partenaires ont constaté qu'ils pouvaient introduire sans faire de mal ces dilatateurs, le médecin conseillera à la femme d'avoir un rapport en se mettant au-dessus de l'homme afin de bien contrôler la pénétration. Ces premiers rapports faits, on laissera le couple gérer sa vie sexuelle à son rythme car il n'y a pas de normes à proposer.

Les **cystites**

La cystite est une pathologie fréquente chez la femme car l'urètre qui conduit l'urine de la vessie à la vulve est très court et les microbes qui sont sur la vulve, dans le vagin ou sur le périnée peuvent facilement remonter jusque dans la vessie et infecter l'urine. La cystite est donc une inflammation de la vessie liée à une infection des urines qui sont dans la vessie. Elle touche 3 % des femmes de 20 à 40 ans et 6 % des femmes après la ménopause. Le prolapsus, qui gêne la vidange totale de la vessie, favorise les récidives.

LES SIGNES

La cystite est caractérisée par l'association d'une envie fréquente d'uriner (pollakiurie), des brûlures en urinant, et parfois du pus dans les urines (pyurie) auxquelles peut s'associer du sang en fin de miction (hématurie) dans 20 % des cas. La miction est douloureuse. Il n'y a ni fièvre ni frissons. L'examen clinique est le plus souvent normal. Les urines sont troubles.

L'infection des urines est démontrée par :

- la recherche des nitrites et des globules blancs (leucocytes) qui forment le pus en trempant une bandelette réactive dans les urines. S'il y a du pus, la bandelette change de couleur ;
- l'analyse des urines au laboratoire des urines ; le germe en cause est très souvent *Escherichia coli*.

Bénigne, la cystite est cependant volontiers récidivante. Non traitée, elle peut se compliquer, entraînant une infection de l'urine dans l'uretère et les reins (pyélonéphrite). La patiente a alors beaucoup de fièvre (39 à 40 °C) et des frissons.

Il peut aussi se produire une inflammation de la vessie sans infection des urines (la cystite est dite alors à urines claires), car liée à une irritation de la vessie par des médicaments (chimiothérapie), la radiothérapie ou la pose d'une sonde urinaire pour une intervention chirurgicale.

LE TRAITEMENT

Le traitement médical repose sur la prescription d'antiseptiques urinaires, voire d'antibiotiques en une seule dose ou pendant 3 jours.

La connaissance et le respect de quelques *conseils hygiéno-diététiques* permettent à la femme d'éviter les récidives trop fréquentes :

- boire au moins 1,5 litre d'eau par jour ;
- uriner toutes les trois ou quatre heures (et si possible une fois la nuit) sans se retenir ;
- éviter de se retenir d'uriner et donc se présenter régulièrement aux toilettes et prendre le temps de bien vider sa vessie d'un seul jet ;
- uriner après les rapports sexuels, ce qui chasse les microbes de l'urètre. Les rapports sexuels, par les mouvements de va-et-vient du pénis dans le vagin, ont tendance à faire remonter les microbes dans l'urètre et la vessie. La cystite est fréquente chez les jeunes mariés au cours du voyage de noces (!) ;
- après la selle, s'essuyer d'avant en arrière pour éviter de ramener des matières qui contiennent du colibacille dans l'urètre ;
- pour la toilette, utiliser un savon de Marseille, éviter les irrigations vaginales et les bains moussants, enfin préférer les douches au bain car l'eau du bain souillée peut rentrer dans l'urètre, ce qui ne se produit pas sous la douche ;
- éviter la constipation par une alimentation riche en fibres, et éviter les boisons telles que la bière, le vin blanc, les épices qui rendent les urines acides.

Des plantes sont aussi souvent utilisées pour prévenir les récidives :

- gélules de bruyère et de busseroles qui sont des antiseptiques des voies urinaires ;
- jus de canneberge ou *cranberry*, 80 à 160 ml par jour à diluer dans de l'eau ou en comprimés : 300 à 400 mg par jour. On peut également consommer les fruits frais ou congelés. Cette plante empêcherait *Escherichia coli*, responsable des cystites d'adhérer à la vessie et de causer l'infection.

Un examen bactériologique des urines est utile en cas d'échec du traitement pour rechercher les microbes et tester leur sensibilité aux antibiotiques.

Devant une cystite récidivante ou une cystite avec de la fièvre, un bilan urologique s'impose à la recherche :

- d'un calcul de la vessie par échographie ;
- d'un reflux des urines dans le conduit qui va du rein à la vessie (uretère) ou reflux vésico-rénal ;
- d'un rétrécissement ou d'un diverticule de l'urètre nécessitant une intervention chirurgicale.

En cas de cystites à répétition malgré les mesures préventives et la négativité du bilan urologique, un traitement peut être instauré par de petites doses d'antiseptique urinaire progressivement décroissantes.

« Plus d'infection urinaire grâce à une opération »

J'ai 35 ans, et j'ai souffert pendant longtemps d'infections urinaires à répétition, et malgré l'application des conseils donnés par mon médecin, rien n'y faisait. Jusqu'au jour où j'ai consulté un chirurgien spécialisé dans l'appareil urinaire qui a découvert un problème au méat de l'urètre et sur les glandes de Skene (qui se trouvent à côté). J'ai alors subi une intervention chirurgicale : une méatoskenectomie et urétrostomie. Depuis, je n'ai plus d'infections urinaires… je revis.

ELAMINE, FORUM
SantéAZ

Les **saignements**

Les hémorragies génitales sont un motif fréquent de consultations. Il faut distinguer deux sortes de saignements :

- Les règles hémorragiques, appelées aussi ménorragies. Ces règles arrivent au moment normal, mais sont plus abondantes et plus longues que d'habitude, nécessitant un nombre important de protections par jour (plus de 6 serviettes ou tampons).

■ Les saignements en dehors des règles, ou métrorragies. Ces saignements peuvent survenir entre les règles qui sont normales ou à une période sans règles comme avant la puberté, pendant la grossesse, ou après la ménopause.

Quand les saignements arrivent un peu n'importe quand et que la femme ne sait plus quand sont les règles, on parle alors de ménométrorragies.

Dans tous les cas, il faut consulter pour :

■ apprécier l'importance du saignement qui peut entraîner de la fatigue, une baisse de tension artérielle, une anémie ;

■ rechercher la cause du saignement : bénin (polype, fibrome, dérèglement hormonal) ou malin (cancer du col de l'utérus, du corps de l'utérus, des ovaires).

Le diagnostic de la cause du saignement se fait à partir d'un examen gynécologique (voir chapitre 4) et d'examens complémentaires : frottis, biopsie du col de l'utérus, échographie de l'utérus et des ovaires, hystéroscopie (pour visualiser la cavité utérine) ou cœlioscopie (pour visualiser l'intérieur du ventre). En fonction de la cause, le médecin met en route le traitement le plus approprié :

■ Si le saignement est consécutif à un dérèglement hormonal, comme cela est fréquent à l'approche de la ménopause, le traitement de première intention est la prise d'hormones dérivées de la progestérone ou un stérilet contenant un dérivé de la progestérone (lévonorgestrel). En cas d'échec, il est possible d'enlever la muqueuse qui tapisse l'intérieur de l'utérus par hystéroscopie ou par curetage. L'ablation de l'utérus (hystérectomie) n'est envisagée qu'en cas d'échec des traitements précédents.

■ Si le saignement est lié à une pathologie bénigne comme un polype ou un fibrome, il faudra enlever le polype ou le fibrome par les voies naturelles (hystéroscopie ou curetage), ou par cœlioscopie. L'ablation de l'utérus (hystérectomie) est parfois nécessaire en dernier recours si les fibromes sont très gros ou très nombreux.

■ Si le saignement est dû à un cancer du col, du corps de l'utérus ou de l'ovaire, un traitement adapté sera proposé (voir chapitre 7).

Les **infections sexuellement transmissibles**

Il faut d'abord consulter rapidement un médecin sans avoir honte. Tout le monde a des rapports sexuels et les infections sexuellement transmissibles ne sont pas plus « honteuses » que les autres maladies infectieuses contagieuses. En revanche, il faut les traiter rapidement pour éviter qu'elles n'évoluent et ne s'étendent à l'utérus, aux trompes (salpingites) ou au péritoine donnant une péritonite.

Pour éviter les maladies sexuellement transmissibles, il faut utiliser les préservatifs pendant les rapports avec un partenaire inconnu. Si le couple est stable et que les partenaires restent fidèles l'un l'autre, l'usage du préservatif pourra être supprimé après avoir vérifié les sérologies (par une prise de sang) de l'hépatite B (si l'on n'est pas vacciné) et du sida.

Les **pertes blanches** dues aux infections

Les pertes blanches, ou leucorrhées, sont des pertes non sanglantes provenant de l'appareil génital. Elles sont à l'origine de nombreuses consultations pour savoir s'il s'agit de pertes normales, dites physiologiques, ou de pertes anormales liées à une infection et nécessitant un traitement.

LES PERTES PHYSIOLOGIQUES

Des sécrétions normales, liées à la muqueuse vaginale et à la glaire sécrétée par le col utérin, apparaissent à la puberté sous l'influence des hormones et disparaissent à la ménopause. Elles se modifient au cours du cycle. Elles augmentent en particulier avant l'ovulation car, à ce moment-là, le col s'ouvre et sécrète la glaire destinée à recevoir les spermatozoïdes et à leur permettre de franchir le col de l'utérus et pour rencontrer l'ovule dans le tiers externe de la trompe. Au milieu du cycle, la glaire a l'apparence du blanc d'œuf et peut être abondante. Après l'ovulation, le col se referme et la glaire perd son aspect filant (voir chapitre 1).

Ces sécrétions normales ne s'accompagnent ni de brûlures, ni de démangeaisons, ni de mauvaises odeurs. Elles peuvent surprendre une jeune femme qui a arrêté sa pilule car, pendant la prise de la pilule qui contient de la progestérone, la glaire cervicale n'a pas cette abondance et cette « filance ». Elle est comme celle de la deuxième moitié du cycle. Après la ménopause ou en cas de blocage du fonctionnement ovarien par certains médicaments, ces sécrétions diminuent et peuvent rendre les rapports difficiles, douloureux par manque de lubrification.

LES PERTES DUES AUX INFECTIONS

Le vagin contient normalement de très nombreux microbes qui forment un écosystème équilibré. Ces microbes sont les mêmes que ceux que l'on trouve dans la bouche ou l'intestin. La flore vaginale normale contient des colibacilles, des streptocoques, des staphylocoques, des bacilles de Doderlein, même du *Candida albicans*. Cette flore peut se modifier du fait :

- d'une modification hormonale comme la grossesse, d'un traitement hormonal, d'un traitement antibiotique, d'une chimiothérapie ;
- de l'apport d'un microbe pathogène qui ne devrait pas être dans le vagin mais que le partenaire transmet. Il s'agit de maladies sexuellement transmissibles dues au gonocoque (gonococcie ou chaude-pisse), au *chlamydia* ou à un parasite comme le *trichomonas vaginalis*.

Dans ces cas, les sécrétions se modifient. Elles sentent parfois mauvais, entraînent une irritation, des brûlures, des démangeaisons de la vulve et/ou du vagin. Les rapports deviennent douloureux. Le médecin fait faire des prélèvements au laboratoire pour identifier l'agent en cause (bactérie, champignon ou parasite) et adapter le traitement. Il lui faudra aussi examiner si possible le(s) partenaire(s) et le(s) traiter. Sinon les troubles recommenceront à la fin du traitement. Il prescrira également une prise de sang pour rechercher des infections qui peuvent avoir été transmises en même temps et ne donnent pas de pertes blanches : syphilis, virus du sida (HIV) et de l'hépatite B.

La *gonorrhée* entraîne des pertes jaunâtres comme du pus et souvent une sensation de brûlures à la miction. Il peut y aussi avoir une irritation de la gorge s'il y a eu des rapports oro-génitaux (fellation). Le partenaire a souvent un écoulement jaunâtre au niveau de la verge et des brûlures à la miction (chaude-pisse).

Le *chlamydia* peut donner des signes un peu identiques : leucorrhées purulentes, écoulements chez le partenaire.

Le *trichomonas* donne des pertes verdâtres, spumeuses (qui ressemblent à de l'écume), sentant le plâtre frais. Il s'agit d'un parasite sexuellement transmissible qui donne peu de troubles au partenaire.

Les **vaginoses**

Il s'agit aussi de la prolifération d'un microbe qui se trouve normalement dans le vagin : *Gardnerella vaginalis*. Les pertes sont abondantes, fluides, grisâtres, bulleuses et sentent mauvais (odeur vaginale de poisson). Cela est dû à un déséquilibre de la flore normale du vagin. Il faut un traitement par des ovules de métronidazole que prescrit le médecin. Il n'y a pas de risque pour le partenaire.

Les **mycoses**

« Une mycose à *Candida albicans* »

J'ai 37 ans, et j'ai souffert deux fois d'une mycose vaginale dans la même année. Le gynéco m'a prescrit des ovules. Je sais que les médecins ne font pas toujours traiter le partenaire. Pendant tout le temps de mon traitement, mon partenaire s'est protégé avec un préservatif pour éviter d'être contaminé, mais en fait, on a eu peu de rapports sexuels, car ce n'était pas agréable pour moi. On m'a dit que la cause de cette mycose n'était pas toujours évidente à trouver : peut-être un peu de fatigue, la pilule, des sous-vêtements mal adaptés...

LEFLOCH9, FORUM
SantéAZ

Elles sont très fréquentes car le champignon qui en est la cause (*Candida albicans*) est un hôte habituel du vagin. Il peut proliférer parce que l'acidité du vagin se modifie sous l'influence des hormones. Par exemple, pendant la grossesse, les hormones fabriquées en grande quantité par le placenta favorisent la prolifération du *Candida*.

FAQ

Est-ce qu'une mycose peut retarder les règles ?

Non. Une mycose est due à la prolifération d'un champignon qui se trouve dans le vagin. Cela ne perturbe pas les règles. Il faut voir le médecin pour rechercher la cause de ces perturbations.

Dans les mycoses génitales, la vulve est en général irritée, rouge et démange. Il en est de même pour le vagin. Les pertes sont blanches, abondantes comme du yaourt. Parfois, il se produit une sensation de brûlure en urinant. Les rapports sont douloureux. Il faut rechercher une autre localisation dans la bouche, sous les seins, les ongles, chez le compagnon. S'il n'y a qu'une mycose vaginale, il faudra :

- faire la toilette avec un savon alcalin de type savon de Marseille,
- mettre une crème antimycosique sur la vulve et/ou des ovules antimycosiques dans le vagin,
- traiter le partenaire si besoin,
- mettre des sous-vêtements en coton,
- attendre que les brûlures et les démangeaisons soient passées (ce qui montre que le traitement a été efficace) pour reprendre les rapports.

FAQ

Combien de temps dure une mycose ?

Si elle n'est pas traitée, la mycose peut durer très longtemps ! Avec un traitement approprié, les troubles régressent rapidement. Vous êtes guérie au bout de huit jours.

J'ai des mycoses à répétition, pourquoi ?

La répétition des mycoses est fréquente. Il faut regarder si vous n'en avez pas dans la bouche, sous les seins, les ongles ou vérifier que vous ne souffrez pas d'un diabète. Il faut aussi voir si votre compagnon n'est pas porteur d'une mycose. Si votre médecin trouve ces localisations ou une maladie qui favorise les récidives, il vous prescrira un traitement adapté.

L'herpès génital

Il est dû à un virus (herpès simplex virus ou HSV) qui peut donner des lésions (vésicules) sur la lèvre près de la bouche, mais aussi sur la vulve. La contamination peut être sexuelle ou indirecte par les doigts ayant été en contact avec une autre partie du corps infectée (bouton de fièvre). La personne peut être contagieuse avant même une éruption de vésicules d'herpès.

C'est une affection bénigne (sauf chez les personnes immunodéprimées), très fréquente, touchant 30 % des femmes et des hommes. Lors de la première infection (entre 20 et 30 ans), apparaissent des brûlures, de petites cloques, des plaies douloureuses avec parfois de la fièvre et des ganglions dans l'aine. Les lésions vulvaires guérissent spontanément comme celles de la bouche en une quinzaine de jours. Le problème principal vient des fréquentes récidives (plusieurs fois par an) favorisées par les règles, le stress, une fièvre, les rapports sexuels. Le virus peut ressortir à n'importe quel endroit dans la zone génitale : fesses, vulve, vagin. La durée de l'évolution de ces récurrences est plus courte, de 2 à 5 jours, mais leur répétition retentit sur le psychisme avec un sentiment de honte, de l'anxiété, voire de la dépression. La répétition peut altérer la vie du couple. Si le partenaire n'a jamais eu d'herpès, le risque d'acquisition est de 10 % par an et est réduit par l'utilisation du préservatif et des antiviraux.

« Herpès génital : je m'en passerais bien ! »

J'ai 46 ans, et j'ai un herpès génital depuis plus de 25 ans. J'ai toujours fait attention à ne pas contaminer mes partenaires… sauf un avec qui j'ai vécu durant près de 20 ans. J'ai toujours bien suivi les conseils des médecins qui m'ont précisé que le virus est assez fragile à l'air libre, mais en même temps très contagieux. En pratique, je n'ai pas de relation sexuelle en cas de crise d'herpès, et pour diminuer la fréquence des crises, je porte des slips en coton, des pantalons pas trop serrés sur le périnée, et fais attention à ne pas être trop fatiguée, ni stressée. J'ai l'impression que ça intervient aussi.

GALOROM, FORUM
SantéAZ

Le traitement de la primo-infection nécessite la prescription d'un antiviral en comprimés pendant 10 jours. Les pommades appliquées localement sont sans effet. Les récidives peuvent aussi être traitées par un antiviral pris en comprimés pendant 5 jours. Malheureusement, ces traitements sont peu efficaces, n'empêchent pas le nombre des récidives et ne diminuent pas les signes cliniques. De nombreux traitements non médicamenteux ont été proposés, à base de plantes, de compléments alimentaires ou d'huiles dites essentielles. Aucun n'a démontré de manière scientifique une quelconque efficacité.

Pour éviter de transmettre le virus, lors d'éruptions, les rapports protégés, voire une abstinence (si les lésions ne sont pas couvertes par le préservatif), sont conseillés. Dans un couple dont une personne est infectée et l'autre saine, il convient d'utiliser un préservatif pour tous les rapports, car il est impossible de prévoir quand la personne infectée est contagieuse. Malgré de nombreuses recherches, il n'y a pas de vaccin disponible actuellement.

Les **condylomes** ou **crêtes de coq**

Les condylomes sont des verrues qui apparaissent sur la vulve ou l'anus, et sur la verge chez le garçon. Il s'agit aussi d'une infection virale due au virus *Human papillomavirus* (HPV) dont il existe 120 sortes ! C'est une infection sexuellement transmissible très fréquente, surtout si l'on a des rapports sexuels très jeune avec de nombreux partenaires. La transmission non sexuelle est possible à partir d'une verrue digitale ou de linges communs.

Les lésions sont de petites verrues mesurant de 0,2 à 1 cm. Elles sont indolores. Leur nombre varie de quelques-unes à plusieurs dizaines. Elles peuvent être très volumineuses chez les sujets immunodéprimés et peuvent disparaître spontanément ou persister. Elles sont toujours bénignes. Le seul problème vient du fait que, dans la famille des virus HPV, certains sont à l'origine du cancer du col de l'utérus, mais aussi de la vulve ou du vagin (voir chapitre 7). En cas de verrues génitales, il faut donc bien examiner la vulve, le vagin et le col utérin, et faire un frottis de dépistage des lésions précancéreuses du col de l'utérus.

Il faut aussi examiner le partenaire et le traiter s'il a lui aussi des verrues génitales pour éviter les récidives.

Le traitement peut être fait par application de pommades ou destruction des verrues avec de l'azote liquide, le laser ou le bistouri électrique. Cela se fait bien sûr sous anesthésie locorégionale en hôpital de jour. Le préservatif protège mal contre les condylomes car la contamination se fait peau à peau avec les parties non couvertes par le préservatif ou les doigts.

Un vaccin protège contre les verrues génitales (HPV 6 et 11) et contre le cancer du col de l'utérus dû aux virus HPV 16 et 18. Ce vaccin, qui nécessite 3 piqûres, doit être réalisé entre 11 et 14 ans, et en rattrapage jusqu'à 19 ans révolus à 0, 2 et 6 mois. Il est sans danger et son efficacité est voisine de 100 %. Cependant, cette vaccination ne dispense pas, plus tard, d'effectuer régulièrement des frottis de dépistage du cancer du col.

La **syphilis**

La syphilis est une maladie sexuellement transmissible due au tréponème pâle. Après une période de forte diminution de fréquence due à l'utilisation de la pénicilline, cette maladie est de nouveau en augmentation du fait du non-respect des mesures de protection comme le préservatif.

La contamination se fait lors d'un rapport sexuel. Le tréponème entre dans l'organisme ; 3 semaines après apparaît un petit bouton, rose, indolore, suintant. Cette lésion peut être située sur la vulve et est accompagnée d'un ganglion au pli de l'aine. La lésion peut aussi être située sur l'anus ou sur la lèvre buccale s'il y a eu des rapports anaux ou oro-génitaux. Si elle n'est pas soignée, cette lésion guérit spontanément, mais le microbe continue à vivre dans l'organisme. Des boutons apparaissent 45 jours après sur toute la peau du corps (roséole), puis survient une chute des cheveux. Enfin, si le diagnostic n'a pas été fait, des complications nerveuses peuvent apparaître.

Le diagnostic repose sur la recherche du tréponème sur la lésion suintante du début ou par une prise de sang. Le traitement par la pénicilline est très efficace.

Le **sida**

Cette affection sexuellement transmissible est due au virus VIH (virus de l'immunodéficience humaine). Le nombre de personnes vivant avec le VIH n'a jamais été aussi important, principalement en raison d'un meilleur accès aux traitements. Fin 2010, on estimait à 34 millions (entre 31,6 et 35,2 millions) le nombre de personnes vivant avec le VIH dans le monde, soit une hausse de 17 % par rapport à 2001. Cela reflète un nombre important et continu de nouvelles infections au VIH et une expansion significative de l'accès au traitement antirétroviral, qui a contribué à réduire les décès liés au sida, notamment au cours des dernières années. En France, 6 000 personnes par an sont contaminées par le virus du sida au cours d'un rapport sexuel. La pratique de la sodomie est plus à risque que les rapports vaginaux. Un saignement au cours d'un rapport vaginal facilite la contamination qu'il s'agisse des règles ou d'une lésion du col utérin. La fellation non protégée est aussi à risque. Le risque de contamination est moindre si le partenaire contaminé prend un traitement, si les analyses ne détectent plus de virus dans son sang depuis 6 mois et s'il n'a pas d'autres maladies sexuellement transmissibles.

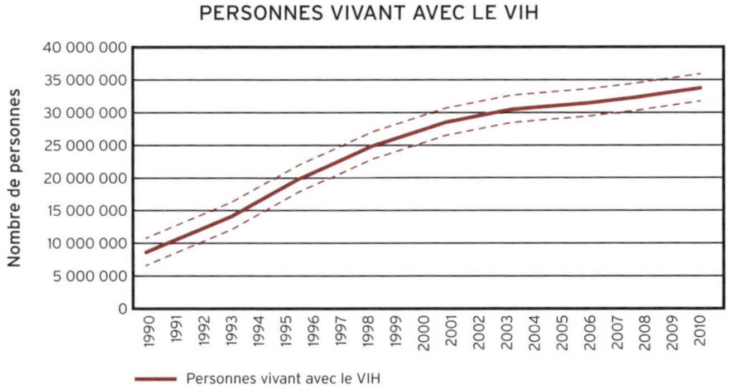

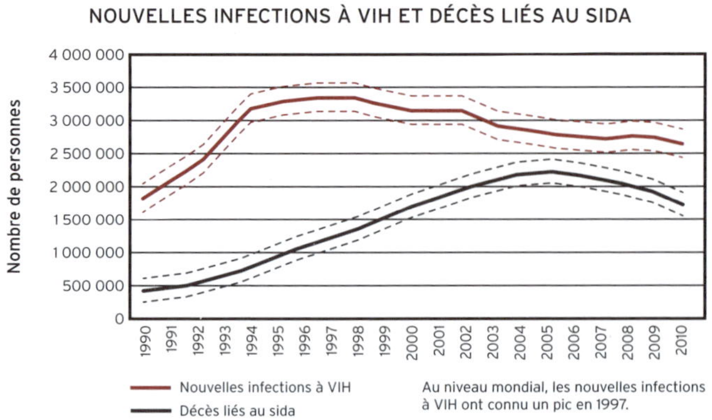

État de l'épidémie de sida dans le monde (OMS 2011)

Deux à six semaines après le rapport contaminant, apparaissent une fièvre, un mal de gorge, des taches rouges sur le visage et le tronc, avec souvent des douleurs dans les articulations, des ganglions. L'association d'érosions muqueuses dans la bouche et aussi parfois sur la vulve ou l'anus, à une éruption cutanée doit faire penser au sida et faire pratiquer une prise de sang pour rechercher le virus ou les anticorps.

Le traitement ne permet pas actuellement la guérison. Les médicaments antirétroviraux empêchent simplement le virus de se développer et les complications graves d'apparaître. Il n'y a pas actuellement de vaccin contre le sida. La prévention est d'utiliser les préservatifs masculins ou féminins pour tous les rapports avec pénétration (qu'elle soit vaginale, anale ou buccale), avec une personne dont on ignore la sérologie, et bien sûr si elle est positive. Le préservatif masculin est en général déjà lubrifié mais, pour plus de confort, on peut utiliser en complément un gel lubrifiant à base d'eau vendu en pharmacie ou dans les grandes surfaces… En cas de pénétration anale, l'application d'un lubrifiant est indispensable afin de diminuer les risques de rupture du préservatif. En revanche, il ne faut pas utiliser de lubrifiants gras de type vaseline ou crème hydratante qui altèrent le latex, le rendent poreux et risquent de le rendre inefficace. Il ne faut pas utiliser à la fois un préservatif féminin et un préservatif masculin car ils risqueraient de ne pas tenir en place et le frottement peut les endommager.

Il faut jusqu'à 6 semaines après le rapport pour que la contamination soit détectable dans le sang. Une personne contaminée qui ferait le test trop tôt risquerait d'avoir un résultat négatif (qui signifie qu'on n'a pas retrouvé la présence du VIH) tout en étant porteuse du virus. Dans ce cas, elle ne pourrait pas être soignée et risquerait de contaminer d'autres personnes sans le savoir.

FAQ

Je viens d'avoir un rapport non protégé et j'ai peur d'être contaminée par le VIH. Que dois-je faire ?

Si vous avez pris un risque il y a moins de 48 heures, les services d'urgences des hôpitaux peuvent vous accueillir 24 heures sur 24 pour évaluer ce risque. En journée, certains services spécialisés peuvent également vous prendre en charge. Faites vraiment vite après la prise de risque.

FAQ

Dans certains cas, un traitement appelé traitement post-exposition permet de diminuer le risque de contamination effective en cas d'exposition au VIH. Il se compose de plusieurs médicaments actifs contre le VIH et il doit être pris pendant 4 semaines. Pour que son efficacité soit la meilleure possible, il faut le débuter immédiatement et respecter attentivement les prescriptions du médecin.

Si aucun traitement n'est proposé, le médecin vous dira s'il est utile de faire un test, à quel moment, et quelle prévention adopter.

Si vous allez aux urgences, n'hésitez pas à prévenir le service en expliquant bien que vous venez parce que vous craignez d'avoir pris un risque de contamination par le virus du sida. Vous n'en serez que mieux accueillie. De préférence, faites-vous accompagner de votre partenaire pour faciliter l'évaluation du risque pris.

Pour savoir où vous rendre, vous pouvez téléphoner à SIS au 0 800 840 800 pour avoir l'adresse du service compétent le plus près de chez vous.

Les **salpingites**

Ce sont des infections des trompes qui sont assez fréquentes et en augmentation. Elles frappent dans 75 % des cas des femmes jeunes et souvent sans enfants. Elles sont souvent secondaires à une infection sexuellement transmissible. L'utilisation des préservatifs diminue de moitié le risque. Les microbes en cause sont le *chlamydia* ou le gonocoque sexuellement transmis, mais aussi des germes banaux qui s'introduisent dans la cavité utérine à l'occasion d'une fausse couche, d'un accouchement, d'une IVG, de la pose d'un stérilet. Normalement, il n'y a pas de microbe dans l'utérus et les trompes, mais si le col est ouvert ou est franchi par un instrument médical, les microbes qui sont dans le vagin peuvent proliférer dans l'utérus, donner une infection de l'endomètre (ou endométrite) et se propager aux trompes entraînant une salpingite, ou même au péritoine ce qui donne une péritonite.

Les signes évocateurs d'une salpingite sont des douleurs du bas-ventre associées à de la fièvre (38,5 à 39 °C) et des pertes sales et malodorantes quelques jours après un rapport non protégé. À l'examen, le médecin retrouve des pertes sales, un col utérin rouge avec une glaire louche. Le toucher vaginal est très douloureux On ne voit pas grand chose à l'échographie, sauf s'il y a déjà un abcès.

La *cœlioscopie* peut être nécessaire pour affirmer le diagnostic et différencier la salpingite d'une appendicite ou d'une infection de la vésicule biliaire. Des prélèvements seront faits dans la glaire cervicale, le ventre lors de la cœlioscopie et sur les organes génitaux externes du ou des partenaires pour retrouver le ou les microbes en cause.

Le *traitement* repose sur un antibiotique en piqûres pendant 3 à 4 jours, puis pendant 10 jours par la bouche. Une hospitalisation peut être nécessaire. Il faut bien sûr traiter le (les) partenaire(s). Un contrôle par prélèvement vaginal est nécessaire à la fin du traitement pour s'assurer que le microbe est bien parti avant de reprendre les rapports sexuels. Il faudra aussi faire une prise de sang pour vérifier l'absence de contamination par le microbe de la syphilis ou les virus de l'hépatite B, et du sida.

Si la salpingite est bien traitée, tout rendre dans l'ordre, mais si elle est négligée, elle peut se compliquer d'un abcès de la trompe, de l'ovaire, ou d'une péritonite, et plus tard d'une stérilité car les trompes infectées peuvent se boucher, ou rester abîmées et provoquer alors une grossesse extra-utérine.

Les **violences sexuelles**

En France, chaque année, près de 160 000 femmes sont l'objet d'agressions sexuelles. Il s'agit le plus souvent du mari ou du concubin et chez les jeunes d'un membre de la famille (père, oncle, frère, conjoint de la mère...). Ces agressions sexuelles sont souvent associées à des agressions physiques ou psychologiques. La victime a souvent honte d'en parler, surtout si l'agression est le fait d'un proche. Il est cependant très important d'en parler à un médecin, une sage-femme, une infirmière, voire une amie qui pourra vous aider.

Aide en cas de **violence**

Vous pouvez téléphoner à Jeunes Violences Écoute (0808 807 700) qui respecte l'anonymat. Des psychologues et des juristes sont à l'écoute, apportent leur soutien, aident à l'expression de ce qui s'est passé, peuvent proposer une orientation et informer sur les démarches à suivre.

Les associations d'aide aux victimes proposent également un accompagnement, un soutien et une aide dans les démarches :

- l'INAVEM (Fédération nationale d'aide aux victimes et de médiation) : http://www.inavem.org ;
- l'Association internationale des victimes de l'inceste : http://www.aivi.org ;
- Allô Enfance en Danger au 119, 24h/24, appel gratuit) : http://www.allo119.gouv.fr ;
- la voix de l'enfant : http://www.lavoixdelenfant.org.

Lors de la prise en charge, le médecin pratique un examen, fait les prélèvements nécessaires et donne un certificat attestant de ce qu'il a constaté. Il pourra donner une contraception d'urgence pour éviter une grossesse, un traitement préventif pour éviter une maladie sexuellement transmissible en particulier le sida, diriger la victime vers un psychologue pour un soutien. Une assistante sociale pourra aussi aider à trouver un logement, à effectuer les démarches auprès de la police, du tribunal car il faut porter plainte. Le viol est un crime puni par la loi. Dans de nombreux hôpitaux, il existe un accueil spécifique pour les victimes d'agressions sexuelles. Le commissariat de police donnera toutes les informations. L'important est de ne pas garder cette affaire secrète.

Les **maladies gynécologiques** les plus courantes

Les **polypes**

Cette pathologie bénigne que l'on peut découvrir lors d'un examen gynécologique est due à une prolifération de l'endomètre qui peut entraîner des saignements avec des règles abondantes et prolongées. Le médecin peut voir le polype sortant par le col utérin, grâce à un examen au spéculum, ou par échographie lorsque le polype est dans la cavité utérine.

Le traitement consiste à enlever le polype, parfois en consultation, parfois au cours d'une courte hospitalisation par hystéroscopie ou curetage.

Les **fibromes** de l'**utérus**

Ce sont des boules de muscle, toujours bénignes, qui se développent sur l'utérus. On n'en connaît pas bien la cause, mais on sait que les fibromes sont plus fréquents chez les personnes d'origine africaine, que les hormones féminines, en particulier les œstrogènes, les font grossir, qu'ils peuvent augmenter de volume pendant la grossesse sous l'effet des hormones sécrétées par le placenta. Après la ménopause, ils ne font plus parler d'eux.

Ils peuvent se développer :

- dans la cavité utérine et donner des hémorragies lors des règles (ménorragies), entraînant parfois une anémie ;
- hors de la cavité et peuvent alors comprimer la vessie, le rectum, l'uretère (le canal qui conduit l'urine du rein à la vessie) ;
- sortir de la cavité utérine par le col et s'infecter.

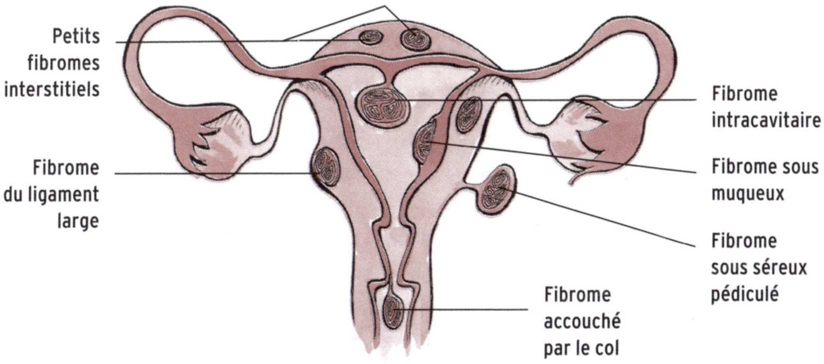

Différents types de fibromes

Les fibromes peuvent aussi gêner la conception ou perturber une grossesse en favorisant une fausse couche, un accouchement prématuré, une insertion anormale du placenta. Si son volume est important, le fibrome peut gêner l'accouchement par voie naturelle d'un enfant qui se présente tête en bas car il empêche la sortie du bébé (fibrome praevia). Le ou les fibromes peuvent aussi rendre le travail inefficace, empêcher une bonne contraction de l'utérus après la naissance, ce qui provoque une hémorragie.

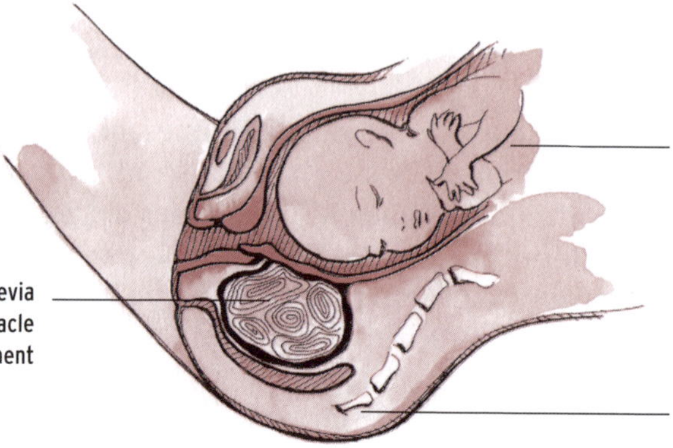

Fibrome praevia gênant l'accouchement

Le traitement n'est nécessaire que si le fibrome entraîne des complications (hémorragie, compression, infection, infertilité…). Si sa taille est inférieure à 8 ou 10 cm et ne provoque pas de troubles, il peut rester. Il ne deviendra pas cancéreux et diminuera un peu de taille sans disparaître après la ménopause. Le traitement du fibrome peut être médical (médicaments) ou chirurgical.

LE TRAITEMENT MÉDICAL

Comme la cause du fibrome reste inconnue, il n'y a pas de médicaments pour le faire disparaître. On ne peut traiter que les symptômes, les hémorragies et les douleurs. Le traitement des hémorragies s'effectue en prescrivant des hormones dérivées de la progestérone (progestatifs) et des médicaments destinés à arrêter les saignements (hémostatiques). Le traitement de la douleur repose sur des anti-inflammatoires.

LE TRAITEMENT CHIRURGICAL

Il consiste à enlever le fibrome (myomectomie) ou à enlever l'utérus (hystérectomie) si la femme ne veut plus d'enfants ou s'il n'y a pas d'autre solution.

La *myomectomie* consiste à enlever le ou les fibromes (ou myomes) les plus importants, en laissant l'utérus. Il restera souvent de petits fibromes gros comme des petits pois. Ces petits fibromes pourront à leur tour grossir, ce qui explique que la récidive soit possible après une myomectomie. Cette opération qui conserve l'utérus est la seule possible chez une femme qui souhaite des enfants. L'ablation du ou des fibromes peut se faire par :

- voie naturelle si le fibrome apparaît au niveau du col ou est accessible par hystéroscopie (voir chapitre 8) dans l'utérus ;
- voie cœlioscopique s'il n'y a qu'un ou deux fibromes trop gros ;
- voie abdominale (laparotomie) si les fibromes sont très nombreux et très gros.

FAQ

Est-il possible d'accoucher par voie basse en cas de grossesse après une myomectomie ?

Lors d'une grossesse après une myomectomie, la césarienne n'est pas systématique. Tout dépend de l'endroit où se trouvaient le ou les fibromes, de leur taille, du nombre de fibromes enlevés. S'il n'y avait qu'un seul fibrome dans la cavité utérine ou développé à l'extérieur de l'utérus (myome sous-séreux), l'accouchement par voie basse sera possible. C'est au chirurgien gynécologue qui vous a opéré d'en décider.

L'*hystérectomie* (voir chapitre 8) consiste à enlever l'utérus et à conserver les ovaires. Cette intervention met à l'abri des récidives, mais ne permet plus d'avoir d'enfants. Elle peut se faire par :

- voie naturelle (hystérectomie vaginale), si le ou les fibromes ne sont pas trop gros. Il n'y aura pas de cicatrices visibles ;
- voie cœlioscopique, il y aura une ou plusieurs petites cicatrices sur le ventre ;
- voie abdominale, il y aura une cicatrice transversale à la limite des poils pubiens, le plus souvent très peu visible.

FAQ

On doit me retirer l'utérus pour cause de fibromes. On me propose de retirer les ovaires aussi alors qu'ils sont sains. Je serais donc ménopausée plus tôt. Donc que faire ?

On doit vous garder les ovaires s'ils sont sains pour éviter une ménopause anticipée. Les ovaires continueront à fonctionner jusqu'à 50-55 ans.

L'*embolisation* est une nouvelle technique qui consiste à introduire, par une artère de la cuisse, un petit instrument qui injecte des petites billes de polystyrène pour boucher les vaisseaux qui nourrissent le fibrome. De ce fait, ce dernier ne grossira plus, diminuera de volume et ne saignera plus. Cette technique réalisée par un radiologue évite l'opération, mais nécessite une hospitalisation de 3 jours et une anesthésie péridurale (car c'est douloureux). Le taux de succès sur les hémorragies est de 70 à 80 %. Comme dans la myomectomie, le risque de récidive est voisin de 20 %.

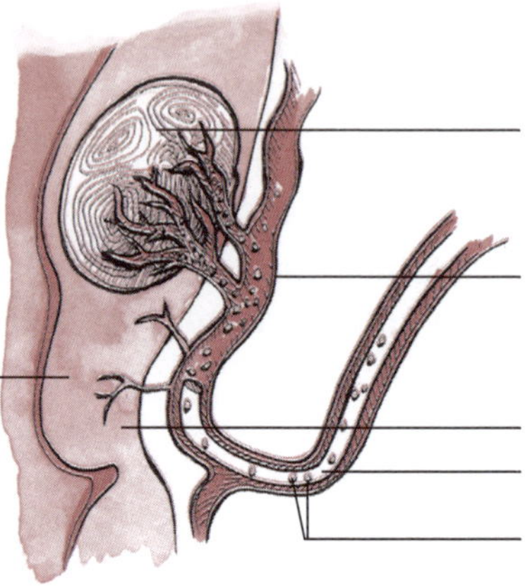

Embolisation d'un fibrome

Fibrome utérin : que faire ?

Vidéo Santé AZ

L'endométriose

L'endométriose est due à la présence, ailleurs que dans l'utérus, de la muqueuse qui tapisse normalement la cavité utérine (endomètre). On trouve alors de l'endomètre dans les ovaires, sur le péritoine, l'intestin grêle, le vagin, voire sur la paroi abdominale ou parfois même dans les poumons. Cette maladie bénigne entraîne des douleurs pelviennes, des troubles de la fertilité, ou les deux. Elle ne devient jamais cancéreuse et guérit toute seule à la ménopause. Plus fréquente de nos jours que jadis, elle touche 10 % des femmes et 20 % des femmes qui consultent pour infertilité ou douleurs lors des règles.

POURQUOI L'ENDOMÉTRIOSE ?

La cause de cette affection est mal connue. Normalement, chez la femme qui a ses règles, il est banal que du sang des règles accompagné de fragments de l'endomètre reflue par les trompes et soit retrouvé dans l'abdomen. Dans la grande majorité des cas, cet endomètre disparaît. Chez certaines femmes, il se greffe sur les ovaires, le péritoine... et saigne à chaque cycle. Ce sang de règle, qui ne peut pas s'échapper forme des kystes remplis du vieux sang de règles. Au fil des ans, ces lésions augmentent tous les mois et abîment les ovaires, les trompes, la vessie, le rectum...

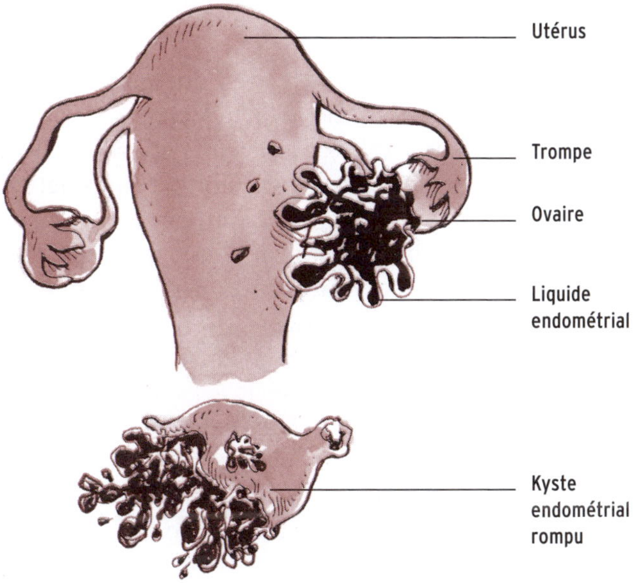

Endométriose de l'ovaire droit

En général, cette affection est découverte car la patiente consulte pour :

- des douleurs pelviennes qui surviennent lors des règles, en particulier à la fin (ces douleurs augmentent au fil des ans) ;
- une infertilité ;
- des signes digestifs : sang dans les selles à la période des règles, difficultés pour aller à la selle, faux besoins ;
- des signes urinaires, en particulier du sang dans les urines à la période des règles.

Par ailleurs, lors d'une consultation de routine, le médecin peut découvrir des lésions dans le cul-de-sac postérieur du vagin, ou des kystes ovariens au toucher vaginal.

Une échographie permet de voir des kystes ovariens remplis de vieux sang.

La cœlioscopie affirme le diagnostic et en fait le bilan car les lésions sont souvent plus étendues qu'on ne le pense après l'examen clinique ou l'échographie. La cœlioscopie permet aussi d'apprécier les chances ou non d'obtenir une grossesse sans le recours à l'assistance médicale à la procréation.

LES TRAITEMENTS

Si la femme souffre, le meilleur traitement consiste à bloquer les règles en lui donnant une pilule contraceptive en continu. La femme enchaîne les plaquettes de pilule sans s'arrêter. Il n'y aura donc ni règles, ni saignements dans les lésions d'endométriose à l'intérieur du ventre. Les progestatifs (en comprimés ou en piqûre) peuvent aussi être utilisés dans le but de supprimer les règles. Au bout de 6 mois à un an de ce traitement, il est possible de reprendre la pilule de manière classique. Le traitement de blocage de l'ovaire en continu ou en discontinu sera éventuellement prolongé jusqu'à la ménopause car la maladie guérit à l'arrêt du fonctionnement des ovaires et avec la disparition des règles.

Si l'endométriose est découverte dans le cadre d'un bilan d'infertilité, tout dépend de l'importance de l'endométriose.

Si elle est peu importante, les lésions pourront être enlevées par chirurgie cœlioscopique et on pourra conseiller au couple d'avoir des rapports pour avoir rapidement un enfant avant que l'endométriose ne récidive. La grossesse est un bon traitement de l'endométriose car il n'y a pas de règles pendant 9 mois !

Si l'endométriose est sévère ou si le sperme du mari n'est pas de qualité optimale, il faudra bloquer les règles après le traitement cœliochirurgical, avec l'idée d'avoir recours à une fécondation *in vitro*. L'expérience montre en effet que, si les lésions d'endométriose sont importantes, les chances de grossesse spontanée sont faibles, même si le sperme du mari est bon. Si les lésions d'endométriose sont sévères et le sperme de mauvaise qualité, la grossesse ne surviendra pas, et l'endométriose récidivera, faisant perdre le bénéfice de l'intervention. Les résultats de la fécondation *in vitro* pour les endométrioses sévères sont bons : voisins de 20 % par cycle de traitement.

FAQ

Peut-on être enceinte spontanément malgré une endométriose ?

Bien sûr si les trompes ne sont pas complètement bouchées. L'endométriose rend surtout plus difficile la fécondation mais, si le compagnon est très fécond parce qu'il a un très bon sperme, une fécondation peut survenir. Dans ce cas, la qualité de la semence compense la faible fécondité de la femme.

Les **kystes ovariens**

LES KYSTES FONCTIONNELS

Chaque mois, un follicule de 20 à 25 mm se développe dans l'ovaire et se rompra au 14ᵉ jour du cycle pour permettre l'ovulation et la transformation du follicule en corps jaune. Ce phénomène peut être douloureux ou le follicule peut dépasser les tailles habituelles pour atteindre 30 à 50 mm. Le corps jaune peut aussi être volumineux, hémorragique et saigner dans le ventre. Devant ces douleurs, l'échographie mettra souvent en évidence un kyste dit « fonctionnel », c'est-à-dire lié au fonctionnement de l'ovaire. Ces kystes sont fréquents, surtout si l'on ne prend pas la pilule ou si l'on prend un traitement pour stimuler l'ovulation. Même douloureux, ils ne doivent pas être opérés. Ils disparaissent spontanément en deux ou trois mois. L'échographie montrera leur disparition. Si ces kystes surviennent très fréquemment, on peut proposer à la femme de prendre une pilule afin de bloquer l'ovulation et d'éviter ces ennuis.

Des kystes fonctionnels peuvent également se voir pendant la grossesse, ou encore après l'arrêt des règles à la ménopause. Ils ont des caractéristiques particulières à l'échographie, et il faut savoir attendre leur disparition. Ce n'est qu'en cas de persistance que l'on pourra envisager de les enlever par une opération chirurgicale (cœlioscopie).

LES KYSTES ORGANIQUES

Ces kystes ne disparaissent pas, mais au contraire peuvent grossir, se tordre, se rompre. Suivant leurs caractéristiques échographiques, ils peuvent être :

- des kystes endométriosiques s'ils contiennent du vieux sang. Il s'agit d'une endométriose (voir plus haut) ;

- des kystes dermoïdes s'ils contiennent du tissu graisseux, mais aussi parfois des poils, des dents ! Ces poils ou dents s'expliquent car ces kystes se développent à partir des cellules germinales destinées à donner les ovules puis l'embryon qui aura des poils et des dents. Ces kystes se voient chez les jeunes femmes et peuvent être bilatéraux (des deux côtés) ;
- des kystes mucineux qui contiennent du mucus : un liquide filant comme du blanc d'œuf ;
- des kystes séreux qui contiennent un liquide comme de l'eau.

Ces kystes organiques doivent être opérés soit en urgence s'ils entraînent une torsion de l'ovaire et des douleurs aiguës, soit en programmant l'opération avec le chirurgien. L'intervention est faite en général par cœlioscopie. Le chirurgien enlève uniquement le kyste en laissant l'ovaire (kystectomie), d'autant plus que la femme est jeune. Cependant, il faut savoir qu'une intervention prévue par cœliochirurgie peut se transformer en chirurgie à ventre ouvert (laparotomie), soit pour des raisons de technique chirurgicale (difficulté de dissection, saignement…), soit parce que le diagnostic évoqué lors de la cœlioscopie n'est pas celui que le chirurgien découvre en regardant dans le ventre. Il ne faut jamais oublier que, si les progrès de la radiologie (échographies, scanner, imagerie par résonance magnétique) permettent de faire le plus souvent le diagnostic exact avant l'intervention, les images ne sont que des images et pas toujours la réalité que l'on découvre dans le ventre. Un kyste apparemment bénin peut se révéler malin (cancéreux) à l'intervention.

Les **malformations utérines**

Chez l'embryon, l'utérus est formé par deux canaux (canaux de Müller) qui se rejoignent pour former le vagin et l'utérus. Normalement, l'utérus et le vagin sont donc uniques. Il est cependant possible que les deux canaux restent totalement séparés (il y a alors deux vagins et deux utérus), ou partiellement accolés, et il y a une cloison utérine. Enfin, un seul des deux canaux peut se développer donnant un utérus plus petit avec une seule trompe (utérus unicorne). Ces anomalies sont découvertes en général lorsque la jeune femme a des rapports et souhaite un enfant… sans parvenir à être enceinte. Elles peuvent être associées à des anomalies des reins.

Le diagnostic nécessite d'effectuer une échographie, une hystérographie ou une IRM.

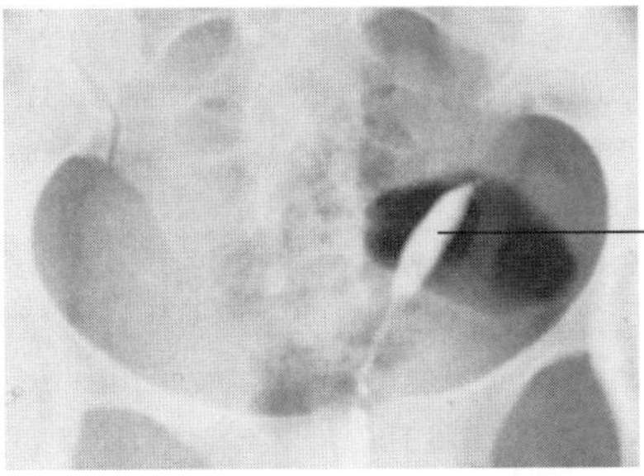

Hystérographie : un utérus avec une seule corne et une seule trompe

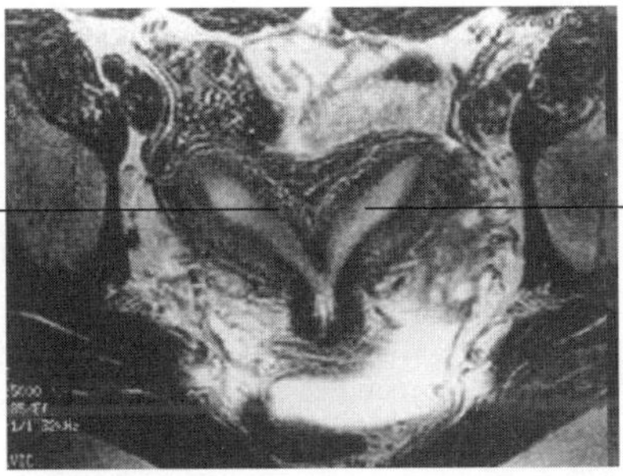

IRM : un utérus cloisonné

S'il y a deux vagins, ils sont en général un peu étroits, ce qui entraîne des difficultés pour les rapports. Quand le médecin introduit le spéculum, il constate que le vagin est séparé en deux par une cloison qu'il faudra enlever.

La présence d'une cloison dans l'utérus peut entraîner des fausses couches à répétition. Il faut enlever cette cloison lors d'une intervention sous hystéroscopie (par les voies naturelles).

L'utérus unicorne entraîne aussi des fausses couches, mais il n'y a pas de traitement. En général, à chaque grossesse, l'utérus grandit un peu et finit par avoir une taille qui permet une grossesse avec un enfant souvent prématuré mais viable.

Les **pathologies bénignes** des seins

Les seins sont des glandes destinées à produire le lait nécessaire au nouveau-né. Ils contiennent des lobules qui sécrètent le lait et des canaux qui conduisent ce lait au mamelon. Très sensibles aux hormones, ils se développent à la puberté sous l'influence des œstrogènes. Ils se développent encore plus au cours de la grossesse, en particulier au troisième trimestre pour préparer la lactation. Après la ménopause, l'ovaire ne fonctionne plus, il n'y a plus d'œstrogène, la glande mammaire s'atrophie et est remplacée en partie par de la graisse. Le sein est alors plus facile à examiner et à radiographier. Si la femme prend du poids, la graisse se répartira entre les fesses, le ventre mais aussi les seins.

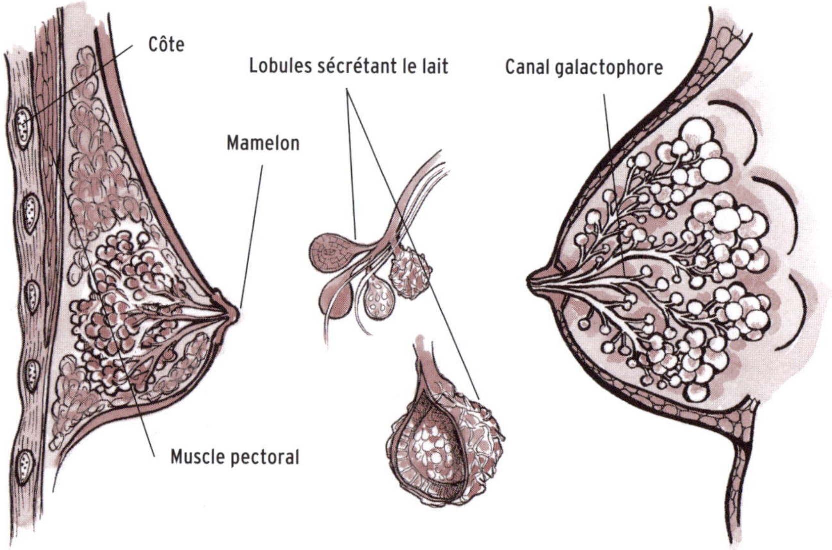

Le sein, un organe destiné à produire du lait

LES DOULEURS

Chaque mois, les seins subissent les variations hormonales du cycle. Ils vont être un peu tendus, plus lourds à la veille des règles, plus souples après les règles au début du cycle. Ces variations peuvent s'accentuer et entraîner des douleurs après la quarantaine quand les ovulations et la progestérone se font rares. La solution : un apport de progestérone naturelle du 14e au 25e jour du cycle peut améliorer les choses. Ce traitement peut être prescrit sous forme de pommade à bien faire pénétrer dans la peau ou de comprimés à avaler.

LES FIBROMES DU SEIN

Les fibromes du sein n'ont rien à voir avec les fibromes de l'utérus. Il s'agit de tuméfactions qui se développent à partir de la glande mammaire (adénofibromes) chez la femme jeune entre 20 et 30 ans. Cette tuméfaction est unique, de 2 à 3 cm de diamètre, bien limitée, indolore, roulant sous le doigt. Il n'y a pas d'adhérence à la peau, pas de ganglions sous le bras. Cette lésion bénigne ne devient pas cancéreuse. Elle se voit à un âge où le cancer est exceptionnel.

Chez une jeune femme, la mammographie est inutile. Une échographie permet de visualiser l'adénofibrome sous forme d'une image aux contours bien nets, comportant parfois des calcifications. Il n'y a pas de traitement par médicaments. On ne peut qu'enlever l'adénofibrome s'il fait plus de 3 cm, augmente de volume ou inquiète. Son ablation peut se faire sous anesthésie locale en hospitalisation de la journée. L'analyse confirmera la bénignité.

Passée la quarantaine, on peut voir des adénofibromes mais, à cet âge où le cancer commence à devenir fréquent, il est recommandé de le biopsier (voir chapitre 8) ou de l'enlever.

LES KYSTES DU SEIN

Ils sont fréquents, surtout dans la période qui précède la ménopause. Ils sont en général plusieurs et dans les deux seins. Ils se développent à l'extrémité des canaux galactophores. Ils peuvent être indolores, mais sont en fait assez souvent douloureux, formant des placards douloureux, en particulier avant les règles. Cette affection, dite maladie fibrokystique des seins ou maladie de Reclus, est fréquente surtout chez celles qui fument et boivent beaucoup de café ou des boissons à base de cola (contiennent de la caféine, qui énerve).

L'échographie permet de vérifier qu'il s'agit de kystes remplis de liquide. Il est possible de les ponctionner lors d'une consultation, ce qui permet de les vider, de soulager les douleurs et de faire analyser le liquide, et de rassurer une patiente souvent angoissée.

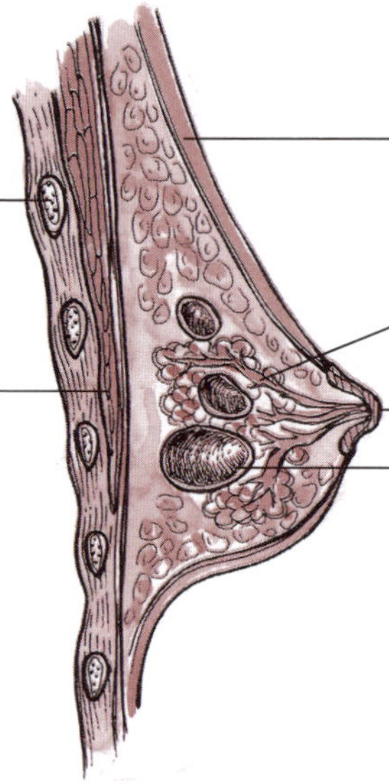

Kystes dans un sein

On ne connaît pas bien le pourquoi de cette affection qui guérira toute seule après la ménopause. On accuse en général un dérèglement hormonal de la préménopause bien que l'on n'en ait aucune preuve. Cette affection n'a pas de lien avec le cancer du sein. Ces kystes ne deviennent pas cancéreux, même si les deux maladies peuvent coexister.

La prise en charge des kystes du sein est avant tout médicale. Le médecin va :

- rassurer la femme souvent angoissée,
- conseiller d'arrêter de fumer, de baisser la consommation de café,
- conseiller de faire du sport, de la gymnastique, du yoga pour se « détendre »,
- ponctionner les gros kystes douloureux,
- éviter de proposer une intervention chirurgicale (sauf s'il y a un doute vis-à-vis d'un cancer), car les kystes réapparaîtront. C'est l'ensemble du sein qui comporte des kystes dont certains sont très petits, d'autres plus gros.

L'acupuncture et l'homéopathie peuvent aider. Les pilules contenant des œstrogènes et des progestatifs ne sont pas contre-indiquées, et peuvent même améliorer les choses. Les microprogestatifs sont en revanche contre-indiqués. Le traitement hormonal de la ménopause est possible.

Chapitre 7
Les **cancers** gynécologiques

LE TERME DE CANCER est un terme général puisque cette maladie peut toucher tous les organes, la peau, les os. Elle est liée à la prolifération des cellules d'un tissu normal, qui se multiplient anormalement et indéfiniment. Certaines cellules peuvent migrer de leur lieu de production et former des tumeurs à distance dans un autre tissu ou organe : les métastases. La cause du cancer peut être différente selon les organes touchés. On sait, par exemple, que le cancer du poumon est très fortement lié au tabac, que certains cancers du foie sont liés au virus de l'hépatite B, que certains autres cancers sont liés à l'environnement professionnel, comme le cancer de la vessie chez certains ouvriers de la chimie, de la plèvre pour une exposition à l'amiante, des sinus pour les travailleurs du bois…

Chez la femme, il existe des cancers liés aux hormones comme le cancer du sein, le cancer du corps de l'utérus, du côlon, d'autres liés aux virus HPV, comme les cancers du col, du vagin, de la vulve, d'autres liés au tabac comme le cancer du poumon qui sera bientôt aussi fréquent que le cancer du sein.

En France, le cancer le plus fréquent chez la femme est le cancer du sein, suivi du cancer du côlon et des poumons (voir tableau page suivante). La comparaison entre le nombre de nouveaux cas par an (incidence) et la mortalité montre bien que certains cancers sont plus à risque que d'autres. Ces chiffres ne sont valables que pour notre pays ou les pays développés. Dans les pays pauvres, le cancer du col de l'utérus arrive en tête pour la fréquence, devant le cancer du sein car, si l'espérance de vie d'une femme est de 45 ans, elle sera décédée avant d'avoir atteint l'âge du cancer du sein et elle ne bénéficiera pas du dépistage du cancer du col faute de moyens et/ou de médecins...

Nombre de nouveaux cas annuels de cancer chez la femme et nombre des décès en France (INVS 2010)

Organes	Nombre de nouveaux cas/an	Nombre des morts/an
Sein	49 814	11 201
Côlon-rectum	17 500	7 964
Poumons	6 714	5 674
Corps de l'utérus	5 774	1 800
Thyroïde	5 073	256
Ovaires	4 375	3 180
Col de l'utérus	3 068	1 067

Certains cancers peuvent être prévenus par :

- une bonne hygiène de vie : si l'on ne fume pas, on a peu de risques d'avoir un cancer du poumon ;
- un vaccin comme le cancer du col ;
- le dépistage, qui permet de trouver une lésion précancéreuse que l'on pourra traiter facilement, évitant l'apparition du cancer comme pour le cancer du col de l'utérus ou du côlon, ou un cancer débutant, ce qui permet un traitement moins lourd et de meilleurs résultats.

Enfin, en cas d'apparition de signes cliniques : saignements, tuméfaction, il faut consulter sans attendre pour que le diagnostic soit fait le plus rapidement possible. Il est clair qu'il vaut mieux traiter un cancer débutant qu'un cancer à un stade avancé.

Le diagnostic du cancer repose sur l'analyse au microscope d'un fragment de la tumeur. Ce diagnostic posé, un bilan est fait pour apprécier l'état général et les éventuelles extensions de la maladie. Les médecins, réunis dans une commission pluridisciplinaire, étudient ce bilan et classent la maladie en utilisant le plus souvent une classification internationale en stades de 0 à IV : 0 représente le un stade très débutant et IV le stade le plus avancé. Ils utilisent aussi parfois une classification dite TNM : T pour la taille de la tumeur (de T0 à T4) ; N (*nodes* en anglais) pour les ganglions (de N0 pas de ganglions palpables à N4 gros ganglions cancéreux) ; et M pour les lésions à distance du cancer ou métastases (M0 pas de métastases M+ avec métastases). Il vaut donc mieux avoir une tumeur au stade I ou T1N0M0 qu'une tumeur à un stade avancé IV ou T4N3M+. Dans le premier cas, le traitement sera moins lourd et le résultat meilleur que dans le second.

Le traitement des cancers gynécologiques comporte en général plusieurs étapes avec plusieurs spécialistes de différentes disciplines : chirurgie, radiothérapie, chimiothérapie, hormonothérapie. L'ordre des traitements varie en fonction du stade de la maladie. Dans les lésions débutantes, le chirurgien intervient en premier et il arrive que ce traitement chirurgical soit suffisant. Si la tumeur est à un stade avancé, la chirurgie n'est souvent pas possible ou trop dangereuse et le traitement commence par de la chimiothérapie pour diminuer le volume de la tumeur, et permettre alors au chirurgien d'intervenir.

Le **cancer** du **sein**

Dans les pays développés, le cancer du sein est de loin le plus fréquent chez la femme. Il provoque tous les ans la mort de plus de 8 millions de femmes dans le monde. En France, 50 000 femmes sont touchées tous les ans et 11 000 en décèdent. Après 35 ans, une femme sur six aura un cancer du sein.

La fréquence du cancer du sein augmente avec :
- l'âge (très rare avant 30 ans, il est fréquent après la ménopause) ;
- l'absence d'enfants avant 30 ans ;
- l'obésité ;
- une alimentation riche en graisses saturées, en produits laitiers (beurre, fromage), en viandes ;
- une prédisposition familiale, certaines femmes pouvant être porteuses d'une prédisposition familiale (gènes *BCRA1* sur le chromosome 17 et *BCRA2* sur le chromosome 13). C'est heureusement rare (moins de 10 % des cancers du sein).

Le risque d'avoir un cancer du sein est plus faible si la femme :
- a eu des enfants étant jeune ;
- les a allaités (risque diminué de 5 % par période d'un an) ;
- a un régime alimentaire riche en légumes, en graisses insaturées (huile d'olive et de colza) et en poissons.

FAQ

Ma grand-mère a eu un cancer du sein à 70 ans. Est-ce que je suis à haut risque de cancer du sein ?

Non. Le cancer du sein étant fréquent, il est courant d'avoir dans sa famille un membre touché par un cas de cancer du sein. Il existe un risque génétique, ce qui est rare (moins de 10 % des cas), s'il y a eu dans sa famille plus de trois cas de cancer chez des apparentés du premier degré (mère, sœur, père – car les hommes peuvent aussi avoir un cancer du sein) ou si un membre de la famille a développé un cancer du sein et des ovaires avant 40 ans. Les médecins utilisent un score pour calculer le risque et voir si une consultation spécialisée d'onco-génétique est utile. Dans ces consultations, les généticiens étudieront votre arbre généalogique, vous expliqueront quels sont vos risques et s'il faut pratiquer ou non des tests génétiques.

Traitements hormonaux et **facteurs** de risque

Le rôle de la prise des *pilules contraceptives hormonales* a été débattu. Il est certain qu'elle n'augmente pas fortement le risque, la question est celle d'une augmentation faible du risque. Les publications les plus récentes ne montrent pas d'augmentation du risque, mais il faut rester vigilant car la composition des pilules change et il s'écoule un long délai entre l'âge de la prise (15 à 35 ans) et l'âge du cancer (65 ans). Des études sont donc en permanence nécessaires pour surveiller ce problème.

Le *traitement hormonal de la ménopause* a aussi été incriminé. Il fait passer le risque de 1 (risque de tout le monde) à 1,2 si la femme a pris un traitement hormonal pendant plus de 5 ans. Ce risque augmente avec la durée du traitement. Il revient à la normale après l'arrêt du traitement. La baisse de la prescription des traitements hormonaux, après les études américaines de 2002, a fait baisser la fréquence des cancers du sein de près de 10 % dans les pays où ces traitements étaient largement prescrits.

Ces faits soulignent le rôle des hormones dans la genèse des cancers du sein et dans leur traitement car le cancer du sein est un cancer hormono-sensible.

Le **développement** du cancer du sein

À la différence du cancer du col de l'utérus, la cause du cancer du sein reste inconnue. La maladie commence par des anomalies cellulaires qui apparaissent dans les canaux du sein (75 %) ou dans les lobules qui fabriquent le lait (15 %). Tant que la prolifération cellulaire est contenue dans les canaux ou les lobules, on parle de cancer *in situ* canalaire ou lobulaire. Cela signifie que la maladie reste cantonnée à l'intérieur des canaux et des lobules ; il n'y a pas de développement du cancer à distance (métastases). Un traitement local, par chirurgie et/ou radiothérapie, sera suffisant.

Dès que les cellules cancéreuses envahissent les tissus voisins et sortent de l'intérieur des canaux ou des lobules, le cancer est dit invasif. Les cellules cancéreuses peuvent se déplacer dans l'organisme et envahir les ganglions du sein situés sous le bras, mais aussi passer dans la circulation sanguine pour éventuellement donner des lésions, à distance du sein : dans les poumons, le foie, les os, le cerveau. Ce sont ces lésions à distance ou métastases qui sont graves et qui nécessitent une prise en charge spécifique.

Les cancers se développent à une vitesse variable, définie par le temps de doublement des cellules cancéreuses, c'est-à-dire le temps qu'il faut pour passer de 2 à 4 cellules cancéreuses, puis de 4 à 8, 8 à 16… Il faut en moyenne 10 ans pour observer un cancer de 1 cm de diamètre. Un cancer invasif de 1 cm a donc commencé 10 ans auparavant, et des cellules ont pu se déplacer dans l'organisme. Dans ce cas, le cancer n'est donc plus uniquement une maladie locale que l'on pourra traiter uniquement par la chirurgie, mais une maladie générale pour laquelle il faudra un traitement général (chimiothérapie, hormonothérapie, immunothérapie…) après ablation de la tumeur. Le risque d'avoir des lésions à distance est fonction de la taille tumorale (plus la tumeur est grosse, plus ce risque est grand), et de l'agressivité du cancer (certains cancers ont un temps de doublement plus rapide).

Plus le cancer est dépisté tôt, meilleures sont les chances de guérison mais, le processus s'étalant sur plusieurs années, il n'y a pas « d'urgence » au sens habituel du terme au moment de sa découverte, et on a le temps de faire un bilan et de s'organiser pour commencer le traitement, mettre en place la meilleure stratégie thérapeutique.

Le **dépistage**

Ce cancer fréquent, qui tue encore beaucoup trop de femmes, peut faire l'objet d'un dépistage comme pour d'autres cancers (cancer du col de l'utérus, cancer de l'intestin, de la peau) :

- La femme elle-même examine ses seins une fois par mois après les règles (les seins sont plus souples et plus faciles à examiner). Elle recherche une tuméfaction, une déformation du sein, un écoulement en pressant le mamelon, un ganglion sous le bras. Cet auto-examen, malheureusement, s'il permet de traiter des lésions plus précocement, n'a pas permis de faire baisser la mortalité.
- Un membre du corps médical (médecin, infirmière, sage-femme) examine les seins. Là encore, cela permet de traiter des lésions plus précocement, mais ne permet pas de faire baisser la mortalité.
- Une radiographie du sein ou mammographie dépiste une lésion cancéreuse avant qu'elle ne soit palpable, c'est-à-dire plus petite que 1 cm. C'est cette modalité qui a été choisie dans beaucoup de pays d'Europe et d'Amérique du Nord. Une mammographie de face et de profil de chaque sein chez un radiologue agréé, est proposée après 50 ans et jusqu'à 74 ans tous les deux ans. Cette radio est relue par un groupe de radiologues pour éviter les erreurs (faux négatif : la lésion n'a pas été vue par le premier radiologue ; faux positif : le premier radiologue pense à tort qu'il y a une anomalie). Si la radio relue est normale, la femme est reconvoquée deux ans après. Si la radiographie est anormale ou douteuse, il faut faire des examens complémentaires (échographie, biopsie) pour un diagnostic exact. En effet, ce n'est que l'analyse d'un prélèvement d'un morceau de tissu suspect qui permet d'affirmer la présence ou non d'un cancer. La radio n'est qu'une image.

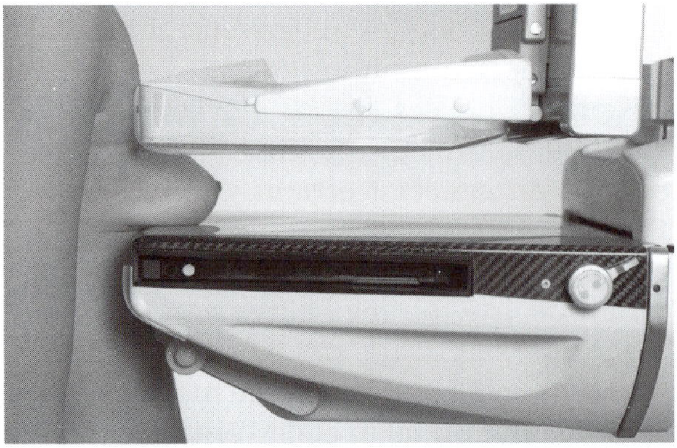

Réalisation d'une mammographie

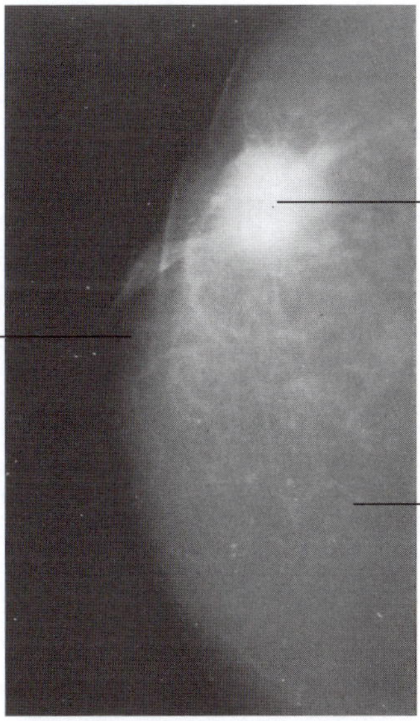

Aspect d'un cancer sur une mammographie

L'objectif du dépistage est de faire baisser la mortalité de 20 à 30 %. Cet objectif ne peut être atteint que si le dépistage mammographique est bien organisé (appareils radiographiques de qualité contrôlée, radiologues formés, double lecture), porte sur plus de 70 % de la population, et est suivi d'un traitement bien adapté. Il a aussi des inconvénients liés aux faux positifs qui entraînent des biopsies inutiles, aux faux négatifs qui laissent apparaître des cancers entre deux mammographies (on parle de cancers de l'intervalle), au sur-diagnostic de lésions *in situ* qui n'auraient jamais évolué.

Les publications les plus récentes font cependant apparaître une baisse de la mortalité liée à l'association du dépistage (qui permet le traitement de plus petites lésions) et d'une prise en charge optimale.

FAQ

Ma sœur a eu un cancer du sein à 41 ans. J'ai 35 ans et j'ai très peur de faire aussi un cancer du sein. Est-ce que je ne devrais pas faire une mammographie de dépistage sans attendre d'avoir 40 ans ?

Si c'est le seul cas dans votre famille, il ne faut pas faire de mammographie avant 50 ans pour plusieurs raisons. À 35 ans, on ne verra pas grand-chose car le sein est très dense à cet âge. Les mammographies ne sont pas sans danger chez les femmes de moins de 40 ans. Faites trop tôt et trop fréquemment, elles peuvent induire des lésions cancéreuses.

Comment reconnaître un cancer du sein ?

Le cancer du sein peut se voir à tous les âges de la vie, y compris pendant la grossesse. Il est cependant plus fréquent après la ménopause. Il faut donc voir son médecin si l'on constate l'apparition :

- d'une tuméfaction dure, mal limitée, indolore, dans le sein ;
- un pli ou une modification de la peau du sein ;
- un écoulement par le mamelon, surtout s'il est sanglant ;
- une modification du mamelon qui rentre ou présente un eczéma ;
- un ganglion sous le bras.

Le médecin vous examinera et vous prescrira s'il le juge nécessaire une radiographie et/ou une échographie des seins. En fonction du résultat de ces examens, il verra s'il faut ou non faire une biopsie (prélèvement). Celle-ci pourra être faite par le radiologue ou le chirurgien. L'annonce du diagnostic est faite dans le cadre d'une consultation médicale prolongée pour que vous puissiez poser toutes les questions qui vous préoccupent. Une infirmière pourra compléter vos informations. Un soutien psychologique avec une psychologue spécialisée vous sera proposé.

Le **traitement**

Un groupe de médecins spécialisés, un chirurgien, un radiothérapeute, un oncologue (spécialiste des traitements médicaux des cancers), le pathologiste qui aura analysé la tumeur, se concertent pour étudier le dossier et proposer un plan de traitement. La patiente peut discuter avec le médecin référent, en général le chirurgien, des différentes possibilités de traitement.

Le traitement des cancers du sein débutants (ce qui est le cas le plus fréquent aujourd'hui) comprend plusieurs phases :

Une opération chirurgicale qui enlève :

- la tumeur en passant au large pour laisser les berges du fragment saines, c'est-à-dire sans cancer ;
- les ganglions du sein. Pour les petites tumeurs de moins de 15 mm, le chirurgien enlève en général simplement le premier ganglion dit « ganglion sentinelle » (voir chapitre 8). Si celui-ci est

négatif, on ne prélève pas d'autres ganglions pour éviter les gros bras. En effet les ganglions lymphatiques permettent à la lymphe de rejoindre la circulation sanguine. L'ablation des ganglions, surtout si elle est associée à une radiothérapie, va perturber la circulation de la lymphe et provoquer un gros bras. Si le ganglion sentinelle est positif, il faut enlever les autres ganglions ;

- le sein et les ganglions si la tumeur est étendue (> 3 cm) ou si plusieurs endroits du sein sont atteints.

L'irradiation du sein par radiothérapie, obligatoire si le sein est conservé car le chirurgien a enlevé uniquement la tumeur. Elle diminue le taux de récidives dans le sein traité. Elle est discutée si le chirurgien a enlevé le sein. Ce traitement nécessite de se rendre au centre de radiothérapie tous les jours pendant six semaines pour des séances d'irradiations de quelques minutes. Il entraîne comme effets secondaires des rougeurs sur le sein (comme des coups de soleil) et un peu de fatigue. Il ne fait pas tomber les cheveux.

La chimiothérapie consiste à injecter par voie veineuse des médicaments qui détruisent les cellules cancéreuses. Ces médicaments abaissent également la production des cellules du sang (globules rouges, globules blancs, plaquettes qui doivent être surveillés) et font tomber les cheveux. Il faut se rendre à l'hôpital souvent deux fois par mois pour une perfusion de ces médicaments qui dure une ou deux heures, et cela pendant six mois. Les médicaments utilisés sont adaptés en fonction de la nature de la tumeur, du bilan d'extension de la tumeur, et de l'état de santé de la patiente.

L'hormonothérapie consiste à prendre oralement des médicaments contre les œstrogènes qui jouent un rôle dans le développement des cancers du sein. Les personnes dont la tumeur comporte des récepteurs hormonaux observés lors de l'analyse en laboratoire, doivent prendre un comprimé par jour, pendant 3 à 5 ans. S'il n'y a pas de récepteurs hormonaux, ce traitement est inutile. Il est très bien supporté et ne fait pas tomber les cheveux. Il peut donner des bouffées de chaleur, comme à la ménopause ou des douleurs dans les articulations, et peut engendrer la survenue de phlébites chez les patientes âgées.

Le **plan** de **traitement**

Après l'intervention chirurgicale, l'analyse de la tumeur (type, recherche des récepteurs hormonaux, analyse génétique) et des ganglions, les médecins de l'équipe classent la patiente comme :

- à faible risque de récidive car la tumeur paraît peu agressive, comporte des récepteurs hormonaux. Les ganglions sont négatifs. L'analyse génétique est bonne. Dans ce cas, l'opération chirurgicale est suivie d'une irradiation du sein et des hormones sont prescrites pendant 5 ans ;
- à risque de récidive car la tumeur paraît agressive, ne comporte pas de récepteurs hormonaux, n'a pas une bonne analyse génétique. Les ganglions sont positifs. Dans ce cas, l'opération chirurgicale est suivie d'une chimiothérapie pendant six mois, puis d'une radiothérapie sur le sein.

Mais chaque patiente est particulière et, dans les cas intermédiaires, la chimiothérapie est discutée en fonction des différents paramètres (âge, type de tumeur, récepteurs, génétique, nombre de ganglions). Un logiciel peut aider les médecins à évaluer les avantages attendus de ces traitements.

Cas particuliers

Si le cancer apparaît chez une femme de moins de 50 ans, la chimiothérapie est en général proposée.

Dans les cancers in situ, le traitement chirurgical seul ou associé à la radiothérapie peut être suffisant si le chirurgien a pu enlever toute la lésion. Si la lésion est étendue, l'ablation du sein (mastectomie) pourra être nécessaire. Cette opération peut être associée à une reconstruction faite lors de la même intervention ou secondairement (voir chapitre 8 page 249).

Si la tumeur est volumineuse (> 3 cm) lors de sa découverte, il est en général proposé de commencer par la chimiothérapie. Si celle-ci fait diminuer notablement la tumeur à moins de 3 cm, un traitement conservant le sein peut être envisagé. Sinon, il faudra faire une mastectomie. Dans ce cas, la reconstruction ne pourra être proposée qu'un an ou deux après la fin du traitement.

En cas de cancer du sein découvert au cours d'une grossesse, si le diagnostic est fait pendant le premier trimestre, une interruption de grossesse sera proposée pour commencer le traitement. S'il est fait au cours du deuxième ou du troisième trimestre, le traitement chirurgical pourra être entrepris, mais il faudra attendre que l'enfant soit viable pour le faire naître et pratiquer la chimiothérapie ou la radiothérapie. Dans certains cas où l'enfant serait très prématuré, on pourra commencer une chimiothérapie adaptée pendant la grossesse.

La **surveillance** après **traitement**

La surveillance se fait avec les différents médecins de l'équipe, le médecin traitant et le gynécologue. Les consultations avec l'un d'eux ont lieu tous les trois mois pendant trois ans, puis tous les ans. Une radiographie annuelle des seins est suffisante si la patiente va bien. Sinon des examens complémentaires peuvent être prescrits en fonction des signes cliniques.

Pour la contraception, le stérilet au cuivre est la meilleure solution.

FAQ

J'ai eu un cancer du sein. Puis-je avoir encore un enfant ?

Si vous êtes jeune et désirez un enfant, il faudra en parler avec vos médecins. Il faut attendre en général deux ou trois ans après la fin du traitement. Il est bien démontré que la survenue d'une grossesse ne modifie pas le pronostic du cancer. Si la grossesse est une surprise après la fin du traitement, il n'y a pas de raisons médicales de l'interrompre.

Le **cancer** du **col de l'utérus**

Le cancer du col de l'utérus est dû à un virus, le papillomavirus humain (HPV pour *human papillomavirus*). Ce virus possède de nombreux types (120) dont certains donnent des lésions bénignes comme les verrues digitales ou génitales, ce sont les virus de type 6 ou 11. D'autres peuvent induire des cancers du col, du vagin, de la vulve, du canal anal ou de l'oropharynx. Pour le cancer du col de l'utérus, ce sont les HPV types 16, 18, 31, 33, 45… qui sont en cause.

Toutes les personnes qui ont des rapports sexuels ont été infectées par ces virus dès le début de la vie sexuelle. Dans la majorité des cas, la personne s'immunise et le virus disparaît. Seules 10 % des femmes conservent des virus cancérigènes (HPV oncogènes) dans le vagin. Ce sont elles qui sont à risque de cancer du col, mais ce cancer n'apparaîtra que vers 40 ou 45 ans.

En effet, le virus pénètre dans la muqueuse du col utérin à la jonction de la muqueuse commune au vagin et de la muqueuse qui sécrète la glaire cervicale (muqueuse glandulaire). Il modifie l'une de ces deux muqueuses qui présente alors des cellules pathologiques. Ces états précancéreux peuvent guérir tout seuls ou au contraire évoluer vers un cancer d'abord *in situ* s'il ne franchit pas les limites de la muqueuse, puis invasif lorsqu'il franchit la muqueuse pour envahir le muscle utérin puis les ganglions de l'utérus. Cette évolution vers le cancer invasif est accélérée par le tabac (la nicotine s'élimine par la glaire cervicale) et la baisse des défenses immunitaires comme dans le sida.

Il s'écoule 20 à 25 ans entre le début des lésions et le cancer visible à l'œil nu. Un examen régulier dépiste les anomalies des cellules et permet de traiter les lésions précancéreuses du col. Ce cancer est en voie de disparition dans les pays riches où il est dépisté depuis plus de 50 ans et il y a maintenant un vaccin. En France, chaque année, on n'en observe que 3 000 nouveaux cas, ce qui est peu par rapport aux 50 000 cancers du sein. Il est très fréquent dans les pays pauvres : 500 000 cas par an entraînant 250 000 morts.

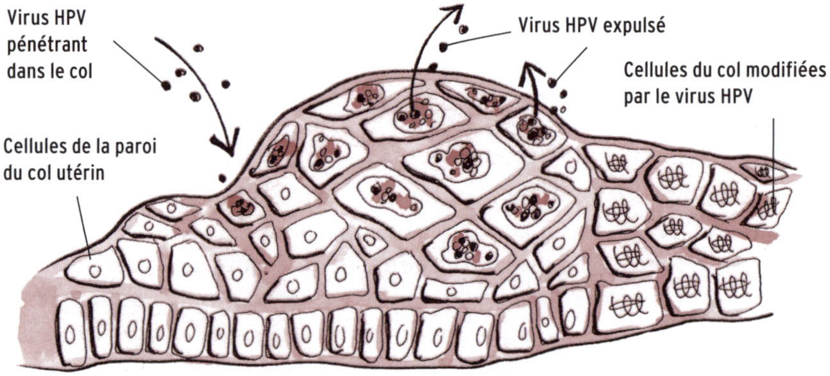

Modification de la muqueuse du col utérin après pénétration du virus HPV oncogène

La **prévention**

Il existe actuellement deux vaccins contre le virus et donc contre le cancer du col. Il est recommandé de faire ce vaccin entre 11 et 14 ans, ou en rattrapage jusqu'à l'âge de 19 ans révolus. Il s'agit d'effectuer au total trois injections. Le prix est de 334 à 370 € remboursés par la Sécurité sociale. Dans certains départements, la Ligue contre le cancer prend le reste à charge pour les personnes qui n'ont pas de mutuelle.

L'un des vaccins (Gardasil®) protège contre les virus 6 et 11 et 16 et 18 et donc contre les cancers induits par les virus 16 et 18, mais aussi contre les verrues dues aux virus 6 et 11. Son prix est de 370,32 € pour les trois injections

L'autre (Cervarix®) ne protège que contre les cancers dus aux virus 16-18. Son prix est de 334,56 €.

Après une dizaine d'années de recul, ces vaccins ont montré une très bonne efficacité voisine de 100 % pour les états précancéreux, les cancers *in situ* qui précèdent les cancers invasifs. On a donc de bonnes raisons de penser qu'ils permettront d'éviter les trois quarts des cancers du col mais pas tous. En effet, il existe d'autres virus cancérigènes que le 16 et le 18. C'est la raison pour laquelle il faut continuer le dépistage par frottis, mais sans doute à l'avenir selon des modalités différentes de celles préconisées aujourd'hui… Par ailleurs, les taux d'anticorps étant encore très élevés chez les patientes vaccinées il y a plus de 10 ans, on ne sait pas s'il faudra ou non faire des rappels. Les effets secondaires connus sont très minimes et limités à un malaise lors de la piqûre ou à un peu de fièvre après.

L'autre méthode de prévention est le frottis cervical. Il consiste à introduire un spéculum (voir chapitre 4), et à prélever des cellules du col avec une spatule en bois ou une petite brosse.

Ce prélèvement doit être fait en dehors des règles, à distance des rapports sexuels (48 heures) en l'absence d'infection ou de traitement local par des ovules. Il est ensuite envoyé au laboratoire qui enverra le résultat au médecin 15 jours après. Ce résultat doit comporter une appréciation sur :

- la qualité du prélèvement : bon ou mauvais (dans ce cas à refaire) ;

- la normalité ou non des cellules, uniquement si le prélèvement est bien fait.

Parfois, il peut répondre que le prélèvement est douteux, car il n'est pas franchement normal, ni franchement pathologique.

Un **frottis** : pour qui ?

À toutes les femmes qui ont des rapports sexuels et un utérus. Il faut le différer en cas d'infection ou de règles.

Il est recommandé de commencer le frottis à 25 ans et, en cas de résultat normal, de recommencer l'année suivante puis généralement tous les 3 ans jusqu'à 65 ans. En effet, un cancer du col utérin va se développer au bout de 20 à 25 ans, et si l'on n'a rien à 65 ans et qu'on s'est bien fait suivre, les chances d'avoir un cancer sont nulles.

En cas de résultat anormal, le gynécologue examine le col avec une loupe binoculaire (un colposcope, voir chapitre 8) pour localiser les anomalies du col et réaliser une biopsie (prélèvement) qui, seule, permet de faire un diagnostic précis entre un état précancéreux et un vrai cancer invasif.

Un frottis de dépistage anormal n'est pas le diagnostic. Le frottis n'est qu'un test simple qui permet de repérer, parmi les femmes en bonne santé, celles qui ont peut-être une lésion précancéreuse du col qui ne se voit pas à l'œil nu.

Comment comprendre le résultat de son **frottis** ?

Au laboratoire d'analyses, le cytologiste doit répondre à plusieurs questions d'après les règles internationales.

Est-ce que le prélèvement est de bonne qualité ?

Le cytologiste doit y trouver en quantité suffisante des cellules de la muqueuse qui tapisse la partie du col dans le vagin (cellules épidermoïdes) et des cellules de la partie qui sécrète le mucus (cellules glandulaires). Il ne doit pas y avoir de pus, de microbes ou de parasites comme le *trichomonas*. Si le prélèvement est insuffisant (peu de cellules) ou infecté, le cytologiste doit l'indiquer, dire qu'il ne peut pas donner de réponse sur le dépistage du cancer et conseiller de refaire un nouveau prélèvement après éventuellement un traitement antibiotique s'il y avait des signes d'infection.

Si le prélèvement est de bonne qualité, le cytologiste peut donner une information sur la qualité des cellules qui peuvent être normales, pathologiques ou difficiles à interpréter.

Le plus souvent, il répond que tout est normal et il faudra donc refaire un frottis dans 3 ans.

Si le frottis est anormal, le cytologiste peut indiquer que le frottis évoque une lésion de bas grade ou CIN 1 (*cervical intra epithélial neoplasia)* ou une lésion de haut grade (CIN 3).

Dans certains cas, le cytologiste ne peut pas se prononcer, le frottis n'étant pas franchement normal mais pas non plus franchement pathologique. On parle alors d'ASCUS ou cellules atypiques de signification indéterminée (*atypical squamous cell of undetermined significance*).

Enfin, le frottis peut franchement évoquer un cancer invasif.

Le frottis n'est pas le diagnostic. Un frottis pathologique ne veut pas dire cancer, mais seulement qu'il faut aller examiner le col de près et éventuellement faire une biopsie pour avoir un diagnostic précis du type d'anomalie. Le gynécologue regardera le col avec une loupe binoculaire (colposcope) pour voir la zone de jonction entre les deux muqueuses, localiser la zone pathologique et éventuellement faire une biopsie qui, seule, donne le diagnostic.

Les **signes cliniques**

Si le cancer du col de l'utérus n'a pas été dépisté parce que la femme n'a pas été vue pour le dépistage par un médecin ou une sage-femme, le cancer peut être découvert grâce aux signes suivants :

- des saignements minimes apparaissant entre les règles, soit spontanément, soit après des rapports sexuels ;
- des écoulements aqueux plus ou moins striés de sang ;
- des douleurs.

Il faut consulter un médecin qui, à l'examen clinique, utilise un spéculum pour examiner le col utérin. En cas de lésions suspectes, le médecin pratique une biopsie (un prélèvement). Le diagnostic de cancer du col fait, il faut compléter par un bilan avec une IRM (imagerie par résonance magnétique), nécessaire pour apprécier le volume du col, l'envahissement éventuel des organes voisins (vessie, rectum) et une atteinte éventuelle des ganglions de l'utérus.

Le **traitement**

Il est, comme toujours en cancérologie, proposé par un groupe de médecins spécialisés (un chirurgien gynécologue, un radiothérapeute, un chimiothérapeute, le pathologiste qui aura analysé la tumeur en laboratoire) lors d'une consultation pluridisciplinaire pendant laquelle le cas de la patiente aura été discuté. Le gynécologue présente à la patiente les différentes propositions thérapeutiques en fonction de la gravité de son cancer, de son âge et de son désir d'enfant.

Les lésions précancéreuses de bas grade peuvent être simplement surveillées car elles régressent souvent seules en 6 à 12 mois. Il faut revoir le gynécologue dans les 6 à 12 mois. En cas de persistance de la lésion, son ablation ou sa destruction au laser pourra être envisagée.

Les lésions précancéreuses de haut grade doivent être traitées, car elles évoluent plus souvent vers le cancer. Selon l'étendue de la lésion, le gynécologue propose une destruction au laser si l'ensemble de la lésion est bien visible ou une conisation si la lésion remonte dans le col. Il s'agit alors d'une petite intervention en hospitalisation de jour sous anesthésie locorégionale qui enlève un petit cône de col. L'analyse du cône permet de vérifier que toute la lésion a été enlevée. Cette intervention simple permet de conserver l'utérus, les règles et les possibilités de grossesse. Un frottis annuel vérifie l'absence de récidive.

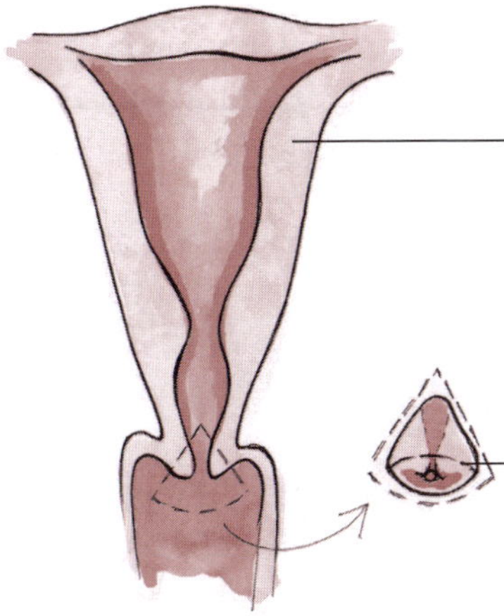

Conisation du col utérin

« Je vais effectuer une conisation en clinique »

J'ai 45 ans. Ma gynéco que je vais consulter régulièrement m'a dit, il y a 8 mois, que j'avais une infection à papillomavirus qu'il fallait surveiller (sans avoir souffert d'aucun signe particulier). J'y suis donc retournée, et au frottis, il y avait un problème. 15 jours plus tard, on a effectué en clinique un prélèvement de mon col de l'utérus. Je viens d'avoir les résultats : il y a bien des cellules cancéreuses, et il va falloir que je retourne en clinique faire une conisation, c'est-à-dire une opération qui enlève une partie du col de l'utérus. J'ai un peu peur, mais je fais confiance à l'équipe qui me soigne.

ACOUHAR, FORUM
SantéAZ

Si le cancer est invasif, plusieurs solutions sont possibles en fonction du stade de la maladie :

- L'opération chirurgicale consiste à enlever l'utérus, le haut du vagin et les ganglions. Cette intervention peut se faire à ventre ouvert ou par cœlioscopie.

■ La curiethérapie consiste à détruire la tumeur en mettant des produits radioactifs (césium) au contact dans le vagin. Une hospitalisation de quelques jours est nécessaire dans un service de radiothérapie.

■ La radiothérapie externe complète la destruction de la tumeur en irradiant aussi les ganglions de l'utérus s'ils ont été atteints. Le traitement se fait par des séances quotidiennes, brèves sans hospitalisation, mais obligeant à venir tous les jours pendant un mois et demi.

■ La chimiothérapie est utilisée en association avec la radiothérapie pour traiter les lésions volumineuses (> 4 cm) qui ne peuvent être traitées par chirurgie et/ou par curiethérapie.

Cancer du **col utérin** et **grossesse**

FAQ

On m'a découvert une lésion précancéreuse du col utérin et j'ai démarré une grossesse avant le traitement. Faut-il interrompre cette grossesse à laquelle je tiens beaucoup car elle a mis du temps à arriver ?

Non, il ne faut pas interrompre cette grossesse. On peut attendre l'accouchement en surveillant le col à chaque trimestre et revoir le traitement après l'accouchement. Il n'y a pas lieu non plus de faire une césarienne.

Si une lésion précancéreuse est découverte lors d'une grossesse, il faut attendre l'accouchement pour revoir la question. Il n'y a pas d'urgence, ces lésions évoluant lentement et pouvant même régresser.

Si un cancer invasif est découvert chez une femme enceinte, le médecin peut proposer une interruption de grossesse si la découverte est faite au début de la grossesse. Sinon, il est possible d'attendre que l'enfant soit viable (après 34 semaines) pour faire une césarienne et traiter le cancer.

Chez une jeune femme qui n'a pas eu encore d'enfant et qui a un cancer du col invasif de petite taille, on peut aussi proposer une ablation du col en conservant l'utérus (trachéloraphie). Cette intervention permet de mener à bien une grossesse à condition de cercler le col pour le fermer et d'arrêter précocement le travail, car le risque d'accouchement prématuré est grand.

La **surveillance** après le **traitement**

Il est recommandé de voir son gynécologue tous les ans pour un examen clinique et un frottis. La vie normale doit reprendre, y compris les rapports sexuels. Si ceux-ci sont difficiles, le médecin pourra prescrire un traitement hormonal et/ou un lubrifiant à appliquer pour améliorer la sécheresse vaginale.

Le **cancer** du **corps de l'utérus**

Le cancer du corps de l'utérus n'a rien à voir avec le cancer du col. C'est un cancer de la muqueuse qui tapisse la cavité utérine. De ce fait on l'appelle aussi cancer de l'endomètre. Il n'est pas dû à un virus, mais à un dérèglement hormonal. La prise de la pilule pendant plusieurs années en diminue la fréquence par deux. C'est un cancer qui se voit surtout après la ménopause, autour de 70 ans ; cependant dans 15 % des cas, on peut le voir avant la ménopause. Il est plus fréquent chez les femmes obèses, diabétiques ou qui ont pris des traitements hormonaux sans progestérone.

Contrairement au cancer du col, il n'y a pas de possibilités de le dépister. Il est plus fréquent que le cancer du col (5 700 cas par an) du fait du vieillissement de la population et de l'absence de dépistage. Il se révèle par des saignements ou des écoulements vaginaux roussâtres après la ménopause. À l'examen gynécologique, l'utérus est anormalement gros pour une femme ménopausée dont l'utérus devrait être petit et atrophié. L'échographie visualise une muqueuse endométriale épaisse dans l'utérus, ce qui n'est pas habituel à cet âge. Une hystéroscopie permet de voir le cancer et d'en prélever un fragment pour le faire analyser. C'est l'analyse du fragment qui permet de faire le diagnostic du cancer et d'en apprécier l'agressivité.

Le diagnostic fait, le bilan préopératoire juge de l'état général, surtout si la patiente est âgée, obèse, diabétique, hypertendue... ce qui peut rendre l'opération risquée. Un scanner ou une IRM déterminent l'extension du cancer à la vessie en avant, au rectum en arrière et aux ganglions, ce qui permet de classer le cancer entre le stade I (débutant) et le stade IV (avancé car envahissant les organes voisins).

Heureusement, dans les trois quarts des cas, il s'agit d'un stade I et le traitement est possible. Il consiste en l'ablation de l'utérus, des ovaires et des ganglions. L'intervention peut se faire à ventre ouvert ou par cœlioscopie.

Une irradiation par radiothérapie du vagin est souvent nécessaire pour éviter les récidives. Si l'intervention n'est pas possible, le traitement repose sur l'irradiation et l'hormonothérapie, voire la chimiothérapie, mais elle est mal supportée à cet âge. Comme les trois quarts des cancers de l'endomètre sont vus au stade I, les résultats sont bons et le taux de malades sans récidive à 5 ans est de 90 %.

Après le traitement, une surveillance annuelle est nécessaire. Elle repose sur un examen général et gynécologique. Il n'y a pas lieu de faire d'examens complémentaires (échographie, scanner, prise de sang) si l'examen général est normal. Après un traitement du cancer de l'endomètre, il n'est pas recommandé de donner un traitement hormonal de la ménopause.

Le **cancer** des **ovaires**

Le cancer des ovaires est un cancer rare (4 300 cas par an), mais souvent grave car diagnostiqué à un stade avancé. Les ovaires sont en effet peu accessibles. Ils sont touchés par plusieurs sortes de tumeurs, les plus fréquentes (80 %) étant des tumeurs du revêtement de l'ovaire. Il n'y a pas de dépistage possible, même par échographie. La prise de la pilule pendant plusieurs années diminue la fréquence de survenue de ces cancers par deux. Ce cancer touche en général la femme âgée après la ménopause, mais il peut toucher les femmes jeunes, obligeant à enlever un ou deux ovaires, ce qui peut compromettre les espoirs de grossesse. Dans ce cas, une congélation du tissu ovarien ou des ovocytes peut être proposée avant l'intervention.

Les **signes cliniques**

Le cancer de l'ovaire est découvert du fait de douleurs abdominales, d'une augmentation de volume de l'abdomen, de troubles du transit ou de troubles des règles. Ce sont donc des troubles banaux qu'il ne faut pas négliger. Seul l'examen gynécologique permet de percevoir l'augmentation du volume des ovaires.

L'échographie par voie abdominale ou vaginale est le meilleur examen pour voir les ovaires et faire le diagnostic probable d'un cancer de l'ovaire.

Une prise de sang permet de doser le CA 125 (*cancer antigène*), un marqueur du cancer de l'ovaire lorsque son taux sanguin est élevé.

Un scanner étudie l'extension du cancer aux organes voisins et aux ganglions le long de l'aorte. Une intervention à ventre ouvert ou par cœlioscopie prélève du tissu tumoral dont l'analyse confirmera s'il s'agit ou non d'un cancer. Cette analyse peut être délicate, car il existe des états intermédiaires entre tumeurs bénignes et malignes que l'on appelle lésions frontières.

Le **traitement**

Il dépend du stade de la lésion dans la classification internationale qui va de I à IV. Il associe :

- la chirurgie qui consiste à enlever l'utérus (hystérectomie), les deux ovaires et les ganglions le long de l'aorte ; elle peut être élargie à l'intestin et à la rate si la tumeur a envahi ces organes, ce qui est fréquent ;
- la chimiothérapie pour détruire d'éventuelles cellules persistant après la chirurgie, ou diminuer le volume du cancer pour permettre ensuite une chirurgie impossible d'emblée ;
- la radiothérapie dans certains cas.

Si la tumeur est débutante (stade I ou II), la chirurgie sera faite d'emblée (hystérectomie ne conservant pas les ovaires et ablation des ganglions de l'utérus et de ceux placés le long de l'artère aorte (voir chapitre 8). Dans certains cas, si la patiente est jeune, désire des enfants et si la tumeur ne touche qu'un seul ovaire (ou est une tumeur frontière), le chirurgien peut laisser l'utérus et l'ovaire sain. Après l'intervention, une chimiothérapie sera proposée pour éviter les récidives.

Si la tumeur est à un stade avancé (stade III ou IV), la cœlioscopie pour prélever du tissu tumoral et l'analyser est suivie d'une chimiothérapie. Si la chimiothérapie est efficace et que le volume de la tumeur diminue, une opération chirurgicale sera proposée pour enlever l'utérus, les deux ovaires, et les lésions restantes. Une chimiothérapie sera reprise après la chirurgie.

Le traitement des cancers de l'ovaire est délicat et demande une prise en charge dans un centre spécialisé. Le pronostic est fonction de la qualité du traitement, en particulier de l'ablation totale des lésions cancéreuses, ce qui peut être difficile. Il dépend du stade au moment de la découverte. Environ 90 % des patientes en bonne santé n'ont pas de récidive lorsque le cancer a été détecté au stade I.

La **surveillance**

Elle repose sur l'examen général et gynécologique, et sur le dosage dans le sang du CA 125 s'il était positif au départ. Après la chirurgie et/ou la chimiothérapie, le dosage de ce marqueur revient à la normale. Tant que l'examen clinique est normal ainsi que le taux de CA 125, la patiente peut être rassurée. S'il y a des signes cliniques ou un taux de CA 125 qui s'élève, il faut rechercher la récidive avec une échographie ou un scanner.

Chez la femme jeune qui a eu un traitement conservateur (un ovaire toujours présent), une ou plusieurs grossesses sont possibles. Un traitement hormonal de la ménopause est possible après une ablation de l'utérus et des ovaires pour tumeur ovarienne, car ces cancers de l'ovaire ne sont pas sensibles aux hormones comme les cancers du sein ou du corps de l'utérus.

Chapitre 8
Les **imageries** et les **interventions**

Les **différents** types **d'imagerie**

Les **radiographies**

La radiographie utilise les rayons X qui pénètrent plus ou moins les tissus pour modifier un film photographique (et maintenant numérique) et donner une image en noir et blanc. Ainsi, les os qui laissent peu passer les rayons X sont en blanc sur la radio et les tissus mous (muscles, poumons, intestins) sont dans différents tons de gris. Les rayons X sont dangereux pour les patients et le personnel. Ils ne doivent pas être utilisés chez la femme enceinte car ils sont très dangereux pour le fœtus. Les appareils modernes sont bien protégés et permettent de bonnes images avec les doses les plus minimes d'irradiation.

- La radiographie du thorax permet d'examiner les poumons, le cœur et aussi les côtes.
- La radiographie simple de l'abdomen permet de voir des calcifications d'un fibrome. On peut faire avaler au patient un produit opaque aux rayons X, pour voir le tube digestif : œsophage, estomac, intestin grêle, côlon.
- L'hystérographie permet de voir la forme de la cavité utérine et les trompes utérines après injection par le col utérin d'un produit opaque aux rayons X.
- La mammographie est une radiographie de face et de profil des seins.
- Le scanner utilise les rayons X pour « balayer » un organe ou une région comme l'abdomen ou le thorax, et étudier par exemple le foie, les poumons…

D'autres appareils utilisent des irradiations :

■ La scintigraphie consiste à injecter au patient un produit radioactif qui vient se fixer sur un organe ; ce qui permet d'obtenir une image de cet organe. Par exemple, on injecte de l'iode radioactif qui vient se fixer sur la glande thyroïde ou du calcium radioactif qui vient se fixer sur les os. En cas de pathologie, la fixation est plus importante sur les zones malades que sur les tissus sains.

■ Le Pet-scan ou TEP (tomographie d'émission de positons) s'apparente à une scintigraphie du corps entier. On injecte au patient un produit radioactif qui se fixe sur les tumeurs malignes à un stade précoce et permet de voir des métastases avant qu'elles ne soient visibles au scanner.

L'échographie et l'écho-Doppler

L'échographie n'utilise pas de rayons X, mais des ultrasons qui sont sans danger pour le patient, le fœtus et le personnel. Ces ultrasons pénètrent plus ou moins dans les tissus mous, pas dans les os. Ils permettent de balayer un organe et d'obtenir des images en deux ou trois dimensions. Ils sont très utilisés en gynécologie et obstétrique.

■ Au niveau de l'abdomen, ils permettent de voir l'utérus, les ovaires, mais aussi l'appendice, l'appareil urinaire (la vessie, les uretères – tuyaux qui conduisent l'urine du rein à la vessie), le foie, la rate, le pancréas. L'échographie peut se faire avec une sonde que l'on promène sur le ventre, ou pour la gynécologie avec une sonde introduite dans le vagin ou le rectum. Il faut enduire la sonde avec un produit gras qui permet un meilleur passage des ultrasons dans le ventre car les ultrasons se transmettent mal dans l'air. L'échographie permet, par exemple, de guider une aiguille pour ponctionner un kyste, prélever un follicule… Les appareils à effet Doppler permettent d'étudier le débit du sang dans les vaisseaux. Ils utilisent l'effet décrit par Christian Doppler en 1842 sur le décalage de fréquence d'une onde acoustique entre la mesure à l'émission et la mesure à la réception, pour étudier le débit du sang dans les vaisseaux.

■ Au niveau du sein, l'échographie peut être utilisée avec une sonde spéciale pour différencier un kyste plein de liquide d'un adénofibrome.

■ Au niveau de la thyroïde, l'échographie permet de différencier un kyste plein de liquide d'une tumeur pleine.

L'IRM

L'imagerie par résonance magnétique (IRM) n'utilise pas non plus les rayons X, mais un champ magnétique puissant pour donner des images en deux ou trois dimensions. Cet examen, sans danger pour la patiente, le fœtus ou le personnel, est utilisé :

- au niveau du pelvis, pour les endométrioses sévères, les malformations utérines, mais aussi pour le bilan des cancers du col de l'utérus ou de l'endomètre ;
- au niveau du sein, pour surveiller les femmes jeunes à haut risque de cancer du sein, ou des femmes ayant été traitées pour cancer du sein et ayant un sein difficile à surveiller par mammographie.

La colposcopie

La colposcopie est un examen qui consiste à regarder (« scopie ») à travers le conduit vaginal (*colpos* signifie vagin), ce qui permet une analyse approfondie du col de l'utérus. Des colorants et une observation soigneuse à l'aide d'un appareil grossissant appelé colposcope (loupe binoculaire) mettent en évidence les lésions précancéreuses, orientant avec précision les prélèvements biopsiques.

Dans la majorité des cas, un examen colposcopique est demandé en raison d'un frottis anormal. Le frottis (voir chapitre 4) est un « voyant rouge » sur le tableau de bord : la colposcopie permet de faire le diagnostic à l'aide des biopsies. Exceptionnellement, on réalise cet examen pour suivre les résultats d'un traitement ou en raison d'une infection. En aucun cas, la colposcopie ne remplace le frottis pour le dépistage du cancer du col utérin. Elle localise simplement la lésion permettant la biopsie qui, elle, apportera le diagnostic. Elle ne doit pas inquiéter les patientes car sa réalisation n'est pas douloureuse.

Le principe

L'épithélium, c'est-à-dire les couches cellulaires de surface qui recouvrent le col de l'utérus, peut se transformer à la suite de l'action des virus HPV (voir chapitre 7), et devenir précancéreux. C'est à ce stade qu'il faut porter le diagnostic (ces anomalies étant suspectées grâce au frottis) car un traitement simple pourra les éradiquer sans risque de diffusion.

Néanmoins, les états précancéreux ne se voient pas à l'œil nu, c'est-à-dire par simple examen du col, car l'épithélium, même pathologique, est translucide, laissant voir le chorion rose sous-jacent. Des colorants ou « réactifs » opacifient les zones pathologiques, ce qui permet de les repérer et de les identifier.

Deux réactifs sont utilisés pour « révéler » les zones pathologiques :

- l'acide acétique, vinaigre très dilué, ne provoque aucune brûlure. Il a pour effet de coaguler les protéines, donc d'induire un blanchiment des tissus lorsque la charge protéique est élevée. Les zones précancéreuses sont très riches en cellules et donc en protéines qui vont devenir blanches (on dit qu'elles sont acidophiles) ;
- le Lugol, préparation iodée (il faut que le médecin soit informé en cas d'allergie à l'iode), colore en marron foncé (brun acajou) les muqueuses normales, il ne colore pas les zones pathologiques.

Une zone précancéreuse est donc « acidophile » car elle blanchit à l'acide acétique, et « iodo-négative » car non colorée par le Lugol. L'examen est totalement indolore.

Les **explications préalables**

Pour informer correctement les patientes, la Société française de colposcopie et pathologie cervico-vaginale (SFCPCV) et le Collège national des gynécologues et obstétriciens français (CNGOF) ont édité une fiche d'information remise avant chaque colposcopie. Les deux sociétés ont un site internet accessible au grand public.

Fiche d'information

L'examen gynécologique et/ou vos frottis ont suggéré la présence d'anomalies du col utérin qui nécessitent un examen complémentaire appelé colposcopie.

Ces anomalies ne sont pas nécessairement graves. Elles correspondent le plus souvent à des dysplasies ou lésions intra-épithéliales, lésions bénignes qui peuvent disparaître spontanément, persister ou s'aggraver. Dans ce dernier cas, elles pourraient aboutir à un cancer du col, si elles ne sont pas traitées.

Les dysplasies ne donnent aucun symptôme, ne se voient pas à l'œil nu, et ne peuvent être visibles qu'en observant le col de l'utérus avec un appareil grossissant et à l'aide de colorants : c'est la colposcopie.

La colposcopie est un examen indolore qui se déroule comme un examen gynécologique habituel, sa durée étant seulement un peu plus longue.

Elle permet de repérer les lésions et de faire, si nécessaire, une ou des biopsies, prélèvements de petits fragments de tissu qui seront analysés par le laboratoire. Ces prélèvements sont quasi indolores, mais peuvent entraîner un léger saignement.

Les résultats de la colposcopie sont immédiats. Toutefois, si une biopsie a été réalisée, la conclusion définitive et la décision de traitement n'interviendront qu'après le résultat du laboratoire. C'est pour cela que, si une biopsie a été réalisée, vous devez contacter le médecin qui l'a effectuée ou celui qui l'a prescrite afin de connaître les résultats définitifs.

N'oubliez pas que, si le traitement d'une lésion devait intervenir, une fois celui-ci réalisé, une surveillance régulière doit être effectuée selon un rythme et une durée qui vous seront précisés par le médecin.

L'examen

Le médecin introduit un spéculum comme pour tout examen gynécologique, puis regarde à l'aide du colposcope, un microscope comportant plusieurs niveaux de grossissement. En badigeonnant le col avec les deux réactifs cités ci-dessus, il repère les zones anormales sur lesquelles il pratiquera un prélèvement par micro-biopsies. En général, 2 à 4 biopsies sont réalisées, elles sont le plus souvent indolores. L'examinateur fait un schéma détaillé de ses constatations afin de pouvoir suivre l'évolution si des contrôles ultérieurs sont nécessaires. Ce schéma est conservé dans le dossier médical.

Des équipements colposcopiques modernes permettent de gérer numériquement les données de l'examen. Le schéma manuel peut avantageusement être remplacé par des prises photographiques gérées par des logiciels. Ceux-ci sont destinés à stocker les images du col lors d'une consultation colposcopique avec tous les renseignements utiles concernant la patiente (résultats du frottis, antécédents de pathologie du col, typage HPV, etc.) et permet la comparaison évolutive lors des examens successifs. Un tel équipement permet un suivi du col utérin, plus rigoureux et plus performant de chaque patiente.

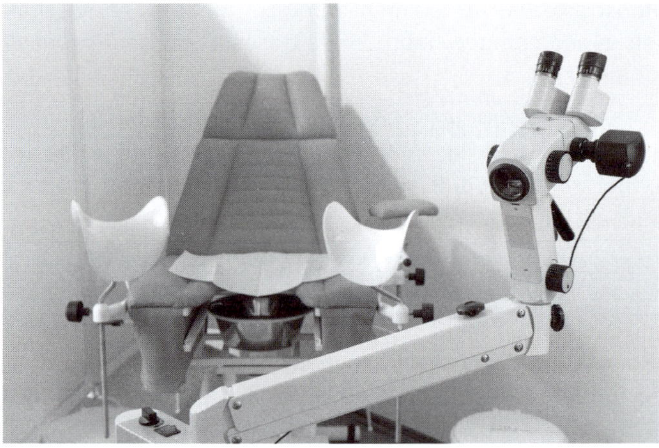

Colposcope en place sur une table gynécologique

L'examen colposcopique peut être fait à tout moment du cycle, mais impérativement en dehors de tout saignement (donc en dehors des règles). Un état infectieux devra être traité préalablement, car l'infection peut créer de fausses images pathologiques.

Une colposcopie est dite « *satisfaisante* » lorsque la totalité de l'épithélium de la partie externe du col (exocol) a pu être observée (épithélium dit malpighien au niveau duquel naissent la plupart des cancers du col). La ligne séparant cet épithélium et l'épithélium interne, dit glandulaire, s'appelle la « zone de jonction ». La colposcopie n'est donc complète que si cette ligne est suivie dans sa totalité, garantissant une analyse complète de la muqueuse qui tapisse l'extérieur du col et le vagin (voir cancer du col au chapitre 7).

Plus l'âge des patientes avance, plus cette jonction remonte à l'intérieur du col, et l'examen colposcopique risque de devenir « non satisfaisant ». Cette situation se rencontre dans 13 % des cas avant 40 ans, mais dans 71 % après 50 ans. Chez la femme ménopausée, il est souvent nécessaire de prescrire un court traitement hormonal qui va aider à ouvrir le col et à mieux observer cette zone de jonction.

Les performances de la colposcopie sont donc moins bonnes au fur et à mesure que la patiente avance en âge. Toutefois, l'expérience du colposcopiste compte beaucoup. Plus un gynécologue pratique l'examen, plus ses performances pour trouver les zones pathologiques révélées par les divers colorants s'améliorent.

Les différents **aspects colposcopiques**

Le col normal est parfois complexe à analyser car son aspect se modifie beaucoup selon les épisodes de la vie génitale, en particulier après une grossesse. Il comporte des aspects non pathologiques que le colposcopiste doit savoir reconnaître pour ne pas pratiquer une biopsie à tort.

Des perturbations mineures peuvent induire des modifications de coloration sans être graves (infections virales non sévères, par exemple). On les appelle les transformations atypiques de grade 1 car elles ne contiennent pas de signes inquiétants, et il ne sera pas pratiqué de biopsie.

Le col peut présenter des signes de gravité, zones très blanches à l'acide acétique, dites transformations atypiques de grade 2. C'est à ce niveau que se développent les états précancéreux qu'il faut absolument biopsier.

La **biopsie du col**

C'est le moment essentiel de la colposcopie. La biopsie consiste à prélever un fragment de la muqueuse du col de l'utérus qui sera envoyé au laboratoire d'anatomo-pathologie. C'est cet examen seul qui fera le diagnostic exact de la pathologie évoquée par le frottis.

Les biopsies sur un col utérin doivent toujours être faites sous vision colposcopique. En revanche, l'examen colposcopique ne s'accompagne pas toujours d'une biopsie, par exemple pour les frottis anormaux correspondant à des anomalies de bas grade chez une femme jeune.

L'examen colposcopique est redouté par les patientes avant la consultation parce qu'elles ont en général intégré que cette biopsie est douloureuse et qu'elle sert à rechercher un cancer. Ces craintes sont totalement injustifiées. La biopsie est indolore et sa réalisation n'est nullement synonyme de cancer. La colposcopie permet de choisir la localisation la plus propice pour la biopsie, puis de faire le ou les prélèvements biopsiques à l'aide d'une petite pince très bien aiguisée sur la partie du col la plus anormale. La cicatrisation est obtenue en moins de 5 jours.

Ce geste rapide et précis ne sera pas douloureux car le prélèvement est très superficiel. Le résultat de l'analyse de la biopsie ne parviendra à la patiente qu'au bout de 3 à 10 jours selon le laboratoire sollicité, et confirmera le plus souvent l'impression colposcopique visuelle de l'examinateur.

Attention !

C'est le résultat histologique de la biopsie donné par le laboratoire, et lui seul qui dicte la conduite à tenir selon la gravité des lésions.

Les différents types d'anesthésie

L'anesthésie locale

Elle consiste à injecter, dans un endroit donné, un produit qui empêche la douleur et permet, par exemple, un prélèvement de peau, des points de suture, une biopsie (prélèvement). Elle peut être faite en gynécologie pour l'ablation d'un petit nodule dans le sein, en injectant le produit anesthésique autour du col utérin pour faire une IVG, une hystéroscopie. La patiente bien entendu ne dort pas, voit ce qui se passe, mais ne souffre pas.

L'anesthésie locorégionale

Elle consiste à injecter un produit anesthésique entre les vertèbres lombaires au contact de la dure-mère qui contient la moelle épinière (péridurale) ou dans le liquide céphalorachidien (rachianesthésie). La patiente ne dort pas et voit ce qui se passe, mais ne sent rien sur toute la moitié inférieure du corps. Ce type d'anesthésie est très utilisé en gynécologie pour toutes les interventions faites par voies naturelles : curetage, interruption volontaire de grossesse, hystéroscopie opératoire, stérilisation, interventions pour un prolapsus, incontinence d'urine, hystérectomie par voie vaginale.

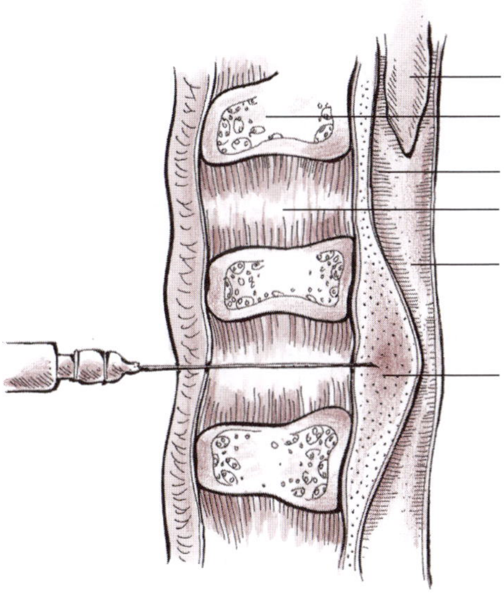

Anesthésie péridurale

L'anesthésie générale

La patiente est endormie et l'anesthésiste met une sonde dans la trachée (intubation) pour l'aider à respirer, soit à l'aide d'un ballon, soit à l'aide d'un appareil qui envoie de l'oxygène dans les poumons. Ce type d'anesthésie est indispensable pour la cœlioscopie et les opérations par voie abdominale ou lorsque l'on ne peut pas faire une anesthésie locorégionale.

L'hystéroscopie

L'hystéroscopie *diagnostique* est une procédure permettant de visualiser l'intérieur de la cavité utérine avec une mini-caméra introduite à travers le col de l'utérus à l'aide d'une petite canule. Il est également possible de traiter certaines pathologies développées à l'intérieur de la cavité utérine, on parle alors d'hystéroscopie *opératoire*.

L'hystéroscopie est indiquée dans les cas suivants :

- pathologies de la cavité utérine suspectées à l'échographie : polypes, fibromes, muqueuse épaissie après la ménopause, cancer de l'endomètre, synéchies (adhérences), cloisons utérines ;
- anomalies du cycle menstruel : ménorragies (règles trop abondantes) ou métrorragies (saignements en dehors des règles) ;
- saignements après la ménopause (symptôme qui doit *toujours* amener à consulter) ;
- infertilité ;
- fausses couches à répétition ;
- contraception définitive par obturation des trompes ;
- ablation d'un stérilet dont les fils sont remontés à l'intérieur de l'utérus et ne pouvant donc pas être retirés par un simple examen au spéculum.

L'hystéroscopie diagnostique

Elle dure quelques minutes et n'est pas douloureuse, les instruments étant de très petite taille (3 à 5 mm). En cas d'infertilité, cet examen permet de s'assurer de la vacuité de la cavité utérine et de la bonne perméabilité des orifices des trompes (ostiums) qui s'ouvrent dans la cavité utérine.

L'hystéroscopie opératoire

LA STÉRILISATION PAR VOIE HYSTÉROSCOPIQUE

La contraception définitive par la pose de petits ressorts dans les trompes est réalisée la plupart du temps sans anesthésie et ne nécessite que quelques heures d'hospitalisation (voir chapitre 2). Du fait du gonflement de la cavité utérine par du liquide, des contractions utérines minimes peuvent être perçues par la patiente mais elles cesseront très rapidement à la fin de la procédure. L'intervention simple peut être réalisé en consultation ou au bloc opératoire. Une anesthésie locorégionale peut éventuellement être réalisée avec une hospitalisation ambulatoire (une journée). Un arrêt de travail n'est pas nécessaire.

LES AUTRES INTERVENTIONS PAR VOIE HYSTÉROSCOPIQUE

Ces interventions chirurgicales sont réalisées au bloc opératoire sous anesthésie générale ou locorégionale (rachianesthésie). Elles utilisent un hystéroscope de plus gros calibre (8 à 10 mm) dans lequel peuvent être introduits des instruments chirurgicaux. Il est donc nécessaire d'effectuer une dilatation du col de l'utérus à l'aide d'un dilatateur (bougies) avant d'introduire l'hystéroscope. Un traitement par comprimés de prostaglandines placés en intravaginal peut également être proposé la veille ou le jour de l'examen pour favoriser l'ouverture du col.

La cavité utérine est gonflée à l'aide d'un liquide spécial. L'intervention est ensuite réalisée à l'aide de différents instruments : pinces, ciseaux, résecteurs électriques ou anses. Il est donc possible d'effectuer des résections de fibromes ou de polypes, des sections de cloisons utérines ou de synéchies, des endométrectomies (ablation de la muqueuse interne de l'utérus) ou une destruction de l'endomètre par un ballonnet.

On peut ainsi traiter des fibromes intra-cavitaires (sous-muqueux) qui bombent plus ou moins dans la cavité utérine. Selon leur taille et leur nombre, ils seront retirés après avoir été fragmentés en petits copeaux. Ces fibromes peuvent être responsables de saignements parfois très importants, de fausses couches ou de problèmes d'infertilité.

Les polypes (excroissances de muqueuse), qui peuvent provoquer des saignements anormaux et, eux aussi, être source d'infertilité ou de fausses couches, peuvent être également retirés lors d'une hystéroscopie opératoire.

L'exploration des saignements après la ménopause peut mettre en évidence soit une atrophie (amincissement) de l'endomètre, soit une hypertrophie (épaississement trop important) de l'endomètre, une lésion bénigne, un cancer de l'utérus ou un état précancéreux. Un prélèvement sera donc systématiquement réalisé pour analyse histologique avant d'entreprendre un traitement approprié.

Les synéchies et certaines malformations utérines (cloison utérine, fond utérin arqué) qui peuvent être source d'infertilité ou de fausses couches peuvent aussi être traitées par hystéroscopie opératoire. L'intervention dure de 10 à 60 minutes selon la pathologie concernée. Elle nécessite une journée d'hospitalisation et un arrêt de travail n'est pas nécessaire dans la plupart des cas. Des saignements peuvent survenir durant quelques jours. Jusqu'à leur arrêt, il est conseillé de ne pas utiliser de tampons vaginaux, de ne pas prendre de bain, ni d'avoir de relations sexuelles.

Les complications sont rares à la suite d'une hystéroscopie. Il peut s'agir de perforations utérines qui, le plus souvent, ne posent pas de problèmes si l'on s'en rend compte durant la procédure. Il ne faut pas hésiter à consulter en cas de douleurs abdominales, de fièvre, de saignements importants ou de pertes malodorantes.

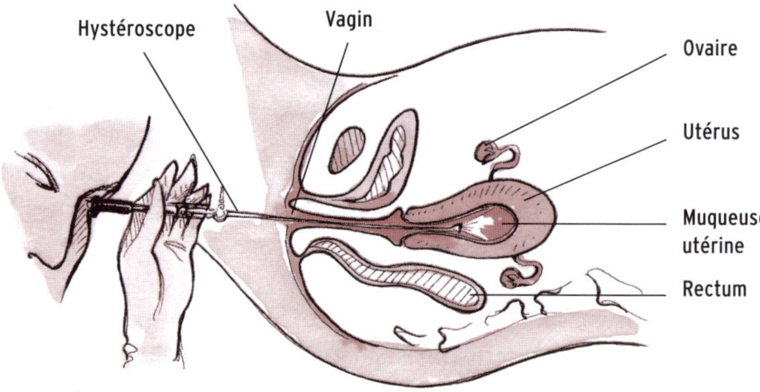

Vue hystéroscopique de la résection d'un fibrome

Le **curetage**

Le curetage est une très ancienne intervention qui consiste, avec un instrument long terminé par un anneau plus ou moins tranchant, à enlever de l'intérieur de l'utérus des débris placentaires après une fausse couche, un polype, un petit fibrome, un petit morceau d'un fibrome. La curette peut aussi servir à faire une interruption volontaire de grossesse ou retirer un stérilet impossible à retirer de façon habituelle. Du fait du développement de l'hystéroscopie opératoire, celle-ci remplace les curetages, comme l'aspiration remplace la curette pour enlever les débris placentaires ou pour faire les IVG.

La **cœlioscopie**

La cœlioscopie permet de visualiser l'intérieur de la cavité abdominale à l'aide d'une mini-caméra. Cette technique, inventée en France par le Pr Raoul Palmer, puis développée par Maurice-Antoine Bruhat et son équipe, a été une véritable révolution technologique puisqu'elle permet de réaliser la plupart des interventions de chirurgie gynécologique sans avoir à ouvrir la paroi abdominale « en grand ». Elle offre de ce fait de nombreux avantages : réduction des douleurs post-opératoires, du risque infectieux, limitation des cicatrices abdominales, réduction de la durée d'hospitalisation par rapport à une intervention « conventionnelle » par laparotomie (ouverture chirurgicale de l'abdomen).

La **technique opératoire**

Sous anesthésie générale, l'abdomen est gonflé avec du gaz carbonique par l'intermédiaire d'une aiguille ou d'un trocart (tube creux) mis en place sous l'ombilic (nombril). Cette insufflation est indispensable pour visualiser l'intérieur de la cavité abdominale et repousser l'intestin. Dans ce trocart est introduite une fibre optique reliée à une caméra (chirurgie « vidéo-assistée »). Les images de l'intérieur de la cavité abdominale sont transmises sur un écran visible par le chirurgien et ses aides. D'autres trocarts de 5 à 10 mm sont ensuite introduits à travers la paroi de l'abdomen afin de pouvoir y glisser des instruments (pinces, ciseaux, instruments de coagulation…) qui vont permettre de réaliser l'intervention chirurgicale.

La durée de la procédure dépend du geste réalisé et peut aller de 30 minutes (vérification de la perméabilité des trompes) à plusieurs heures (intervention pour prolapsus ou pour cancer). Le plus souvent, une sonde urinaire est mise en place en début d'intervention et retirée le jour même ou le lendemain. Après l'intervention, la patiente passe environ deux heures en salle de réveil, puis elle retourne dans sa chambre.

Hormis les effets secondaires possibles de l'anesthésie (nausées, vomissements, somnolence...), certains désagréments peuvent survenir dans la période post-opératoire, en particulier des phénomènes douloureux, principalement au niveau abdominal mais pouvant s'étendre aux épaules, au deuxième ou au troisième jour. Ils sont liés à la présence du gaz (CO_2) résiduel qui irrite le péritoine. La sortie a lieu le jour même pour une intervention très simple et courte, et jusqu'à quatre à cinq jours après une opération chirurgicale pour une pathologie plus importante.

Les **indications**

En chirurgie gynécologique, la plupart des interventions peuvent être réalisées par cœlioscopie. Les principales indications sont les suivantes.

- *Une grossesse extra-utérine ou ectopique* (voir chapitre 6). Il s'agit d'une grossesse qui se développe de façon anormale dans la trompe, et non dans l'utérus. Même si beaucoup d'entre elles peuvent être traitées médicalement, une intervention peut être nécessaire. Selon les cas, le chirurgien pratiquera par cœlioscopie une salpingotomie ou césarienne tubaire (ouverture de la trompe et aspiration du sac de grossesse), ou une salpingectomie (ablation de la trompe).
- *L'infertilité.* Lorsqu'un couple n'arrive pas à concevoir dans un certain délai, une cœlioscopie peut explorer le pelvis pour vérifier l'aspect des trompes, des ovaires, de l'utérus, la présence d'endométriose et d'éventuelles séquelles d'infection. Lors de cette intervention, l'épreuve au bleu consiste à faire passer à l'intérieur de l'utérus à travers le col, un produit bleu dans les trompes pour s'assurer de leur perméabilité. Si les trompes sont abîmées ou obstruées, il pourra être nécessaire de les réparer, de les déboucher (plastie tubaire ou néosalpingostomie) ou de les enlever. Pour certaines pathologies ovariennes (ovaires polykystiques), un « drilling » ovarien consiste à réaliser de petits trous dans l'ovaire pour stimuler l'ovulation.
- *La kystectomie ou ablation d'un kyste de l'ovaire.* Les kystes ovariens sont fréquents et disparaissent très souvent sans traitement. Cependant, ils peuvent être de taille importante, avoir un aspect suspect à l'échographie, ne pas disparaître spontanément ou entraîner une torsion de l'ovaire et de la trompe. Dans ces cas-là, une intervention est nécessaire pour retirer le kyste, et parfois l'ovaire.
- *Les infections pelviennes.* Lors de suspicions de salpingite (infection d'une trompe) ou de pyosalpinx (abcès de la trompe), il est indiqué de faire une cœlioscopie pour confirmer le diagnostic, et réaliser des

prélèvements afin de rechercher le microbe en cause et de traiter au mieux l'infection.

■ *L'ovariectomie (ablation de l'ovaire) ou annexectomie (ablation de l'ovaire et de la trompe).* Ces interventions sont réalisées le plus souvent après la ménopause, notamment en cas de risque important de dégénérescence en cancer de l'ovaire (antécédents familiaux ou mutations génétiques).

■ *Les fibromes.* La myomectomie (ablation des fibromes) peut être réalisée par cœlioscopie chez les patientes ayant un désir de grossesse alors qu'un ou plusieurs fibromes sont localisés dans l'épaisseur du muscle utérin (« fibromes interstitiels »).

■ *L'hystérectomie.* L'ablation de l'utérus est une intervention fréquente, réalisée par cœlioscopie le plus souvent, indiquée en cas de règles trop abondantes (ménorragies) chez des patientes n'ayant plus de désir de grossesse et souffrant de fibromes symptomatiques, d'un cancer du col utérin ou de l'endomètre (cavité utérine), ou d'un prolapsus (descente d'organes).

■ *La promontofixation.* Il s'agit du traitement par cœlioscopie de la descente d'organe (utérus, vessie, rectum). L'utérus peut être enlevé ou laissé en place. L'intervention consiste à « remonter l'utérus » en le fixant aux ligaments situés en avant du sacrum par l'intermédiaire d'une bandelette non résorbable.

■ *Les curages pelviens et lombo-aortiques.* Lors du traitement des cancers de l'utérus, il peut être nécessaire d'enlever certains ganglions situés dans le pelvis ou le long de l'aorte.

■ *L'endométriose.* Cette affection consiste en une migration de la muqueuse utérine (couche interne de l'utérus) dans la cavité abdominale : ovaires, intestins, vessie, péritoine… entraînant douleurs et/ou infertilité (voir chapitre 6). Une cœlioscopie peut donc être nécessaire pour confirmer le diagnostic évoqué par les examens d'imagerie (échographie et/ou IRM) et traiter chirurgicalement.

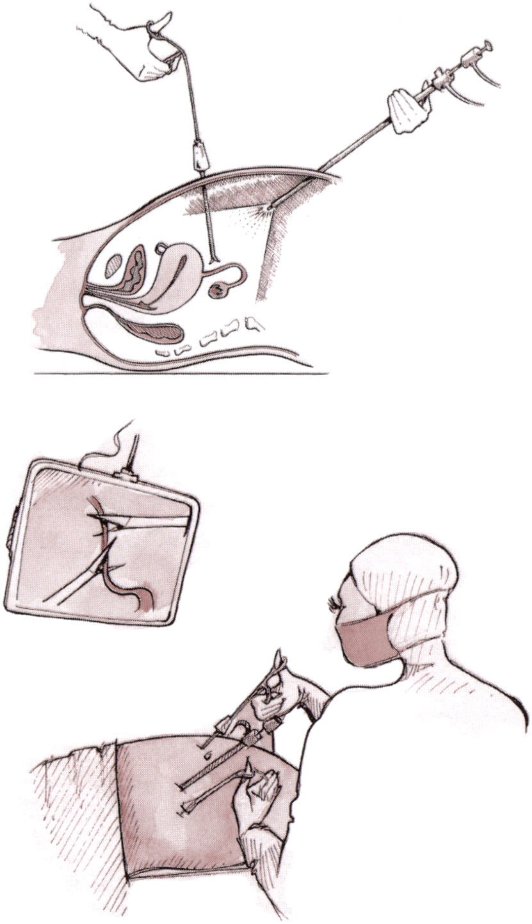

Cœlioscopie

L'hystérectomie abdominale

L'hystérectomie est une procédure chirurgicale qui consiste à enlever l'utérus. Quatre types d'hystérectomie peuvent être réalisés selon le problème à traiter et l'âge de la patiente :

- l'hystérectomie sub-totale qui consiste à enlever le corps de l'utérus mais laisse le col de l'utérus en place ;
- l'hystérectomie totale au cours de laquelle le corps et le col de l'utérus sont enlevés ;

- l'hystérectomie totale avec salpingo-ovariectomie (dite non conservatrice) au cours de laquelle le corps de l'utérus, le col de l'utérus, ainsi que les ovaires et les trompes de Fallope sont enlevés ;
- l'hystérectomie radicale, pratiquée dans le cas de cancers gynécologiques invasifs, qui associe l'hystérectomie totale avec les trompes et les ovaires, plus l'ablation du tiers supérieur du vagin et des ganglions lymphatiques pelviens.

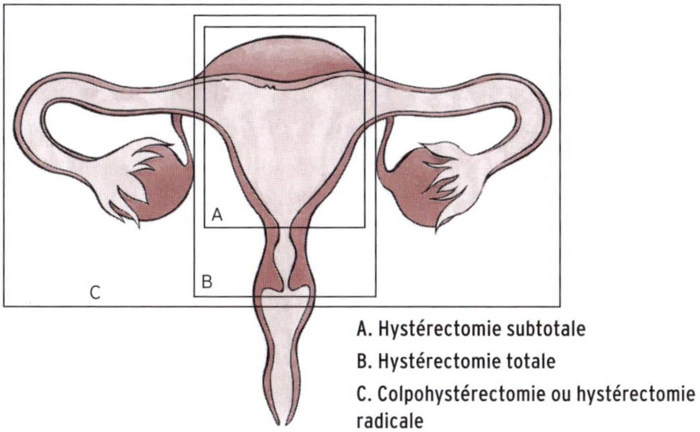

Différentes types d'hystérectomie

Plusieurs techniques opératoires sont possibles et choisies là encore selon la pathologie à traiter, la morphologie et les antécédents de la patiente. Il est ainsi possible de réaliser des hystérectomies par voie vaginale, par voie abdominale ou par cœlioscopie.

Les **indications**

Les pathologies nécessitant une hystérectomie sont les suivantes :

- *Les fibromes utérins (myomes).* Ces masses bénignes se développent au niveau de la paroi de l'utérus, isolées ou à plusieurs. Les fibromes sont fréquents puisqu'ils se développent chez près d'une femme sur deux après 35 à 40 ans. La plupart du temps, ils ne sont responsables d'aucun symptôme et ne nécessitent alors aucun traitement. Dans certains cas, leur grande taille ou leur nombre peuvent être à l'origine de ménorragies (règles trop abondantes), de douleurs pelviennes, de sensation de lourdeur dans le bas-ventre ou d'une gêne urinaire ou digestive qui justifient un traitement.

■ *Les méno-métrorragies* (règles trop abondantes ou saignements entre les règles). Dues au changement hormonal en périménopause ou à la présence de fibromes, elles peuvent être responsables d'une anémie et altérer considérablement la qualité de vie. Des traitements médicaux ou par hystéroscopie peuvent être proposés mais, en cas d'échec, une hystérectomie sera nécessaire.

■ *L'endométriose.* L'endomètre (muqueuse tapissant l'utérus) migre en dehors de la cavité utérine et se retrouve sur le péritoine, les ovaires le plus souvent, mais aussi l'intestin, la vessie, le rectum... Cela peut entraîner des douleurs importantes, notamment pendant les règles ou lors des rapports sexuels. Dans certains cas, chez des patientes ayant obtenu les grossesses désirées et pour lesquels les différents traitements médicaux ne sont plus efficaces, l'hystérectomie pourra être envisagée afin d'améliorer leur qualité de vie.

■ *Le prolapsus utérin.* Avec l'âge et les grossesses, il peut arriver que l'utérus descende dans le vagin en raison du relâchement des muscles et ligaments pelviens. Cette descente d'organe entraîne le plus souvent une gêne et une pesanteur, ainsi que des problèmes de fuites d'urine.

■ *Les douleurs pelviennes.* Il existe de nombreuses causes aux douleurs pelviennes, et l'hystérectomie peut, dans certains cas, guérir les patientes. Il est toutefois important d'identifier le problème correctement avant d'intervenir. L'endométriose, les fibromes, les adhérences et les infections sont les principales causes de ces douleurs.

■ *Les cancers ou états précancéreux de l'utérus ou des ovaires.* Selon leur degré de gravité, les cancers utérins (corps et col de l'utérus) et des ovaires exigent le plus souvent d'effectuer une hystérectomie.

La **technique opératoire**

L'hystérectomie abdominale (par voie haute), qui est encore assez souvent pratiquée, est réalisée par une ouverture de l'abdomen (laparotomie avec cicatrice transversale généralement, ou médiane sous-ombilicale). Elle a l'avantage de permettre d'atteindre facilement l'utérus et en facilite l'extraction s'il est volumineux. Chez certaines patientes, les fibromes peuvent peser plusieurs kilos ! Toutefois, elle nécessite une hospitalisation plus longue que les autres voies d'abord, laisse une cicatrice et retarde plus longtemps la reprise des activités quotidiennes et du travail.

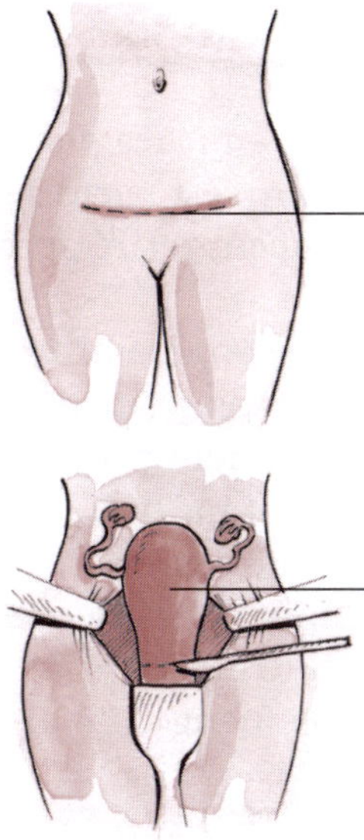

Hystérectomie abdominale

Le plus souvent, la patiente est hospitalisée la veille de l'intervention et reste à jeun. Le matin même, une perfusion est mise en place dans la chambre ou en salle d'intervention pour permettre ensuite d'injecter les produits d'anesthésie. Une fois l'anesthésie réalisée (anesthésie générale ou rachianesthésie), la peau de l'abdomen et l'intérieur du vagin sont désinfectés, puis les champs opératoires (tissus stériles) sont mis en place pour recouvrir le corps, sauf à l'endroit où le chirurgien doit inciser. Une sonde urinaire est mise en place en début d'intervention. Le premier temps opératoire consiste en une incision de 15 à 20 cm, généralement horizontale juste au-dessus du pubis, appelée incision de Pfannenstiel. Plus rarement, cette incision peut être verticale entre le pubis et l'ombilic si l'utérus est très volumineux.

Les attaches de l'utérus sont progressivement libérées (vaisseaux sanguins, ligaments) et coagulées ou suturées. L'utérus est séparé des organes contre lesquels il se trouve : la vessie en avant et le rectum en arrière, et détaché du vagin (ou du col s'il est laissé en place). Le vagin est ensuite suturé et l'intestin occupe naturellement la place de l'utérus. L'utérus enlevé sera toujours envoyé au laboratoire pour une analyse histologique.

L'intervention dure entre 45 minutes et 2 heures.

Les **suites opératoires**

La sonde urinaire est laissée en place pendant 24 heures, son retrait n'est pas douloureux. Un drain est parfois mis en place pendant l'intervention et est le plus souvent retiré après deux à trois jours.

Pour éviter les douleurs post-opératoires, des médicaments antalgiques sont administrés par voie veineuse pendant un à deux jours, puis par voie orale. Un traitement préventif de la phlébite par anticoagulants (injection sous-cutanée) et le port de bas de contention est débuté dès le jour de l'intervention. Il est généralement possible de se lever dès le lendemain. La patiente peut s'alimenter normalement au bout de deux ou trois jours, en fonction de la reprise du transit intestinal. Un saignement vaginal peu abondant est normal les premiers jours.

Le retrait des fils ou des agrafes se fait dans les 5 à 7 jours qui suivent l'intervention. Une hospitalisation de 3 à 6 jours est nécessaire. À la sortie, sont prescrits des antalgiques oraux et des injections d'anticoagulants pour 3 semaines à un mois. Ce traitement nécessite une surveillance des plaquettes sanguines par prise de sang, à réaliser 2 fois par semaine pendant la durée du traitement. Un arrêt de travail d'environ un mois est nécessaire. Pendant ce premier mois, il faut bien se reposer, ne pas porter de charges lourdes, et proscrire les bains, les rapports sexuels ainsi que le port de tampons vaginaux.

Dans les semaines qui suivent, il est nécessaire de contacter le chirurgien en cas de saignements vaginaux abondants, de fièvre, de douleurs abdominales ou vaginales importantes, de douleurs en urinant, de rougeur ou d'écoulement de la cicatrice, de douleur au mollet ou de difficulté à respirer, car ce sont des signes qui font évoquer une phlébite ou une embolie pulmonaire.

Un rendez-vous post-opératoire avec le chirurgien est nécessaire dans le mois qui suit (en général 3 à 4 semaines après) pour vérifier les cicatrices, les douleurs, et avoir les résultats des analyses en laboratoire qui ont été faites sur l'utérus et/ou les ovaires.

Les **complications**

Même si l'hystérectomie est une opération très couramment pratiquée (70 000 par an en France), elle présente des taux minimes mais réels de complications, comme toute procédure chirurgicale.

Pendant l'intervention :

- Des réactions à l'anesthésie.
- Des saignements importants pendant l'intervention nécessitant parfois une transfusion sanguine ou plus souvent un traitement par perfusion de fer en intraveineux.
- Des blessures d'organes avoisinant l'utérus : vessie, uretère, côlon, intestin grêle. Ces lésions ont peu de conséquences si elles sont découvertes et réparées au cours de l'intervention.

Dans les jours ou semaines qui suivent :

- Une phlébite et une embolie pulmonaire (présence de caillots dans les veines du poumon). C'est la raison pour laquelle un traitement préventif anticoagulant est systématiquement instauré dès le jour de l'intervention.
- Une infection du site opératoire dans les jours qui suivent nécessitant un traitement par antibiotiques.
- Une occlusion intestinale qui peut nécessiter un traitement médical, voire une nouvelle intervention.
- Une infection urinaire, généralement sans gravité et traitée par antibiotiques.
- Des saignements vaginaux post-opératoires importants.
- Une désunion, une infection ou un hématome de la cicatrice cutanée dans les jours ou les semaines qui suivent.

Dans les mois ou années qui suivent :

D'autres complications de type prolapsus vésical ou rectal (descente de la vessie ou du rectum) ou d'incontinence urinaire peuvent survenir.

Chaque fois que c'est possible, l'hystérectomie sera faite par voie vaginale ou par cœlioscopie. Les cicatrices sont minimes (cœlioscopie), voire invisibles par voie vaginale.

Ce qui change après **une hystérectomie**

Les femmes qui n'étaient pas ménopausées n'auront plus leurs règles et ne pourront plus être enceintes après l'intervention, même si les ovaires ont été laissés en place. En cas d'ablation des ovaires, des symptômes climatériques de ménopause peuvent apparaître : bouffées de chaleur, prise de poids, sueurs nocturnes, irritabilité, sécheresse vaginale, baisse de libido. Il est alors possible, en l'absence de contre-indication, de débuter un traitement hormonal substitutif de la ménopause, à voir avec le gynécologue (voir chapitre 5). Le plus souvent, ce traitement est débuté dès la sortie, pour éviter ces effets climatériques.

L'ablation de l'utérus semble avoir peu d'impact sur la sexualité, excepté la baisse de libido que peut provoquer l'ablation des ovaires (mais qui sera corrigée par le traitement hormonal). Certaines femmes verront même leur sexualité prendre un nouvel essor, car elles sont soulagées du malaise qu'elles ressentaient avant l'hystérectomie et qui rendaient les relations sexuelles douloureuses, voire impossibles (douleurs, saignements quotidiens). Il faut par ailleurs insister sur le fait que l'ablation du col de l'utérus n'altère en rien l'orgasme.

Enfin, l'ablation de l'utérus nécessite de faire le deuil de la maternité, ce qui peut être difficile même après 40 ans. Certaines femmes peuvent avoir le sentiment d'avoir perdu une part de leur féminité. Un questionnement concernant l'image qu'elles ont d'elles-mêmes en tant que femmes et leur attirance sexuelle peut faire partie du processus post-opératoire. L'aide d'un(e) psychologue peut alors être nécessaire.

La **chirurgie** du **prolapsus**

La chirurgie du prolapsus peut se réaliser :

- *par voie haute et par cœlioscopie*. Elle consiste à remettre les organes en place et à les suspendre par des bandelettes de fil chirurgical pour éviter la récidive. Cette intervention faite sous anesthésie générale demande une hospitalisation de 3 jours et un arrêt de travail de 8 à 15 jours ;
- *par voie vaginale*. L'utérus est le plus souvent enlevé et la vessie et/ou le rectum sont remis en place et soutenus pour éviter la récidive en utilisant les ligaments qui soutenaient l'utérus, ou en mettant en place des prothèses de renfort vaginal, tissées avec du fil chirurgical.

Ces interventions se font en général sous anesthésie locorégionale (péridurale) et nécessitent une hospitalisation de 3 jours, et un arrêt de travail de 8 à 15 jours.

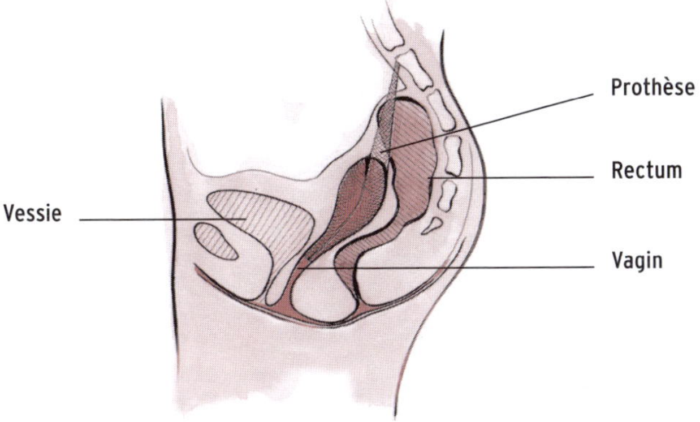

Prothèse fixant le vagin au sacrum

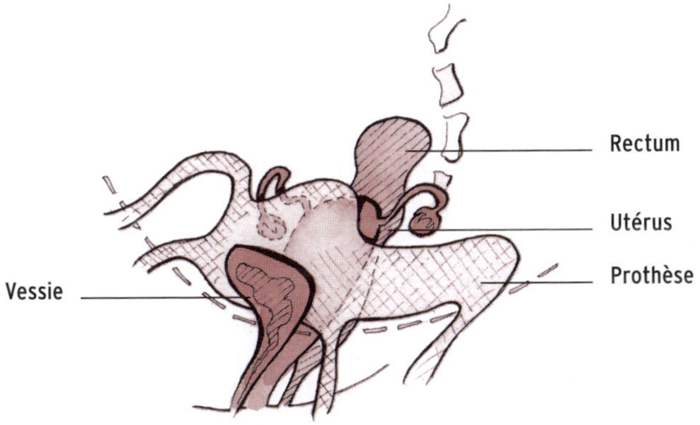

Mise en place d'une prothèse de renfort périnéal
pour soutenir la vessie

Avec les deux types de technique opératoire, les rapports sexuels sont possibles dès la cicatrisation et après un mois. Le risque principal est la récidive car les prolapsus sont dus à un vieillissement des tissus. Il faudra donc éviter les efforts importants, comme soulever des valises lourdes ou des meubles après l'intervention, et traiter une éventuelle constipation.

Le traitement de l'incontinence urinaire d'effort peut être associé à celui du prolapsus ou réalisé isolément pour une fuite d'urine sans prolapsus (voir chapitre 5). L'intervention chirurgicale consiste à mettre en place une bandelette sous le canal de l'urètre qui conduit l'urine de la vessie à la vulve. Elle se fait sous anesthésie locale ou locorégionale, en hospitalisation d'une journée ou deux.

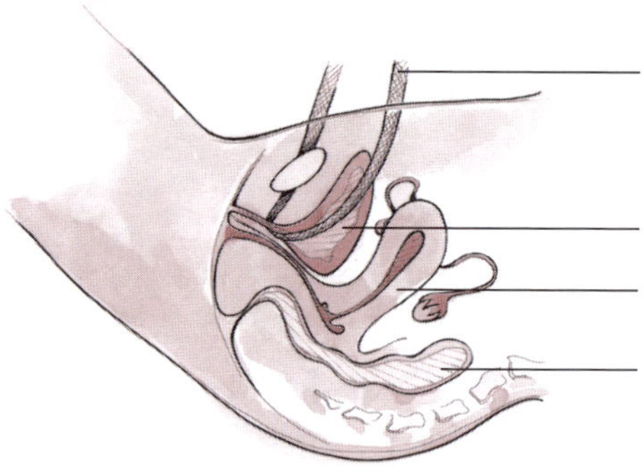

Mise en place d'une fronde sous-urétrale
pour traiter une incontinence urinaire d'effort

La **chirurgie** du **cancer du sein**

La chirurgie occupe une place primordiale dans la prise en charge des cancers du sein. Proposée le plus souvent en première intention, elle est en général complétée par d'autres traitements tels que la chimiothérapie, la radiothérapie et/ou l'hormonothérapie. Elle a pour but d'enlever le tissu mammaire cancéreux et, chez la plupart des patientes, le chirurgien prélève un ou plusieurs ganglions lymphatiques situés au niveau de l'aisselle. La technique proposée dépend des caractéristiques de la tumeur (taille et localisation dans le sein).

La chirurgie **mammaire conservatrice** ou **tumorectomie**

Elle consiste à retirer la tumeur et une petite quantité du tissu qui l'entoure de façon à conserver la plus grande partie du sein. L'opération respecte le plus possible le galbe du sein et le mamelon. Elle est réalisable en cas de tumeurs de moins de 3 cm et si le volume du sein le permet. Elle peut parfois être proposée pour des tumeurs plus volumineuses, mais n'excédant pas 5 cm grâce à l'utilisation combinée de techniques de chirurgie classique et de chirurgie plastique. On parle alors d'oncoplastie.

Si la taille de la tumeur est trop importante ou que le sein est de petit volume, des séances de chimiothérapie, dite néo-adjuvante, avant la chirurgie, tentent de faire diminuer la taille de la tumeur pour l'enlever en préservant le sein.

La chirurgie **mammaire non conservatrice** ou **mastectomie**

Cette chirurgie consiste à pratiquer l'exérèse de la totalité du sein y compris l'aréole et le mamelon. Elle s'impose quand la tumeur est de taille trop importante ou quand il existe plusieurs tumeurs cancéreuses dans le même sein. À la suite de cette intervention chirurgicale, il est possible de porter à la place du sein retiré une prothèse mammaire externe en gel de silicone placée à l'intérieur du soutien-gorge. Certaines patientes optent pour une prothèse mammaire externe avant de se décider à réaliser une reconstruction mammaire.

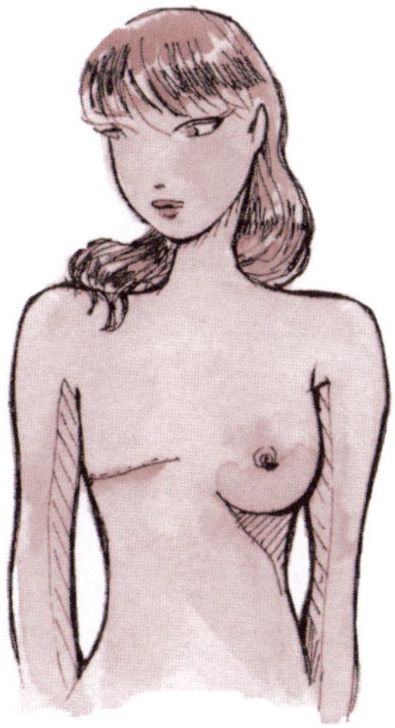

Cicatrice de mastectomie

La **reconstruction mammaire**

La reconstruction mammaire fait partie intégrante de la prise en charge des cancers du sein. Elle peut être envisagée, si la patiente le souhaite, lorsqu'une mastectomie est nécessaire. La reconstruction mammaire peut être réalisée dans le même temps opératoire que la mastectomie, on parle de reconstruction immédiate, ou dans un second temps, on parle alors de reconstruction différée.

En cas de reconstruction mammaire immédiate, le chirurgien réalise dans le même temps opératoire l'ablation du sein et son remplacement par une prothèse placée derrière le muscle pectoral, c'est-à-dire en arrière du muscle de la paroi thoracique. Il peut également se servir de portions du muscle grand dorsal (muscle du dos), ou du muscle grand droit de l'abdomen TRAM (*Transverse Rectus Abdominis Myocutaneous*) ou TMG (*Transverse Musculocutaneous Gracilis*) qui seront utilisées seules ou en association à une prothèse. On peut aussi utiliser un lambeau cutané et graisseux (*Deep Inferior Epigastric Perforator flap* ou DIEP).

Lorsque des séances de radiothérapie sont nécessaires après la mastectomie ou qu'une chimiothérapie s'avère obligatoire, la reconstruction sera reportée après la fin de ces traitements afin de ne pas les retarder. Elle utilise les mêmes techniques que la reconstruction immédiate (pose d'une prothèse et/ou utilisation de lambeaux musculaires). Le choix de la technique de reconstruction doit prendre en compte différents critères tels que la quantité et la santé du tissu dans la zone à reconstruire, la taille et la forme de l'autre sein et le choix et les attentes de la patiente.

« Bien se renseigner avant une reconstruction mammaire »

Après avoir eu un cancer du sein et une ablation chirurgicale mammaire, j'ai souhaité avoir une reconstruction du sein. J'en ai parlé à différents médecins et chirurgiens, car plusieurs méthodes sont possibles. Il y a les prothèses bien sûr. Mais aussi le TMG, le TRAM… et le DIEP qui prend la graisse et la peau du ventre. J'ai préféré cette technique qui, il faut le savoir, est une intervention assez lourde. J'ai passé quelques examens avant l'opération. Aujourd'hui, je suis ravie ! Et je peux me mettre en robe avec un soutien-gorge comme toutes les femmes.

PASIR1, FORUM
SantéAZ

Quels que soient le moment de réalisation ou la méthode retenue, une reconstruction mammaire nécessite le plus souvent deux ou trois interventions, avec un intervalle de 3 à 6 mois entre chacune d'entre elles. La première intervention a pour but de reconstruire le volume du sein par la pose d'une prothèse et/ou l'utilisation de lambeaux musculaires. La seconde intervention a pour but d'harmoniser les deux seins en retravaillant le volume et le galbe de la reconstruction, par exemple par transfert de graisse (on parle de lipo-modelage), et/ou en réalisant une intervention sur le sein non malade (réduction de son volume ou correction de sa forme). La troisième intervention consiste à reconstruire la zone de l'aréole et du mamelon.

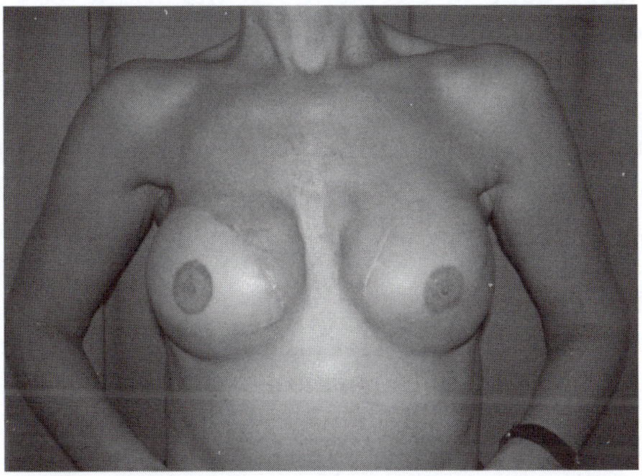

Reconstruction mammaire immédiate par lambeau de muscle grand dorsal. Résultat à 3 mois

La chirurgie **ganglionnaire axillaire**

En cas de cancer du sein infiltrant, il est nécessaire de retirer un ou plusieurs ganglions lymphatiques situés dans le creux axillaire du bras. L'envahissement ganglionnaire par les cellules cancéreuses est un critère important pour juger de la nécessité de traitements complémentaires : chimiothérapie, hormonothérapie ou radiothérapie des ganglions.

LE CURAGE AXILLAIRE

Il consiste à prélever une partie des ganglions de l'aisselle (une dizaine). Il est réalisé sous anesthésie générale, le plus souvent au cours de l'intervention sur le sein, par une incision au niveau de l'aisselle. Le curage axillaire expose à certains effets secondaires tels qu'une raideur de l'épaule, des douleurs ou un gonflement du membre supérieur entraînant un gros bras (appelé lymphœdème). Pour diminuer ces effets secondaires – alors que les études montrent que 70 % des patientes ayant une tumeur du sein de moins de 3 cm n'ont pas de ganglions envahis par les métastases cancéreuses (donc que le curage est inutile !....), s'est développée la technique du ganglion sentinelle.

LA TECHNIQUE DU GANGLION SENTINELLE

Quand une tumeur du sein se développe, des cellules cancéreuses peuvent migrer dans la circulation lymphatique et coloniser un ganglion notamment au niveau de l'aisselle. Le ganglion sentinelle est le premier ganglion pouvant être touché par le cancer.

L'exérèse du ganglion sentinelle consiste à enlever et à faire analyser le ou les premiers ganglions de l'aisselle recevant le drainage lymphatique d'une tumeur, et d'éviter dans certains cas un curage axillaire complet. Si ces ganglions sont indemnes de maladie, le curage axillaire peut être évité. Si ces ganglions sont porteurs de cellules cancéreuses, un curage axillaire est nécessaire pour analyser l'ensemble des ganglions du creux axillaire.

La localisation, pendant l'intervention, du ou des ganglions sentinelles est permise grâce à l'injection, autour de la tumeur, d'un traceur radioactif quelques heures avant l'opération, et d'un colorant appelé bleu patenté quelques minutes avant le début de l'opération. Ces deux substances empruntent la circulation lymphatique jusqu'aux premiers ganglions axillaires. Ceux-ci sont repérés lors de l'intervention par le chirurgien grâce à leur coloration bleue et au bruit qu'ils génèrent avec la fixation de la substance radioactive, bruit détecté par une sonde spécifique.

Le ou les ganglions prélevés sont analysés en quelques minutes pendant l'intervention. Les résultats obtenus permettent au chirurgien d'adapter le type d'opération. Si le ganglion sentinelle est négatif, il s'arrête là ; si le ganglion sentinelle est positif, il complète le curage axillaire.

L'analyse des **tissus enlevés**

Après une intervention, le chirurgien envoie toujours tout ou une partie de ce qui a été enlevé dans un laboratoire où les tissus (la pièce opératoire) seront étudiés d'abord à l'œil nu, puis au microscope.

Le médecin pathologiste (c'est sa spécialité) fera des prélèvements dans les endroits qui lui paraissent devoir être examinés au microscope. Ces prélèvements de petite taille seront noyés dans de la paraffine pour pouvoir être coupés en très fines tranches transparentes (millièmes de millimètre). Celles-ci seront collées sur des lames de verre, puis colorées avec différents produits. Cette coloration, qui se fait dans un appareil qui fonctionne jour et nuit, dure 8 jours. Ensuite les lames colorées seront examinées au microscope. Elles peuvent être très nombreuses : 8 ou 10. Le diagnostic peut être difficile, demandant d'autres colorations, l'avis d'un collègue situé dans une autre ville avant de faire le compte rendu.

L'analyse peut être complétée par l'étude :

- des récepteurs hormonaux qui, s'ils sont positifs, permettront d'utiliser des traitements hormonaux ;
- des gènes tumoraux permettant d'utiliser des thérapies ciblées correspondant aux anomalies géniques observées.

Tout cela explique que le résultat puisse mettre 10 ou 15 jours avant d'être connu et de décider d'un traitement complémentaire. Ce temps d'attente est très long et angoissant pour les malades, mais il faut comprendre qu'il est très important d'avoir le bon diagnostic, de savoir si toute la lésion a été enlevée, de connaître les caractéristiques de la tumeur, la présence ou non de récepteurs hormonaux, d'anomalies géniques… pour bien adapter le traitement.

Pour les lésions bénignes, l'analyse est plus simple et rapide.

Parfois, un examen peut être fait pendant l'intervention pour savoir si une lésion découverte est bénigne ou maligne. Cet examen, dit « extemporané », est assez grossier et n'essaye que d'indiquer le bénin ou non pour guider le geste du chirurgien. Il ne dispense pas de l'examen post-opératoire classique effectué par un laboratoire d'analyse.

On le voit, il ne s'agit pas ici d'une analyse qui peut être faite par une machine, comme celles qui comptent les globules rouges ou blancs, ou qui dosent le taux de sucre dans le sang. Ici, il s'agit d'un diagnostic fait individuellement par un médecin qui, grâce à son coup d'œil aidé par le microscope, étudie les cellules de l'organe prélevé et donne des éléments de gravité qui guideront la suite du traitement et son succès.

ANNEXES

Glossaire médical

A

ABM : Agence de la biomédecine. Établissement public de l'État créé par la loi de bioéthique de 2004. Elle exerce ses missions dans les domaines de l'aide médicale à la procréation, de l'embryologie et de la génétique humaines, du diagnostic prénatal ainsi que dans les domaines du prélèvement et de la greffe d'organes, de tissus et de cellules.

Acide folique : vitamine B9, indispensable pour le bon développement de l'embryon (en particulier de son système nerveux).

Acné : maladie de la peau fréquente à la puberté. Il s'agit d'une inflammation des glandes qui sont à la racine des poils et sécrètent le produit gras (sébum) qui protège la peau.

Adénofibrome : tuméfaction fibreuse bénigne des seins d'une femme jeune.

ADN : acide désoxyribonucléique. Molécule porteuse du code génétique et présente au sein des chromosomes dans le noyau des cellules.

Aménorrhée : absence de règles.

Amniocentèse : ponction à travers la paroi abdominale de l'utérus dans le but de prélever du liquide amniotique. Ce prélèvement est souvent fait pour étudier les chromosomes des cellules du fœtus qui sont dans ce liquide.

AMP ou PMA : assistance médicale à la procréation ou procréation médicalement assistée. Différentes techniques sont possibles : stimulation ovarienne, insémination artificielle, fécondation *in vitro*, injection de spermatozoïdes dans l'ovocyte (ICSI)…

Analgésie : technique médicale visant à empêcher la douleur.

Anastomose chirurgicale : rétablissement par une opération chirurgicale de la communication entre deux vaisseaux et, par extension, entre deux conduits de même nature comme par exemple les trompes après ligature.

Anatomopathologiste : médecin qui étudie les tissus ou tumeurs prélevés par le chirurgien ou le médecin pour déterminer un diagnostic précis : bénins ou cancéreux.

Anémie : baisse du taux d'hémoglobine ou du nombre de globules rouges dans le sang.

Anesthésie : technique médicale visant à supprimer les sensations et donc empêcher la perception de la douleur. Elle peut être :
– générale, la personne « dort » et ne se rend compte de rien ;
– locorégionale, limitée à une partie du corps, comme avec la péridurale où l'anesthésie est limitée à la partie inférieure du corps ;
– locale limitée à une zone de peau ou de muqueuse.

Anorexie : perte de l'appétit. Elle peut être de courte durée et associée à une maladie, auquel cas elle disparaîtra à la guérison. Elle peut être prolongée, entraînant un amaigrissement et une dénutrition. L'anorexie mentale est un trouble psychologique au cours duquel se produisent une lutte active contre la faim et un amaigrissement très important avec un indice de masse corporelle inférieur à 17,5 pouvant même conduire à la mort.

Anticorps : substances produites par le système de défense immunitaire de l'organisme, dirigées contre un antigène.

Asthénospermie : présence dans le sperme de nombreux spermatozoïdes peu mobiles entraînant souvent des difficultés pour l'obtention d'une grossesse.

Autoconservation : conservation de tissus ou de cellules pour soi-même, en principe avant un traitement risquant de les détruire, comme en cas de chimiothérapie ou de radiothérapie. Ainsi, les ovocytes d'une femme ou le sperme d'un homme peuvent être congelés avant une chimiothérapie en vue de s'en servir ultérieurement pour la procréation.

Azoospermie : absence de spermatozoïdes dans le sperme entraînant une stérilité chez l'homme.

B

Bartholin (glandes de) **:** glandes situées au niveau de la vulve entre les petites lèvres et l'hymen. Elles contribuent par leur sécrétion à la lubrification de la vulve lors des rapports sexuels.

Bartholinite : inflammation des glandes de Bartholin, généralement en raison d'une infection.

Bêta HCG : hormone chorionique. Hormone sécrétée par le placenta dont la présence signe l'existence d'une grossesse. Une baisse de cette hormone peut être le signe d'une fausse couche ou d'une grossesse extra-utérine.

Bilan urodynamique : examen qui a pour but d'étudier la façon dont un patient urine, sa capacité à se retenir... Ce bilan peut être effectué chez les femmes qui souffrent d'une incontinence ou de fuites urinaires après une grossesse, ou associée à une descente d'organe (prolapsus). Il analyse le fonctionnement de la vessie et des sphincters de l'urètre (canal reliant la vessie à l'extérieur). Il comporte plusieurs types d'exploration :
– débitmétrie : mesure le volume des urines émises et la puissance du jet ;
– cystomanométrie : mesure les variations de pression dans la vessie lors de son remplissage et de sa vidange ;
– sphinctérométrie : mesure les variations de pression tout au long de l'urètre, et permet notamment d'évaluer l'activité du sphincter, le muscle qui permet de retenir les urines.

Biopsie : prélèvement d'un fragment de tissu envoyé ensuite en laboratoire pour être analysé. Exemples : biopsie du col de l'utérus ou biopsie du sein.

BMI : *Body Mass Index*, voir IMC.

C

Céphalée : maux de tête et migraine.

Cholestérol : graisse (lipide) qui circule dans le sang. Si son taux est trop élevé, il peut se déposer sur la paroi des artères et les boucher. On dose en général le cholestérol total. Le cholestérol LDL *(low density lipoprotein)* est dit « mauvais » cholestérol car il peut se déposer sur les artères, le cholestérol HDL *(high density lipoprotein)* est dit « bon » cholestérol.

Chromosome : élément du noyau de la cellule qui contient les gènes. Toutes les cellules de l'organisme contiennent 46 chromosomes (23 paires), sauf les ovules et les spermatozoïdes qui n'en contiennent que 23. Ainsi, à la fécondation, la première cellule (l'œuf) contient 46 chromosomes dont 23 venant du père, et 23 venant de la mère.

Clitoris : organe du sexe féminin dont la partie visible, une proéminence d'environ 1 cm de diamètre, se situe au sommet des petites lèvres. Il est l'extrémité visible d'un organe profond qui comporte deux branches de 10 cm entourant le vagin et l'urètre.

Cœlioscopie (ou laparoscopie) : technique chirurgicale mini-invasive. On introduit au niveau du nombril une optique couplée à une mini-caméra (appelée « cœlioscope ») qui permet de voir dans l'abdomen l'utérus, les trompes, les ovaires mais aussi l'intestin, le foie, la vésicule biliaire. On peut aussi introduire, grâce à de petites incisions, des instruments de chirurgie : pinces, ciseaux, bistouri pour réaliser des interventions sans ouvrir le ventre.

Colposcopie : appareil comportant des optiques pour regarder le col utérin avec un grossissement.

Conisation : ablation d'une partie du col utérin en forme de cône.

Corps jaune : les cellules du follicule après l'ovulation (émission de l'ovule) se transforment en corps jaune qui fabrique l'hormone progestérone.

Cul-de-sac de Douglas : partie basse de la cavité abdominale située derrière l'utérus et en avant du rectum. Il est tapissé par le péritoine et il peut s'y accumuler du sang ou du pus. On peut l'explorer par le toucher vaginal ou le toucher rectal. S'il y a un liquide dans le cul-de-sac de Douglas, le toucher est très douloureux.

Curetage : intervention chirurgicale qui consiste à enlever dans l'utérus des débris ovulaires (fausse couche) ou des polypes.

Cycle : désigne les événements naturels qui se déroulent au niveau de l'utérus, des ovaires, de l'hypophyse entre deux périodes de règles.

Cystite : inflammation de la vessie liée à une infection des urines. Les signes en sont la sensation de brûlure à la miction et des mictions très fréquentes. Les urines sont troubles.

Cystocèle : descente de la vessie qui apparaît à la vulve. Prolapsus de la vessie.

D

Diabète : le diabète sucré est une maladie liée à un taux trop élevé de sucre dans le sang par suite d'une insuffisance de production d'une hormone sécrétée par le pancréas : l'insuline. Il y a deux types de diabète. Le diabète de type 1 du sujet jeune nécessite un traitement d'insuline. Le diabète de type 2 de l'adulte sujet âgé peut être équilibré par un régime, des comprimés, mais aussi par des injections d'insuline. Une sécrétion insuffisante d'insuline pendant la grossesse entraîne un diabète que l'on appelle diabète gestationnel et qui peut souvent être équilibré par le régime. Il disparaît dans la plupart des cas après l'accouchement.

Diurèse : élimination des urines dans son ensemble, en termes de quantité et de composition.

Don d'ovocytes : il est effectué par une femme qui a la chance d'avoir un ou des enfants à une femme qui n'en a pas. Ce don est anonyme et gratuit, et, en France, organisé par certains centres de PMA autorisés par l'Agence de la biomédecine. Les CECOS (Centres d'étude et de conservation des œufs et du sperme) situés dans des hôpitaux publics sont agréés pour conserver les spermatozoïdes, les fragments d'ovaire, les embryons congelés.

Don de sperme : il est effectué par un homme qui a la chance d'avoir un ou des enfants à un homme qui n'en a pas. En France, ce don anonyme et gratuit est organisé par certains centres de PMA autorisés par l'Agence de la biomédecine. Les CECOS (Centres d'étude et de conservation des œufs et du sperme) situés dans des hôpitaux publics sont agréés pour conserver les spermatozoïdes, les fragments d'ovaire, les embryons congelés.

Doppler : examen qui utilise les ultrasons. Il permet l'étude de la vascularisation et du débit du sang dans les artères et les veines et donne ainsi des renseignements sur ses conditions d'écoulement et la bonne irrigation des organes. En gynécologie, couplé à l'échographie, il renseigne sur la vascularisation de l'utérus, des ovaires, d'une tumeur bénigne ou maligne. L'effet Doppler est le décalage de fréquence d'une onde acoustique (ici les ultrasons) entre la mesure à l'émission et la mesure à la réception. Il permet, après amplification, d'entendre les bruits du cœur du bébé pendant la grossesse et l'accouchement.

DPI : diagnostic préimplantatoire. Lors d'une fécondation *in vitro*, on prélève une cellule de l'embryon pour en étudier les chromosomes ou les gènes à la recherche d'une anomalie qui provoque une maladie héréditaire.

Dysménorrhée : douleurs apparaissant lors des règles.

Dyspareunie : douleurs apparaissant lors des rapports sexuels.

E

Échographie : appareil d'imagerie utilisant les ultrasons. Il est très utilisé en gynécologie obstétrique puisque sans danger pour le fœtus.

Écho-Doppler : appareil utilisant les ultrasons mais aussi l'effet Doppler des ultrasons (voir Doppler).

Embolie : obstruction d'une artère ou d'une veine par un caillot de sang. L'embolie pulmonaire est l'obstruction par un caillot d'une branche ou de la totalité de l'artère pulmonaire qui apporte le sang aux poumons. Elle peut être mortelle.

Embolisation : technique médicale qui consiste à introduire de petites billes résorbables dans une artère pour obturer les petits vaisseaux et arrêter une hémorragie ou supprimer la vascularisation d'une tumeur. Par exemple : embolisation des artères utérines pour détruire un fibrome ou stopper les hémorragies d'origine utérine.

Endomètre : tissu de revêtement de la cavité utérine qui se développe au cours du cycle, disparaît en partie lors des règles, et se crée à nouveau au cycle suivant. C'est dans l'endomètre que l'embryon fait son nid et s'accroche à l'utérus.

Endométrite : inflammation provoquée par l'infection de l'endomètre.

Endométriose : maladie caractérisée par la présence d'endomètre en dehors de la cavité utérine, habituellement sur les ovaires, l'intestin, le péritoine. Cette maladie bénigne entraîne souvent des douleurs, des difficultés pour être enceinte. Elle guérit seule à la ménopause. Mais parfois un traitement peut être engagé pour lutter contre ses effets ou ses conséquences.

Épididyme : petit organe chez l'homme accolé aux testicules. Il contient un tube pelotonné transportant les spermatozoïdes et se poursuit au-delà du testicule par le canal déférent qui conduit le sperme jusqu'à la prostate et aux vésicules séminales.

Épisiotomie : acte chirurgical consistant à ouvrir en partie le périnée au moment de l'accouchement afin de réduire le risque de déchirure de la vulve et de faciliter le passage de l'enfant. Cette incision sectionne les muscles superficiels du périnée dans le but d'éviter une déchirure complexe pouvant léser le sphincter anal ou le rectum.

F

Fausse couche spontanée : grossesse qui s'arrête au premier trimestre.

Fécondabilité : probabilité de concevoir un enfant au cours d'un cycle.

Fécondité : fait d'avoir un enfant. L'infécondité est le fait de n'avoir pas eu d'enfant. L'indice de fécondité est le nombre d'enfants par femme en âge de procréer.

Fertilité : être apte physiologiquement à concevoir un enfant.

Fibrome : tuméfaction bénigne développée aux dépens du muscle de l'utérus.

FIV : fécondation *in vitro*.

Fœtus : enfant dans le ventre de sa mère après le premier trimestre de la grossesse.

Follicule : ensemble de cellules de l'ovaire qui entourent l'ovule avant l'ovulation.

Folliculine : hormones œstrogéniques fabriquées par les cellules qui entourent le follicule. Ces hormones font pousser l'endomètre. C'est la baisse du taux de folliculine et de la progestérone à la fin du cycle (du mois) qui entraîne l'apparition des règles.

Fourchette vulvaire : zone de la vulve située en arrière près de l'anus.

FSH : *follicle stimulating hormone.* Hormone sécrétée par l'hypophyse pour stimuler la maturation des follicules dans l'ovaire ou la fabrication des spermatozoïdes chez l'homme.

G

Gène : unité d'information élément d'un chromosome. Le gène porte un caractère de l'individu comme le groupe sanguin, la couleur de la peau ou des yeux. Ce caractère sera transmis aux enfants en fonction des lois de l'hérédité. Les gènes sont très nombreux et certains peuvent entraîner des maladies par leur présence ou leur défaut de fonctionnement. La maladie est dite génétique.

Génotype : ensemble des gènes que possède un individu, qu'il s'agisse d'un homme, d'un animal ou d'un végétal.

Glaire cervicale : liquide sécrété par le col de l'utérus et dont l'aspect varie au cours du cycle. Elle est abondante et filante, comparable à du blanc d'œuf au milieu du cycle.

GnRh : *gonadotrophin releasing hormone.* Hormone sécrétée par l'hypothalamus et stimulant la glande hypophyse pour la sécrétion de la FSH.

Gonade : organe destiné à la reproduction. Il s'agit des ovaires chez la femme et des testicules chez l'homme.

Gonadotrope : se dit d'une hormone, en général sécrétée par l'hypophyse, qui fait fonctionner les gonades (ovaires ou testicules).

Gravide : enceinte.

Grossesse extra-utérine : grossesse se développant hors de l'utérus, le plus souvent dans une trompe.

H

HAS : Haute Autorité de santé.

HCG : hormone gonadotrophine chorionique sécrétée par le placenta. Sa composition est proche de l'hormone LH. On utilise de l'HCG purifiée ou de synthèse pour provoquer l'ovulation lors des techniques d'induction de l'ovulation ou de fécondation *in vitro.*

HDL : *high density lipoprotein.* Partie du cholestérol dit « bon » cholestérol.

Hémoglobine : molécule présente dans le globule rouge qui transporte l'oxygène dans le sang et lui donnant sa couleur rouge vif.

Hétérozygote : se dit d'une personne chez laquelle les deux chromosomes d'une même paire portent au même emplacement deux gènes dissemblables : l'un est normal et l'autre pathologique. La personne est porteuse du gène pathologique (dit récessif), mais non malade, la maladie n'apparaissant que lorsque le gène pathologique est porté par les deux chromosomes de la même paire. C'est le cas pour la mucoviscidose : le gène pathologique est porté par une personne sur 25, mais la maladie n'apparaît que chez les personnes qui ont le gène sur les deux chromosomes. Des jumeaux hétérozygotes sont issus de deux œufs différents et ont des gènes différents. Ils peuvent être du même sexe ou de sexes différents selon qu'ils ont deux chromosomes X (fille) ou un chromosome X et un Y (garçon).

Homozygote : se dit d'une personne chez laquelle les deux chromosomes d'une même paire portent au même emplacement deux gènes semblables soit normaux, soit tous les deux pathologiques, expliquant alors l'apparition de la maladie. C'est le cas pour la mucoviscidose : le gène est porté par une personne sur 25, mais la maladie n'apparaît que chez les personnes qui ont le gène sur les deux chromosomes (1 sur 2 500 naissances). Des jumeaux homozygotes sont issus du même œuf, et ont les mêmes chromosomes qui portent les mêmes gènes. Ils sont toujours de même sexe.

Hypertension artérielle : augmentation de la tension artérielle au-dessus de 14/9.

Hyperstimulation : les traitements inducteurs de l'ovulation ont pour but d'augmenter les chances de grossesse chez des couples infertiles. En fécondation *in vitro*, la stimulation de l'ovulation permet d'assurer le développement de plusieurs follicules ovariens (au lieu d'un seul), ce qui permet éventuellement d'obtenir plusieurs ovocytes puis plusieurs embryons à transférer dans l'utérus. L'hyperstimulation ovarienne (HSO) constitue une complication des traitements stimulants de l'ovulation. Il s'agit d'une complication iatrogène (liée au traitement), parfois imprévisible ou inévitable. L'HSO complique environ 3 à 4 % des fécondations *in vitro*.

Hypofertile : fertilité d'une personne ou d'un couple inférieure à la moyenne. Ces personnes ne sont pas stériles, même si elles n'ont pas d'enfants, mais il leur faudra plus de temps pour concevoir.

Hypophyse : glande endocrine située à la base du cerveau. Elle sécrète différentes hormones, dont celles qui font fonctionner les ovaires (ovulation et fabrication des hormones féminines), et les testicules (fabrication des spermatozoïdes et des hormones masculines).

Hypotension artérielle : baisse de la tension artérielle en dessous de 14/9, parfois à l'origine de malaises.

Hypothalamus : zone du cerveau sécrétant des neuro-hormones qui stimulent l'hypophyse. Le fonctionnement de l'hypophyse étant indispensable au bon fonctionnement des hormones sexuelles, on comprend ainsi que des difficultés psychologiques (anxiété, dépression) puissent retentir sur le rythme des règles.

Hystérectomie : ablation de l'utérus. Elle peut être :
– totale : ablation de la totalité de l'utérus, c'est-à-dire y compris le col ;
– sub-totale : ablation de l'utérus conservant le col ;
– totale sans conservation : ablation de la totalité de l'utérus y compris les ovaires ;
– abdominale : réalisée après ouverture du ventre ;
– cœlioscopique : réalisée sans ouvrir le ventre grâce au cœlioscope ;
– vaginale : réalisée par les voies naturelles, c'est-à-dire par le vagin.

Hystérocèle : descente de l'utérus qui apparaît à la vulve. Prolapsus de l'utérus.

Hystérographie : radiographie de l'utérus et des trompes après avoir injecté par le col utérin un produit opaque aux rayons X.

Hystéroscopie : technique chirurgicale qui permet de regarder à l'intérieur de l'utérus à l'aide d'une optique introduite à travers le col utérin. L'optique est reliée à une caméra et à un écran de télévision. Elle permet aussi, grâce à de petits instruments introduits à côté de l'optique, l'ablation d'un polype, d'un fibrome…

I

ICSI : injection intra-cytoplasmique de spermatozoïdes. Procédé qui, au cours d'une fécondation *in vitro*, permet d'introduire un seul spermatozoïde pour féconder l'ovocyte. Il permet à des hommes qui ont très peu de spermatozoïdes d'avoir des enfants alors qu'ils ne le peuvent par procréation naturelle.

IMC : indice de masse corporelle. C'est une manière médicale de quantifier le surpoids et l'obésité. Il se calcule en divisant le poids exprimé en kilogrammes par la taille exprimée en mètre au carré : $IMC = P_{[kg]}/T^2_{[m]}$. Un IMC entre 18 et 25 est normal pour un adulte. Au-delà, il signe un surpoids. Supérieur à 30, il signe une obésité importante avec risque de diabète, de maladies du cœur ou des vaisseaux, etc. Inférieur à 18, on parle de maigreur.

Infertilité : impossibilité d'avoir un enfant sans le secours de la médecine.

Infécondité : fait de ne pas pouvoir avoir d'enfant.

Inhibine : hormone sécrétée par l'ovaire stimulant la sécrétion de FSH par la glande hypophyse. Le taux de cette hormone augmente à l'approche de la ménopause ; son dosage est utile pour apprécier le capital folliculaire de l'ovaire. Si le taux d'inhibine est élevé, cela signifie qu'il n'y a plus beaucoup de follicules dans l'ovaire.

Insémination avec sperme du conjoint (IAC) : technique de procréation médicalement assistée consistant à introduire une faible quantité de sperme du conjoint (après avoir sélectionné au laboratoire les spermatozoïdes les plus mobiles) dans le col ou dans l'utérus avec pour objectif d'augmenter les chances de fécondation. Cette insémination est souvent associée à une stimulation de l'ovulation pour bien synchroniser l'ovulation et l'insémination.

Insémination avec sperme d'un donneur (IAD) : technique de procréation médicalement assistée consistant à introduire une faible quantité de sperme d'un donneur anonyme pour suppléer à une absence de spermatozoïdes fécondants chez le conjoint.

Insuffisance ovarienne primitive : l'ovaire n'a plus de follicules avant l'âge de 40 ans, c'est donc une ménopause précoce.

Insuline : hormone provenant du pancréas et réglant le taux de sucre dans le sang. La sécrétion insuffisante d'insuline provoque le diabète.

Interruption médicale de grossesse : interruption volontaire de la grossesse ou avortement pratiqué par un médecin pour un motif médical : maladie de la mère (cancer, affection cardiaque), ou du fœtus (malformation majeure).

Interruption volontaire de grossesse (IVG) : interruption de la grossesse ou avortement pratiqué par un médecin pour un motif non médical à la demande de la femme. L'interruption est faite par aspiration de l'œuf ou expulsion par des médicaments.

IRM : imagerie par résonance magnétique utilisant un champ magnétique et permettant d'examiner les organes : abdomen, seins, cerveau. Cet examen n'utilise pas les rayons X et n'est pas dangereux.

K

Kyste : tuméfaction entourée d'une membrane propre et se développant anormalement dans une cavité ou un organe comme les ovaires, les seins, le vagin. Un kyste est une pathologie bénigne.

Kystectomie : ablation d'un kyste en préservant l'organe sur lequel le kyste s'est développé. La kystectomie d'un kyste de l'ovaire permet l'ablation du kyste en préservant l'ovaire sain.

L

Leucorrhée (ou pertes blanches) **:** écoulement blanchâtre se faisant par la vulve ou le vagin.

Lipides : graisses dans les aliments ou le sang.

LH : *luteinizing hormone.* Hormone sécrétée par l'hypophyse (glande à la base du cerveau) et provoquant la rupture du follicule mûr au 14e jour du cycle lors de l'ovulation. Cette hormone permet le développement du corps jaune sécrétant la progestérone.

M

Marqueur tumoral sérique : substance sécrétée par un cancer que l'on peut doser dans le sang. Ce marqueur peut être retrouvé en quantités élevées dans le sang de patients atteints de certains cancers d'organes digestifs ou génitaux. Le CA15-3 *(cancer antigen)* est un marqueur sérique du cancer du sein, le CA125 celui de l'ovaire, le SCC celui du cancer du col utérin.

Ménopause : arrêt du fonctionnement des ovaires habituellement entre 48 et 56 ans. Elle est dite précoce lorsque cet arrêt se produit avant 40 ans.

Méno-métrorragies : saignements utérins survenant au moment et en dehors des règles.

Ménorragies : saignements utérins survenant à la date normale des règles mais anormales du fait du volume important du saignement ou de sa durée.

Métrorragies : saignements utérins survenant en dehors de la période des règles.

Multigeste : femme dont c'est la deuxième grossesse ou plus, quelle qu'en soit l'issue (fausse couche, interruption volontaire de grossesse, grossesse extra-utérine ou accouchement).

Muqueuse : tissu qui tapisse une cavité ouverte vers l'extérieur. Par exemple, la muqueuse buccale tapisse l'intérieur de la bouche, la muqueuse vaginale tapisse l'intérieur du vagin.

Multipare : femme qui va accoucher ou accouche pour la deuxième fois ou plus.

Mycose : maladie due à un champignon. Par exemple, mycose vaginale.

Myome : fibrome de l'utérus. C'est une tumeur musculaire bénigne.

Myomectomie : ablation par le chirurgien d'un myome (ou fibrome). La myomectomie peut se faire par voie naturelle vaginale, par cœlioscopie ou après ouverture du ventre.

N

Nidation : l'œuf fécondé pénètre dans l'endomètre (la muqueuse de l'utérus) vers le 10e jour après la fécondation et y fait son nid pour que l'embryon puisse se développer.

Nodes : terme anglais signifiant ganglions dans la classification internationale des tumeurs TNM : T pour la taille de la tumeur, N pour ganglions, et M pour métastases.

O

Œstrogène : hormone sécrétée par l'ovaire à la puberté, provoquant le développement des seins, de l'utérus et l'apparition des règles. Le taux des œstrogènes augmente au cours du cycle jusqu'à l'ovulation, il baisse brusquement en fin de cycle, provoquant les règles. Les œstrogènes sont aussi sécrétés en grande quantité par le placenta pendant la grossesse. Ils entrent dans la composition des pilules contraceptives et des traitements hormonaux de la ménopause.

Œuf : nom donné à l'embryon avec le liquide amniotique et les enveloppes (amnios et chorion) en début de grossesse.

Oncogène : gène qui, par sa présence, favorise l'apparition d'un cancer. Par exemple, les femmes porteuses du gène *BCRa1* ou *BCRa2* ont plus fréquemment un cancer du sein ou de l'ovaire que celles qui ne l'ont pas. Ce gène peut être transmis aux descendants de cette personne, expliquant la fréquence du cancer du sein ou de l'ovaire dans certaines familles.

Orgasme : jouissance extrême lors du rapport sexuel chez la femme ou chez l'homme.

Ovaire : glande sexuelle ou gonade chez la femme. Les deux ovaires contiennent des ovules et fabriquent des hormones.

Ovaire micropolykystique : maladie encore mal connue touchant les ovaires qui comportent de nombreux petits kystes visibles à l'échographie. Causée par un déséquilibre hormonal chez les femmes, elle se traduit par une obésité, des cycles menstruels irréguliers avec des règles abondantes, une acné persistante et une pilosité importante. Tous ces symptômes ne sont pas toujours présents, mais perturbent l'ovulation, rendant difficile une grossesse sans un régime pour obtenir un poids normal et un traitement pour stimuler l'ovulation.

Ovocyte : cellule appelée communément ovule ou gamète femelle permettant la reproduction. L'ovocyte qui possède les capacités d'être fécondé par le spermatozoïde correspond au stade terminal de l'ovogenèse (fabrication et production de l'ovule par l'ovaire). L'ovocyte est logé dans la paroi du follicule ovarien (sorte de petite niche) lui-même à l'abri dans l'ovaire. Ce follicule ovarien, au 14e jour du cycle menstruel environ, se rompt. Ceci aboutit à l'ovulation à l'origine de la libération de l'ovocyte. Ensuite, l'ovocyte est transporté grâce aux mouvements de la trompe de Fallope à l'intérieur de celle-ci, en direction de l'utérus et il pourra être fécondé s'il y a un spermatozoïde dans la trompe. L'ovule, ou l'ovocyte, contrairement aux autres cellules du corps, ne contient que 23 chromosomes. Après la fécondation avec un spermatozoïde, la cellule unique, point de départ de l'enfant, comportera 46 chromosomes (23 paires) qui portent l'hérédité provenant donc pour moitié de la mère et pour moitié du père. Chaque paire de chromosomes est alors constituée d'un chromosome venant du père et d'un autre venant de la mère.

Ovule : synonyme d'ovocyte.

P

Pertes blanches : voir Leucorrhée.

Pince bipolaire : instrument chirurgical conçu pour la manipulation et la coagulation des tissus. La coagulation à la pince bipolaire précède souvent la section pour pouvoir sectionner les tissus sans saignements puisque les petits vaisseaux ont été coagulés par la pince bipolaire. Ces pinces sont utilisées en chirurgie qu'il s'agisse de cœlioscopie ou de chirurgie classique, ou lors de l'accouchement pour coaguler un vaisseau qui saigne après une déchirure du périnée, une épisiotomie, ou lors d'une césarienne.

Pince à biopsie : pince coupante permettant de prélever un fragment de tissu pour pouvoir l'analyser : biopsie du col utérin par exemple.

Phénotype : ensemble des caractères apparents d'un individu. Avoir de la barbe sur le visage, par exemple, fait partie du phénotype masculin, les seins développés de celui des femmes.

Phlébite : inflammation aiguë d'une veine. Celle-ci est liée à la formation d'un caillot qui peut se déplacer dans les veines et entraîner une embolie. Dans ce cas, le caillot peut aller se loger dans le cœur ou le poumon, avec alors des conséquences risquant d'être particulièrement graves...

Placebo : un médicament placebo contient des substances supposées neutres, c'est-à-dire sans effet démontré dans la maladie considérée. C'est donc un traitement qui n'en est pas un... et agit par le fait que le médecin dit au patient que cela va faire disparaître le symptôme. Un placebo est administré dans certaines études de façon à comparer l'effet d'un nouveau médicament à une absence de traitement. Si le médicament testé donne de meilleurs résultats que le placebo, les médecins en déduisent que ce nouveau médicament a une certaine efficacité.

Placenta : organe unique qui apporte au fœtus par le cordon, les éléments dont il a besoin pour se développer : les aliments et l'oxygène. Il évacue aussi les déchets : urée, gaz carbonique. On peut dire que le placenta est à la fois le tube digestif, les poumons et les reins du fœtus. Fixé dans le fond de l'utérus, il permet les échanges entre le sang maternel et le sang fœtal sans que les deux sangs ne se mélangent. Les échanges d'aliments (sucres, protides, lipides, minéraux), et de gaz (oxygène, gaz carbonique) se font à travers la membrane des cellules des villosités placentaires. Cet organe éphémère se développe dès la nidation dans l'utérus et est naturellement expulsé dans les 15 à 30 minutes qui suivent la naissance, lors de la délivrance.

Primigeste : femme enceinte pour la première fois, quelle que soit l'issue de la grossesse : fausse couche, interruption volontaire de grossesse, grossesse extra-utérine, accouchement.

Primipare : femme qui va accoucher ou accouche pour la première fois.

Prophylactique : se dit d'une action préventive. Par exemple, il est recommandé de donner un traitement antibiotique prophylactique pendant une hystérectomie afin de diminuer les risques d'infections post-opératoires.

Progestérone : hormone sécrétée par les ovaires et le corps jaune dans la deuxième partie du cycle. La progestérone est aussi fabriquée en quantité par le placenta pendant la grossesse. Elle fait relâcher l'utérus et fermer le col. Elle permet aussi le développement complet de l'endomètre nécessaire à la nidation de l'embryon. La diminution de son taux à la fin du cycle permet l'apparition des règles.

Prolactine : hormone sécrétée par la glande hypophyse située à la base du cerveau. Sécrétée en grande quantité après la naissance, elle provoque la montée de lait et entretient la sécrétion lactée. En dehors de la grossesse, un taux trop élevé de prolactine bloque l'ovulation.

Prolapsus : descente d'un organe à travers un orifice naturel. La vessie, le col de l'utérus, le rectum peuvent apparaître à la vulve lors d'un effort de poussée.

Pyélonéphrite : infection des urines situées dans les conduits amenant l'urine du rein à la vessie (uretères) et les cavités du rein.

Pyosalpinx : présence de pus dans les trompes du fait d'une infection. C'est une complication d'une salpingite.

R

Rachianesthésie : anesthésie locorégionale où seule la partie inférieure du corps est endormie. Cette technique remplace la péridurale en cas de césarienne urgente.

Rectocèle : descente du rectum qui apparaît à la vulve, prolapsus du rectum.

Révision utérine : examen manuel de l'intérieur de l'utérus, effectué après l'accouchement et après la délivrance (expulsion du placenta) pour s'assurer qu'il ne demeure aucune partie du placenta ou de membranes dans l'utérus.

Rhésus négatif (Rh^-) : personne dont le groupe sanguin Rhésus est négatif, c'est-à-dire dont les globules rouges n'ont pas à leur surface l'antigène D ou RH. Le nom du système de groupe sanguin Rhésus vient du nom d'un petit singe macaque, le macaque rhésus ou *Macaca mulatta*. Ce groupe sanguin a été découvert par Karl Landsteiner et Alexander Wiener en 1939 en constatant que les globules rouges humains s'agglutinent ou non en présence du sérum de lapin immunisé par des globules rouges de singe rhésus. En France, 15 % des personnes sont Rh^- et, en cas de transfusion, ne doivent recevoir que du sang Rh^-.

Rhésus positif (Rh+) : personne dont le groupe sanguin Rhésus est positif, c'est-à-dire avec des globules rouges ayant l'antigène D ou RH à leur surface.

S

Salpingite : inflammation d'une trompe utérine d'origine infectieuse.

Sérologie : étude du sérum sanguin, c'est-à-dire le liquide qui contient les globules rouges, les globules blancs et les plaquettes. Dans le sérum sanguin, on dose en général les anticorps lors d'une infection. Par exemple, si une femme contacte la rubéole trois semaines après le début de l'infection, l'analyse retrouvera des anticorps du virus de la rubéole dans le sérum. Cela permet d'affirmer que la personne a bien eu la rubéole et non une autre éruption. On parle de diagnostic sérologique.

Skène (glandes) **:** glandes de la vulve situées de part et d'autre de l'orifice de l'urètre qui conduit les urines de la vessie à la vulve.

Spermatozoïde : cellule sexuelle masculine fabriquée par le testicule. C'est lui qui féconde l'ovocyte (ou ovule) dans le tiers externe de la trompe utérine. Le spermatozoïde, contrairement aux autres cellules du corps, mais comme l'ovule, ne contient que 23 chromosomes. Après la fécondation, la cellule unique (l'œuf), point de départ de l'enfant, comporte 46 chromosomes qui proviennent donc pour moitié de la mère et pour moitié du père. C'est le spermatozoïde qui détermine le sexe de l'enfant à naître, car l'homme a deux chromosomes sexuels différents XY, contrairement à la femme qui a deux chromosomes sexuels identiques X et X. Lors de la production du spermatozoïde, celui-ci n'aura donc qu'un chromosome sexuel qui sera X ou Y, alors que les ovules auront toujours le chromosome X. Si un spermatozoïde Y féconde un ovule X, on aura un garçon (XY). Si c'est un spermatozoïde X qui féconde un ovule X, ce sera une fille (XX).

Spermogramme : examen du sperme au laboratoire. On étudie le volume de l'éjaculat, le nombre des spermatozoïdes, leur mobilité, la qualité du liquide séminal. Examen demandé si le couple est confronté à des problèmes de stérilité.

Spéculum : instrument en métal ou en plastique que l'on introduit dans le vagin pour examiner le col de l'utérus et les parois du vagin.

Sperme : liquide qui contient les spermatozoïdes.

Stérile : personne qui ne peut pas avoir d'enfants.

Stérilisation : procédé médical ou chirurgical qui empêche un homme ou une femme d'avoir un enfant, par exemple par la ligature des trompes, chez la femme.

Stérilisation iatrogénique : stérilisation du fait de l'effet indésirable d'un traitement nécessaire comme la chimiothérapie ou la radiothérapie qui peuvent rendre stériles un homme ou une femme.

Stimulation de l'ovulation : utilisation chez une femme infertile qui n'ovule pas, de médicaments en comprimés ou en piqûres pour permettre le développement des follicules ovariens et l'ovulation.

T

Testostérone : hormone mâle sécrétée par le testicule chez l'homme.

THM : traitement hormonal de la ménopause. Nommé aussi THS : traitement hormonal substitutif (de la ménopause).

Thrombose : formation d'un caillot de sang dans une veine ou une artère.

Translocation équilibrée : anomalie chromosomique au cours de laquelle un chromosome ou un fragment de chromosome vient se souder à un autre chromosome. La translocation est équilibrée lorsqu'il n'y a ni perte, ni gain de matériel génétique. On parle de translocation robertsonienne quand deux chromosomes sont collés l'un sur l'autre, c'est une anomalie fréquente. On compte alors 45 chromosomes au lieu des 46 habituels, mais l'un d'entre eux en contient en fait deux. Au total, il y a donc le bon nombre de gènes : rien ne manque, rien n'est en trop, rien n'est en double. Si cette anomalie est découverte au cours d'une amniocentèse, il faut bien comprendre que l'enfant sera normal. Il a un chromosome géant au lieu de deux petits chromosomes, voilà tout. Les conséquences concerneront uniquement la descendance du sujet porteur de la translocation. En effet, le chromosome géant ne se comporte pas comme les autres pour la formation des gamètes (ovules ou spermatozoïdes). Certains seront normaux (c'est-à-dire qu'ils contiendront le bon nombre de chromosomes), d'autres pas.

Quatre conséquences possibles à cela :
– fausse couche précoce à cause d'une malformation non viable (trisomie 13 ou 14, monosomie 13 ou 14) ;
– un enfant en parfaite santé qui présente lui aussi une translocation ;
– un enfant en parfaite santé sans translocation ;
– un très rare cas de malformation viable (la trisomie 13, exceptionnellement viable), avec alors un diagnostic prénatal et très probablement une décision d'avortement thérapeutique.

Trompes de Fallope : trompes utérines qui ont été décrites pour la première fois par un médecin italien, Gabriel Fallope, à Padoue au XVIe siècle.

Trachéloraphie : intervention consistant à enlever une partie du col utérin sans enlever l'utérus chez une femme jeune qui a un petit cancer du col et qui souhaite des enfants.

TSH : *thyroid-stimulating hormone* (thyréostimuline). Hormone sécrétée par l'hypophyse et stimulant la glande thyroïde.

U

Urétrite : inflammation généralement d'origine infectieuse de l'urètre, canal qui conduit les urines de la vessie vers l'extérieur.

V

Vaginite : inflammation du vagin, généralement d'origine infectieuse.

Vaginisme : contraction des muscles du périnée empêchant la pénétration de la verge dans le vagin lors des rapports sexuels.

Vaginose bactérienne : vaginite caractérisée par des écoulements fétides qui se produisent quand certains types de bactéries que l'on trouve normalement dans le vagin commencent à se multiplier en abondance.

Vitrification des ovocytes : technique utilisée lors d'un prélèvement d'ovocytes pour les congeler. Elle permet, par l'effet du froid, le passage direct des ovocytes prélevés de l'état frais à l'état « vitrifié » ou « en verre », sans passer par la phase de « cristallisation ». L'avantage est d'éviter la formation de cristal de glace intra- et extracellulaire. Les ovocytes sont prélevés par ponction lors d'un cycle spontané ou plutôt lors d'un cycle stimulé, ce qui permet d'accroître leur nombre. Ils sont ensuite congelés ou vitrifiés. La vitrification peut s'appliquer à des ovocytes matures, ou bien à des ovocytes immatures, nécessitant d'abord le passage par une phase de maturation *in vitro* précédant la congélation.

Vulvodynie : inconfort vulvaire persistant ou douleurs vulvaires chroniques durant plus de six mois.

Index

D

E

F

S

T

Table des illustrations

Table des vidéos

Liste des contributeurs

Ont participé à cet ouvrage :

- Dr Joëlle Belaisch-Allart, gynécologue-obstétricien au centre hospitalier des Quatre Villes, site de Sèvres.
- Dr Sophie Christin-Maitre, professeur d'endocrinologie au CHU de Saint-Antoine de Paris.
- Dr Nathalie Chabert-Buffet, professeur d'endocrinologie à l'hôpital Tenon, Paris.
- Dr Jean Chambry, pédopsychiatre, institut mutualiste Montsouris, Paris.
- Dr Pierre Devaux, andrologue sexologue à l'hôpital Cochin, Paris.
- Dr Philippe Descamps, professeur de gynécologie-obstétrique au CHU d'Angers.
- Dr Béatrice Guigues, gynécologue-obstétricien à Caen.
- Dr Bernard Hedon, professeur de gynécologie-obstétrique au CHU de Montpellier, président du Collège national des gynécologues obstétriciens français.
- Dr Jacques Lansac, professeur émérite de gynécologie-obstétrique au CHU de Tours, ancien président du Collège national des gynécologues obstétriciens français.
- Dr Corinne Le Saudeur, médecin ostéopathe à Olivet.
- Dr Patrice Lopes, professeur de gynécologie-obstétrique au CHU de Nantes, président du Groupe d'étude sur la ménopause et le vieillissement hormonal.
- Dr Jacques Marchetta, gynécologue-obstétricien colposcopiste au CHU d'Angers.
- Dr Samuel Salama, gynécologue-obstétricien au centre hospitalier de Poissy Saint-Germain.
- Dr Florence Trémollières, maître de conférences des universités, endocrinologue au centre de ménopause et de pathologie osseuse à l'hôpital Paule-de-Viguier, CHU de Toulouse.
- Dr Estelle Wafo, gynécologue-obstétricien au CH de Montfermeil.

Pour en savoir plus

Bibliographie

- Daniel Marcelli et Alain Braconnier, *Adolescence et psychopathologie*, collection « Les âges de la vie », 7e éd., Masson, Paris, 2008.
- Philippe Duverger, *Psychopathologie en service de pédiatrie*, collection « Les âges de la vie », Masson, Paris, 2012.
- Thierry Adam, *Gynécologie du sport : risques et bénéfices*, Springer, 2012.
- Christophe Poncel et Christophe Sifer, *Physiologie, pathologie, thérapie de la reproduction chez l'homme*, Springer, 2011.

Sitographie

- www.inpes.sante.fr : Institut national de prévention et d'éducation pour la santé, Questions d'ados (amour et sexualité), 57 pages téléchargeables sur le site de l'INPES.
- www.choisirsacontraception.fr : Institut national de prévention et d'éducation pour la santé, Choisir sa contraception.
- www.gemvi.org : Groupe d'étude sur la ménopause et le vieillissement hormonal.
- www.sida-info-service.org : centres de dépistage.
- www.planning-familial.org.
- www.inavem.org : Institut national d'aide aux victimes et de médiation.
- www.aivi.org : Association internationale des victimes de l'inceste.
- www.allo119.gouv.fr : Allô Enfance en danger (119 ou 0800 05 41 41, 24h/24, appel gratuit).
- www.lavoixdelenfant.org/fr/présentation : La voix de l'enfant.
- www.santeaz.fr : site santé d'aufeminin.com.

Table des matières

Deuxième partie
CHAQUE PÉRIODE DE LA VIE

Troisième partie
LES TROUBLES ET MALADIES GYNÉCOLOGIQUES

ANNEXES

FSC MIXTE Issu de sources responsables FSC® C051148 www.fsc.org

N° d'éditeur : 4778
Dépôt legal : Octobre 2013
Imprimé en Espagne par Soler Tallers Grafics